针灸医道传承

国际中医针灸教学参考书

李 恒 编著

医学博士 副教授

中国(上海)国际针灸培训中心
上海中医药大学 国际教育学院

美国奥古斯塔大学 健康科学学院兼职副教授

李 鼎 审定

上海中医药大学 终身教授

国家级非物质文化遗产针灸项目代表性传承人
全国名老中医药专家 上海市名中医 上海中医药大学名师
中国国家标准《经穴部位》制定者之一
中国当代针灸教育体系架构者之一
国务院政府特殊津贴获得者
国际针灸教材《中国针灸学》审定者
中国中医院校统编教材《经络学》主编

中国中医药出版社
·北京·

图书在版编目(CIP)数据

针灸医道传承 / 李恒编著. —北京：中国中医药
出版社，2018.12
   ISBN 978 - 7 - 5132 - 5294 - 2

   Ⅰ. ①针… Ⅱ. ①李… Ⅲ. ①针灸疗法 Ⅳ.
①R245

   中国版本图书馆 CIP 数据核字(2018)第 237334 号

中国中医药出版社出版

北京市朝阳区北三环东路 28 号易亨大厦 16 层
邮政编码　100013
传真　010 - 64405750
三河市同力彩印有限公司印刷
各地新华书店经销

开本 787×1092　1/16　印张 19.5　字数 453 千字
2018 年 12 月第 1 版　2018 年 12 月第 1 次印刷
书号　ISBN 978 - 7 - 5132 - 5294 - 2

定价　80.00 元
网址　www.cptcm.com

社 长 热 线　010 - 64405720
购 书 热 线　010 - 89535836
维 权 打 假　010 - 64405753

微信服务号　zgzyycbs
微商城网址　https://kdt.im/LIdUGr
官 方 微 博　http://e.weibo.com/cptcm
天猫旗舰店网址　https://zgzyycbs.tmall.com

如有印装质量问题请与本社出版部联系(010 - 64405510)

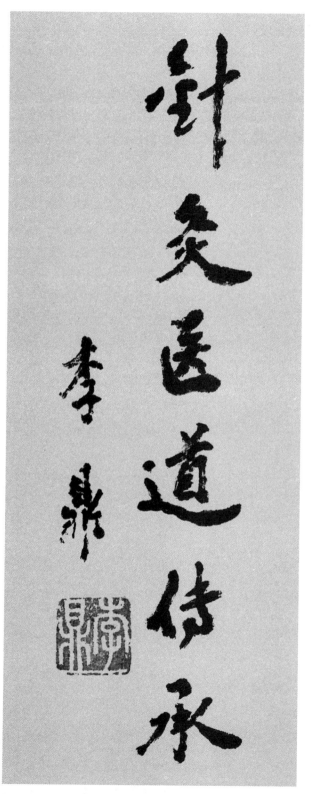

The Li Lineage of Acupuncture and Traditional Chinese Medicine
李鼎教授题写的书名

作者简介

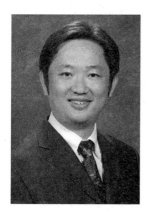

李恒博士(1973—),浙江永康人。上海中医药大学副教授。1997 年毕业于新疆医科大学中医学院中医医疗系,获医学学士学位;2000 年毕业于上海中医药大学针灸推拿学院,获医学硕士学位;2008 年毕业于上海中医药大学针灸推拿学院,获医学博士学位。

李恒博士从 2000 年 9 月起,长期在对外教学一线使用英文讲授中医各门课程,至今已授课来自 40 多个国家的学员两千余人,并多次应外国大学、专业学会及政府的邀请前往美国、英国、法国、德国、挪威、荷兰、澳大利亚、泰国和马来西亚等国家进行授课和学术交流。

在对外教学的同时,李恒博士长期负责中国(上海)国际针灸培训中心的国际针灸培训班教学改革工作,由其主笔的相关课题论文获得 2011 年度"上海市教育科学研究成果"三等奖,为中医药教育的国际化和标准化贡献了一份力量。

从 1998 年起,李恒博士随同李鼎教授应诊于上海市府大厦门诊部,之后独立门诊,至今诊疗人数已经超过 34000 人次。

2014 年,李恒博士赴美担任美洲第一家中医孔子学院——美国奥古斯塔大学孔子学院首任中医教师,经过 3 年不懈的努力,2017 年其教授的首批博士研究生中医针灸证书获得者顺利毕业,如此系统的高层次中医教育在美国主流医学院校内还是首次。李恒博士作为所有课程的主讲教师,设计和讲授的课程获得学生在第三方匿名评估系统中的高度评价。

更多相关信息,敬请浏览 www.listcm.com

序　言

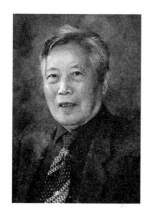

　　中国浙江省永康市厚仁村李氏家族至今已有1400多年可以考证的历史,根据《厚仁李氏宗谱》记载,自1368年(明代)以来,较为出名的李氏"医道寿世类"人物就有12人。到了清代末年,从我的太公(祖父的父亲)李聚平(1853—1930)起,便开始研习中医药,后家族以中医药为业,至今已有一个多世纪的历史。

　　受我和我父亲的影响,侄子李恒博士亦走上从事中医工作的道路。他先后接受过11年正规大学的中西医学教育,并长期从事对外中医教学工作。经过多年探索,李恒博士形成了自己的对外中医教学风格,教学效果在国内外获得学员的一致好评,2012年度受到上海中医药大学的奖励。在教学的同时,李恒博士坚持临床工作近20年,获得众多中外患者的交口称赞。

　　李恒博士在我60年的学术经验基础之上,结合其历年教学实践、临床经验和科研成果,汇合编写成《针灸医道传承》一书,分别以英文和中文出版,一方面为国外学员提供一本学习中医针灸的参考资料,另一方面为从事对外中医教学的教师提供一本教学参考书。

　　我的一生努力,着力于中医针灸研究的"古为今用",而李恒博士一代人,则致力于中医针灸的应用和研究的"走出去",这也是我们一家几代人的共同愿望。

李　鼎

2018年8月1日

于上海中医药大学

前　言

　　笔者在 18 年的对外中医教学实践活动中,不时发现国外学员,尤其是西方学员,对中医理论的理解常存在许多偏颇乃至严重的误会,以致以讹传讹。

　　近年来,随着中医药在海外的影响力不断提升,我们认为将中医基础理论和针灸临床中容易产生歧义的难点——罗列出来,来个正本清源,这对中医药在海外的健康发展是很有必要的。

　　这一正本清源的过程有赖于本人的导师和伯父——中国针灸学泰斗李鼎教授的大力支持。李鼎教授(1929—),字养元,号养园,浙江永康人。李鼎教授为国家级非物质文化遗产针灸项目代表性传承人,全国名老中医药专家,上海市名中医,上海中医药大学名师,博士研究生导师,上海市中医药研究院专家委员会委员,全国著名中医学家,针灸教育家。从 1992 年起,李鼎教授享受国务院政府特殊津贴。

　　李鼎教授自小跟随我的祖父、道家学者李成之先生(1909—1987)研习中国传统文化及中医学,1945 年起师从四川名医刘民叔(1897—1960)并在上海市私人开业行医。1956 年李鼎教授率先进入上海中医学院(现上海中医药大学)任教,为上海中医药大学针灸专业开创者之一,参与架构了中国高等针灸教育的学科框架。1959 年李鼎教授和国医大师裘沛然教授(1913—2010)合著出版了上海中医学院第一本著作《针灸学概要》。

　　1964 年,在原卫生部的组织下,由李鼎教授全书统稿的《中国针灸学概要》(即《中国针灸学》第一版)由人民卫生出版社出版发行。此后,北京、上海、南京三地中医学院即以此书为教材,开展国际针灸培训工作。1987 年由他审定的中国国际针灸培训中心教材《中国针灸学》(第三版)成为日后海外针灸教学的金标准,被誉为"针灸圣经"。

　　1982 年李鼎教授担任高等医药院校试用教材《经络学》主编,1992 年担任高等医药院校教材《经络学》主编,1989 年受国家中医药管理局邀请参与制定中华人民共和国国家标准《经穴部位》,次年由中国标准出版社出版。

　　半个多世纪以来,李鼎教授共发表学术文章 200 余篇,出版学术著作 37本,其中专著 10 余本,为中国针灸学术发展做出了卓越的不可替代的历史性贡

献,被公认为当代中国针灸教育的宗师,在国内外享有极高的声誉。

　　与《针灸医道传承》书名紧密相扣,全书分上、中、下三篇。上篇医道篇和中篇针灸篇效法《难经》,一共包含81个专题讨论。其中医道篇主要探讨中医学与道家的关系以及阴阳、五行、脏腑、经络等中医基础理论中争议较多的问题。针灸篇主要讨论针灸临床选穴与刺灸中的难点内容。本书对国内外广泛达成共识的基础知识略而不谈,读者如有需要请自行参阅《中国针灸学》及其他相关教科书。本书上、中篇主要内容来源于笔者的教学讲义和临床病案,部分内容参考李鼎教授的专著及学术文章,并结合笔者的对外教学经验,对其进行了改编并补充了新的内容。下篇为传承篇,阐述了李氏中医的传承关系。这一部分首先回顾了1400余年可以考证的家族历史;其次记录了我的祖父、道家学者、儒医李成之先生的生平,并简要阐明了祖父所擅长的气功养生与奇经八脉的关系;再次通过记述伯父李鼎教授70年的从医历程及其成就,从一个侧面反映并记录了中华人民共和国针灸教育的成长历程。

　　希望本书的出版对高层次的国际中医教学能够有所裨益。

李　恒

2018 年 8 月 1 日

于上海中医药大学

致　谢

　　首先感谢我的父亲李巩先生和母亲周静贞女士(1935—2015)，他们尽其一生精力在边疆艰苦的环境下将我抚养长大；感谢父亲晚年不辞辛劳，修缮祖宅，考据文献，审定本书传承篇之李氏家史部分；感谢兄长李升一家人和妻子傅晓敏长期对家中老幼的关照；感谢伯母王罗珍一家人对伯父李鼎教授在生活上无微不至的照顾。没有家人们长期的默默支持，就不会有这本书的诞生。

　　在本书的编著过程中，美国纽约中医学院陈业孟院长曾提出过宝贵的意见和建议，在此一并表示衷心的感谢。此外，还要感谢上海中医药大学李鼎名师工作室对此书出版的部分资助，以及徐平教授和张潮博士的长期支持。

李　恒

2018 年 8 月 1 日

于上海中医药大学

本书所有稿费将用于资助乐善坊慈善基金会

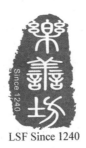

LSF Since 1240

本书英文版 *The Li Lineage of Acupuncture and Traditional Chinese Medicine*
已于 2016 年出版发行，www. amazon. com 有售

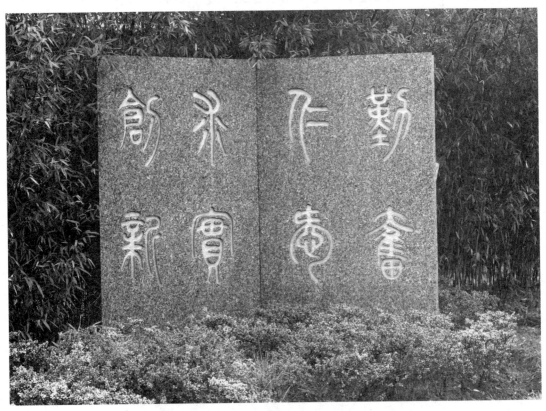

上海中医药大学校训——勤奋、仁爱、求实、创新，由李鼎教授题写

目　录

上篇　医道篇

中篇 针灸篇

● 下篇 传承篇 ●

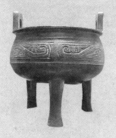

上篇　医道篇

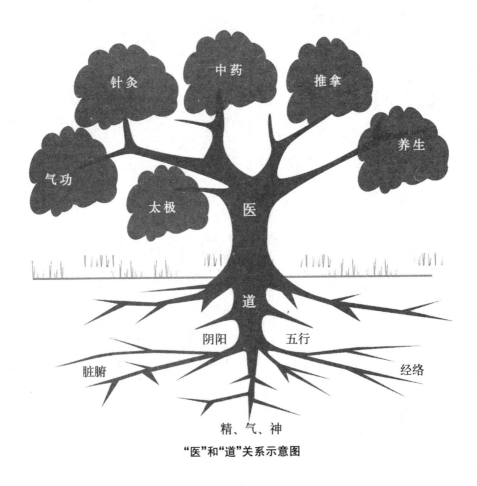

针灸　中药　推拿

养生

气功　太极　医

道

阴阳　五行

脏腑　经络

精、气、神

"医"和"道"关系示意图

　　何谓医道？医者，道之流也。本书所谓之医道，有三层含义：一是指与中医学的产生密切相关的道家思想，如精、气、神、阴阳、五行等；二是中医学本身的医理，如脏腑、经络等；三是医与道的结合，如针灸调气治神，再如气功与奇经八脉等。

第一章 阴阳学说

1. 道家与中医学

道教（Religious Taoism）是中国本土自创的一种宗教，它的产生来源于中国古代社会的民俗信仰、民间巫术和神仙方术（张其成. 中国传统文化概论. 北京：人民卫生出版社，2009）。道教的思想渊源与道家（Philosophical Taoism）密切相关，道家思想成形于春秋战国时期，直到东汉末年才与神仙崇拜这样的概念结合起来，最终形成道教。道教奉道家的创始人——老子为教祖和最高天神。

老子，姓李，名耳，字伯阳，其生卒年不详。老子曾任周朝管理藏书的史官（守藏史），后辞官返回故里，修《老子》（又名《道德经》），提出"道"为万物的本原。他系统地阐述了道家的宇宙观、社会政治思想、人生处世哲学和修养原则。因其博学，孔子曾向他问礼，这也是笔者祖籍浙江永康厚仁李氏家庙中"问礼堂"的由来。在老子之后，战国时期的庄子（约公元

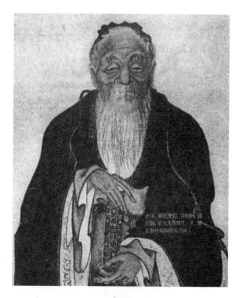

老子

前 369 至公元前 286）继承和发展了老子的思想，使道家学说成为中国古代主要的哲学流派。英国李约瑟博士在他的《中国科学技术史》中说："中国如果没有道家，就像大树没有根一样。"

道教在唐代极为兴盛：唐高祖李渊（566—635）以李耳与李唐同姓为由，认定老子为李家祖先，曾宣布道教第一，儒第二，佛最后；唐太宗李世民（599—649）曾下诏确定道士地位在僧尼之上；唐高宗李治（628—683）追封老子为"太上玄元皇帝"；唐玄宗李隆基（685—762）也极其重视道教，将道教在中国的地位推上历史高点。

"道"的本义是具有一定方向的路，引申为任何事物所必须遵循的轨道或规律。"道"是如何成为万物的本原呢？老子认为"道"是无形的，是看不见、听不到、摸不着的，是无法被感知的，因此它不能直接派生出物质世界，于是老子引进了"气"的概念，"气"将无形之"道"与有形的物质世界联系起来。《老子·四十二章》说："道生一，一生二，二生三，三生万物。万物负阴而抱阳，冲气以为和。""道"即是"无"，"道生一"即从无到有，从无到"气"；"一生二"即"气"分化为阴气和阳气；"二生三"即阴阳二气相互作用产生天、人、地三才；"三生万物"即万物皆由三才所化生（相关论述请参见本书医道篇之"关于'一、二、三'——太极、阴阳与'三才'之道"）。

3

如上所述,道家思想极其强调"气"字,《庄子·知北游》云:"人之生,气之聚也。聚则为生,散则为死。"在此基础上,认为气生精,精生神,故将精、气、神称为人之三宝。这些道家思想也早已成为中医学理论的重要组成部分。众所周知,中国古代的道、儒、释、兵、理学思想均对中医学理论体系的形成和发展产生过积极的作用,但其中以老子、庄子为代表的道家对中医学的贡献尤为突出,我们甚至可以说"道"是中医学之根。

《抱朴子·杂应》说:"古之初为道者,莫不兼修医术,以救近祸焉。"因此,在中国古代,有"十道九医"之说,习道者大凡兼能明医,如东晋著名道士和中医家葛洪(284—363),为中医急救医学做出了重要贡献,并认为身为道士,应该以救死扶伤为最大的功德;又如隋唐时期著名道士和大医药学家孙思邈(581—682),精通临床各科,对中医药尤其是中医养生理论的发展和完善做出了杰出贡献;再如笔者的祖父——道家学者李成之先生也是医与道兼修的典范(具体内容详见传承篇之"李成之先生")。

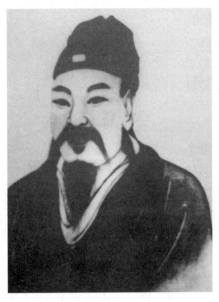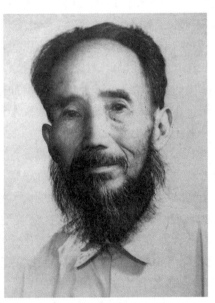

孙思邈(581—682)　　　李成之(1909—1987)

2. 关于"一、二、三"——太极、阴阳与"三才"之道

2.1 《易经》

在探讨这一问题之前,我们必须先要了解一本书,这便是《易经》。

《易经》是一本主要用以说明天地间自然之道的书。据班固《汉书·艺文志》的记载,《易经》的作者先后更换了伏羲氏、周文王和孔子3位圣人,时间则跨过了上古、中古和下古三个时代。上古时伏羲氏基于阴阳画了八卦,称为伏羲八卦,或先天八卦;中古时周文王以八方为核心,形成后天八卦;下古时孔子传习《易经》记有10篇文字,总称"十大传"或称"易传",又称"十翼",与"经"是密切配合,比翼而行。孔子将卜筮之《易》提升为义理之《易》,其要旨尽在于此。因此,全本《易经》应是包括"经"(分"上经"和"下经")和"传"两部分。

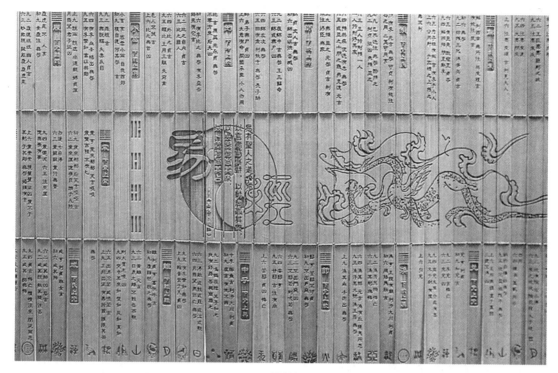

《易经》

《易经》中有很多专为君子人士提出的言行警语，如乾卦的"象曰：天行健，君子以自强不息"，坤卦的"象曰：地势坤，君子以厚德载物"，正是出于"与天地合德"的诸多教导，几千年来为中华民族精神文明奠定了坚实的理论基础。

2.2　太极

《易传》说："易有太极，是生两仪。"但何谓太极？太极从字面上来讲意思是最最极点，它出现于宇宙混沌时期（无极）之后，是指宇宙最原始的状态和本源。作者用一个圆圈来示意太极，代表了宇宙周而复始之本质。

对太极这一概念，历代各家有不同的称法和解释。《老子》书中把最原始、最基本的状态称为"一"，如"道生一，一生二，二生三，三生万物。万物负阴而抱阳，冲气以为和。"这里把空虚的"道"说成是先天地而生的，道之

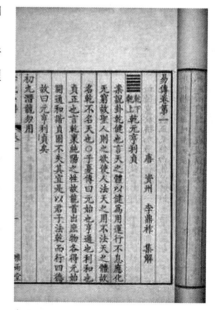

《易传》

后才有"一"。后来《淮南子》书中把"道"与"一"统一起来，意指空虚的"道"不能离开实体的"一"而存在，因此说成："道始于一，一而不生，故分而为阴阳，阴阳和而万物生。"（《淮南子·天文训》）

这里的"一"富有哲理，不同于一般的数字一，因此又有书把它称为"太一""大一"抑或

"泰壹"的。如《吕氏春秋·仲夏纪》说:"太一出两仪,两仪出阴阳。"又如《礼记·礼运》说:"礼必本于大一,分而为天地,转而为阴阳,变而为四时。"到了秦汉时期,由于道教的兴起,很多人又将这里的"太一"或者说太极理解成天神。

李鼎教授认为对太极的确当解释应该是"气",更明确地说是"元气",依据如下:《春秋繁露·五行相生》说"天地之气合而为一,分为阴阳,判为四时,列为五行"就是以实体性的"气"来总括;《汉书·律历志》具体称之为"太极元气";汉代《鹖冠子·泰录》说"天地成于元气";王充《论衡·四讳》说"元气,天地之精微也";唐代柳宗元《天对》说"本始之茫……惟元气存";明代王廷相《慎言·道体》说"天地未判,元气混涵,清虚无间,造化之元机也"。可见元气形成于天地之先,充塞于天地之间,人是受天地之气以生,所以《素问·宝命全形论》说:"人生于地,悬命于天,天地合气,命之曰人。"这清晰地阐明了天、地、人三才之间的相互关系。中医学就是从这一观点出发,论证人的整体性以及人与天的统一性,提出"人之一身犹之天地"的命题。明代针灸学家杨继洲(1522—1620)曾说:"吾人同天地之理以为理,同得天地之气以为气,则其元气流行于一身之间,无异于一元之气流行于天地之间也。"在针灸学理论中,气与阴阳等概念无处不在,由此可见针灸学与古代唯物论思想是相互渗透和贯通的。

2.3　从一到二,从二到三的演变

让我们回到正题:中国古人对宇宙万物的认识经历了从一而二,从二而三的一个过程,也就是从太极到阴阳,从阴阳到三才的一个过程,具体如下图。

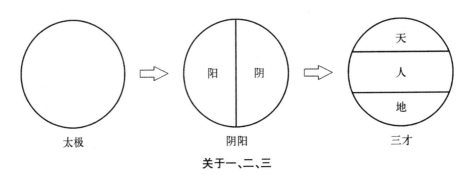

关于一、二、三

孔子的《易传》说:"易有太极,是生两仪。两仪生四象,四象生八卦。"这句话简要地概括了从太极到阴阳,从阴阳(基于三才)到八卦的形成过程。

A. 先有太极,后开天辟地,一分为二,阴阳彼此区分,形成阴阳二爻,又称两仪(即指天地)。阳爻代表天,用"**—**"表示,单为阳之数;阴爻代表地,用"**- -**"表示,双为阴之数。

B. 二爻相叠加,有4种可能的形象,是谓"两仪生四象",即少阳、太阳、少阴、太阴。

C. 古代哲人并没有就此止步,基于天、人、地三才理论,在叠加的二爻之上再加一爻,形成三爻,最终产生了八种新的组合符号,这便是八卦。

2.4　八卦

八卦的形成过程具体见下图。

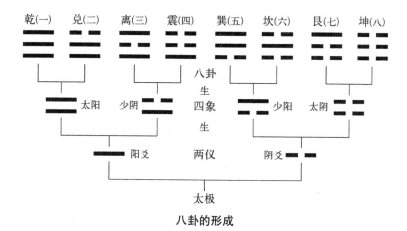

八卦的形成

基于阴阳对立的原则,将各爻完全相反的两卦相互对峙,再按照一定顺序将八卦首尾相连,这便形成了先天八卦图。

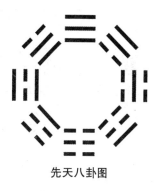

注释:从正上方顺时针旋转八卦依次为:乾卦(天),巽卦(风),坎卦(水),艮卦(山),坤卦(地),震卦(雷),离卦(火),兑卦(泽)。

每卦的次序是自下而上的,最下一横叫初爻,相应三才之"地",中一横叫二爻,相应三才之"人",上一横叫三爻,相应三才之"天"。八卦分别代表八种基本物象:乾为天,坤为地,震为雷,巽为风,艮为山,兑为泽,坎为水,离为火,总称为经卦。

先天八卦图

宋代以后,基于阴阳学说和八卦理论,逐渐形成了阴阳双鱼图,用以简明形象地概括八卦理论,并常与八卦图合用,如下图。

之后,出于美观的考虑,阴阳八卦图逐渐演变:八卦图保持不变,阴阳双鱼图逆时针旋转90度,加上少许修改,便最终形成了现在我们最为常见的阴阳八卦图,如下图。有一点需要指出的是,经过旋转的新图虽然美化了原图,但是同时也丧失了原图中阴阳和八卦严格的一一对应关系。

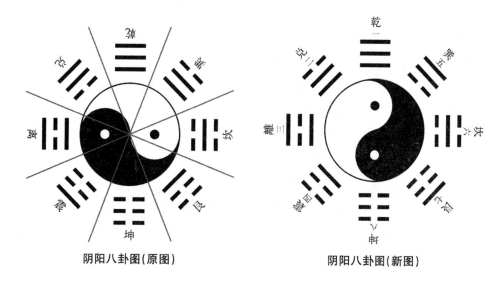

阴阳八卦图(原图)　　　　阴阳八卦图(新图)

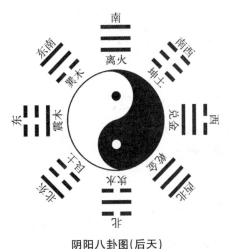

阴阳八卦图(后天)

上述两图均为阴阳先天八卦图,中古时周文王以八方为核心,形成后天八卦,结合阴阳双鱼图形成阴阳后天八卦图。

2.5 六十四卦

在八卦形成之后,古人又将基于三才的三爻重复叠加,形成六爻,即将8个经卦中的2个为一组进行叠加,最终构成六十四卦。正如《易传》说:"易之为书也,广大悉备。有天道焉,有人道焉,有地道焉。兼三才而两之故六,六者非它也,三才之道也。"这里需要说明的是,叠加之后的六爻,上二爻为"天",中二爻为"人",下二爻为"地"。

关于六爻形成的六十四卦,这里举几个具体的例子:笔者的祖父是道家学者,家中子孙多以卦名命名,如笔者伯父取名"鼎",笔者父亲取名"蛊",笔者兄长取名"升",笔者取名"恒",这4个字都与六十四卦之卦名相关,各自具有不同的含义,卦象如下图。

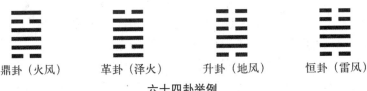

鼎卦(火风)　　　革卦(泽火)　　　升卦(地风)　　　恒卦(雷风)

六十四卦举例

2.6 结论

无论是三爻(八卦)的形成还是六爻(六十四卦)的形成,都是以三才之道为其根基,由此可见三才理论在中国古代认识论中的重要性。万物从太极开始分化为阴阳,阴阳虽然对称性好,非此即彼,但它毕竟属于两维的范畴,具有很多局限性。而三才属于三维范畴,相比较阴阳而言,具有更广泛的代表性和稳定性,因此在中国古文明中广泛应用,并成为中国文化中的一个重要组成部分。三才理论在汉语中也随处可见,比如"事不过三""三足鼎立""三人成虎"等。

综上所述,《易经》的哲学思想,可说是以阴阳变化为中心的三才论思想。这种分阴分阳的三才之道,最初在孔子学派的著作中传扬。子思所著的《中庸》一书提出"致中和,天地位焉,万物育焉",强调"中和"的重要性,说的是三才论。《孟子》的"天时不如地利,地利不如人和"更是明白的三才论。到了道家的著作《老子》一书,提出"道生一,一生二,二生三,三生万物……冲气以为和",《老子》又说"人法地,地法天,天法道,道法自然",是逐级推进的三才论,归结为"法取自然"。

评注:

人体医学是《易》道"近取诸身"的重要方面。《黄帝内经》一书与《易经》关系密切。三阴三阳十二经名称的建立即来自《易经》。其思想基础没有附和那时盛行的"天人感应"所说的"天人合一",而是正确提出"人与天地相参,与日月相应"的光辉命题;以人为主题,阐发其与周围环

境,风土气候,时令和节气的关系。《黄帝内经》这一思想,可说是《易传》三才之道的最高发展。

关于三才的相关内容还可参见医道篇之"中医治则"和针灸篇之"针刺中的'三才'"。

3. 九宫与八卦

九宫的名称见于《灵枢·九宫八风》,其记载与1977年在安徽阜阳出土的汉汝阴侯墓中的"太一九宫占盘"实物记载相符合。这件漆器制作于汉文帝七年(前173),是古代推算时令的工具。

从中我们可以看到九宫数、四时八节和二十八宿的排列关系。这方面理论渊源可以追溯到战国时期的其他著作。古代帝王的议政地方称为"明堂",据《大戴礼记·明堂位》所载,"明堂"分九室,各有规定的数字,其排列为:二、九、四;七、五、三;六、一、八。在《素问·五常政大论》和《素问·六元正纪大论》中也提到用三、九、七、一、五代表东、南、西、北、中五方;《灵枢·九宫八风》则有具体的九宫方位图,简列如下(表1)。

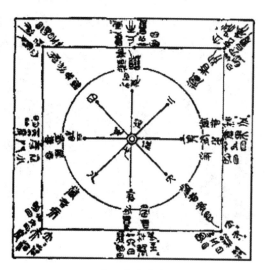

太一九宫占盘

表1　九宫方位图表

南（太阳）

	南（太阳）	
立夏 （4）	夏至 （9）	立秋 （2）
春分 （3）	中 （5）	秋分 （7）
立春 （8）	冬至 （1）	立冬 （6）

（少阳）东　　　　　　　　　西（少阴）

北（太阴）

《灵枢》原配列八卦方位,与《易·说卦传》所载后天八卦相一致,具体可以表述如下(表2)。

表2　八卦方位图表

东南	南	西南
巽	离	坤
震	（中）	兑
艮	坎	乾

东　　　　　　　　西

东北　　　北　　　西北

从中可以看出,九宫的数字,与八方、八卦、八节相互对应。其间,东、南、西、北,叫作四正;东南、西南、东北、西北,叫作四维。在九宫数的图形中,三行的数字,无论从哪一个方向(或横,或竖,或斜)相加,结果都是15。因而后人把它称作"纵横图",日本人则称为"方阵",西方人则称为"幻方"。这是世界上最古老的三行幻方。《易乾凿度》说:"故太一取其数以行九宫,四正、四维皆合于十五。"东汉郑玄注引《星经》,说这是"太一主气之神"巡行八卦之宫的顺序。北周甄鸾《数术记遗》注中有说:"九宫者,即二、四为肩,六、八为足,左三右七,戴九履一,五居中央。"这是对九宫数方位的简要归纳。

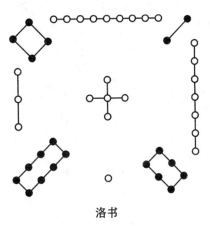

后人又把九宫数画成如左的图案,宋人称之为"洛书"。

早在《易·系辞传》就有"河出图,洛出书,圣人则之"的话,据郑玄注解:"《河图》有九篇,《洛书》有六篇",李鼎教授认为其实则是一种文献名称,后人所绘的两种图形,称作"河图""洛书",其来源尚难判定。但其所排列的数字,在古书中均有所依据。《易·系辞传》载:"天数五,地数五,五位相得而各有合。"据郑玄解释:"天数五"指1、3、5、7、9五个奇数;"地数五"指2、4、6、8、10五个偶数;"五位"指五行的方位。又以1、2、3、4、5这几个基数为"生数",各加5,就成为6、7、8、9、10的"成数"。将1与6配水,位于北

洛书

方;2与7配火,位于南方;3与8配木,位于东方;4与9配金,位于西方;5与10配土,位于中央。这也就是后人所说的:天一生水,地六成之;地二生火,天七成之;天三生木,地八成之;地四生金,天九成之;天五生土,地十成之。如把这些天地生成数按方位排列,得出下图(表3)。

表3 天地生成数五行方位图表

	南	
	2、7（火）	
东 3、8（木）	5、10（土）	4、9（金） 西
	1、6（水）	
	北	

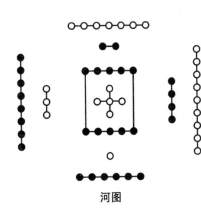

这种方位图,早在《管子·幼官》中就有记载,其中将东、南、西、北、中与8、7、9、6、5相配合,可知6、7、8、9即水、火、木、金的成数,这与九宫数以3、9、7、1分别代表东、南、西、北又有所不同。

以上所说的生成数配合方位,后人画成如左的图案,宋人称为"河图"。

河图

评注:

在宋、元时期的针灸学著作中,将四肢部八个常用穴

位结合九宫数和八卦理论来运用,称为"灵龟八法";又有将针刺的深浅、捻转提插的次数、灸治的壮数,结合生数、成数、阴数、阳数做出规定。如针刺补法以九为基数,称为九阳数;泻法以六为基数,称为六阴数。其来源可上溯到《易经》。如在烧山火和透天凉针刺补泻手法中九六数的应用便是一例(详见针灸篇之"烧山火""透天凉"手法)。在《管子·幼官》中就有说"治燥气用八数","治阳气用七数","治湿气用九数","治阴气用六数","治和气用五数",可见治法规定一定的数字是由来已久的。但在针灸临床上,我们大可不必拘泥于此,故弄玄虚。

4. 阴阳学说的起源

阴阳学说是中国古代的一种哲学理论,并渗透到中医学领域,对中医学的形成和发展产生了深远的影响。

阴阳最初是日常观念,含义非常朴素,仅指日光的向背:向日者为阳,背日者为阴。"阴""阳"作为词语,用于表达日光向背的含义,始于殷商时代(约公元前 17 世纪—公元前 11世纪)。殷商时期的甲骨文中已经有了"阳日""晦月"等具有阴阳含义的字词。

《尚书》(约公元前 14 世纪)将"阳"解为山之南,"阴"解为山之北。《尚书》的阴阳定义,可以从小篆体的阴阳字体结构中得到佐证。

无论是阴还是阳,其左半部分均为"阜",指土山。

如下图,阴的右半部分上为"今"示音,古代"今"与"阴"发音相近,有人将这里的"今"想当然地理解成"今天"是不正确的。下为"云"示意。

阴　　　　　　　　　　阳

如上图,阳的右半部分上为"日"指太阳,下半部分是"勿"的变体,象形字,表示旗帜。因此右半部分可以理解成在太阳下的旗帜飘扬,当然,我们也可形象地理解成在太阳下的光线发散,阳光普照。这里需要说明的是,有西方中医教科书认为"勿"字直接代表光线,这是不够严谨的。

在汉代的《说文解字》(约 121)中,将阴定义为"暗也,山之北,水之南也"。

在一些中国城市的命名当中,我们也可以看到这一理论的具体应用。如湖南省的衡阳市,便在衡山的南部,因山之南为阳而得名;陕西省的华阴市,位于华山之北,因山之北为阴而得名;江苏省的江阴市,位于长江之南,因水之南为阴而得名;河南省的洛阳市,位于洛水之北,因水之北为阳而得名。

在阴阳的概念形成之后,随着人们观察范围的扩展、认识程度的加深,战国时期(公元前403—公元前 221)的老子首先将阴阳作为哲学命题明确提出"万物负阴而抱阳,冲气以为和",指出任何事物都普遍包含相互对立的阴阳两个方面,阴阳二气相互作用,其完美的状态便是和谐。这标志着阴阳学说初步形成。

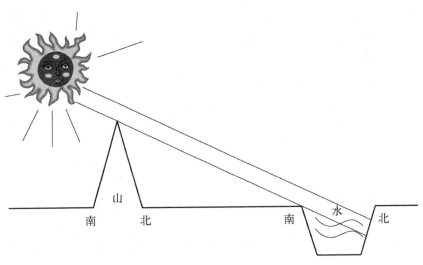

阴阳起源示意图

　　将阴阳概念运用到医学最早的文字记载见于《左传》,其记载公元前 541 年,晋侯有病,秦伯派医和为他诊治,医和发表的议论中提到了阴气和阳气。之后《黄帝内经》系统总结了汉以前的阴阳学说,博采各家观点,加以融会贯通,并使其成为中医学理论体系不可分割的一部分。

　　评注:
　　由于阴阳的概念产生于位于北半球的古代中国,山之北、水之南为阴这一理论并不适用于地处南半球的国家,如澳大利亚和新西兰。

5. 阴阳属性的引申

　　阴阳起源于日光向背,在阴阳学说中,阴阳的属性得到极大的引申:宇宙间一切事物或现象,凡是同时具有如下两个条件者,均可划分阴阳:A. 相互关联。B. 属性对立。因此,我们可以说阴阳是对自然界相互关联的事物或现象对立双方属性的概括。
　　世间万事万物凡是具有火性——光亮、温热、上升、外向、运动、轻清、无形属性的便属于阳,而具有水性——晦暗、寒凉、下降、内守、静止、重浊、有形属性的则属于阴(表 4)。

表 4　阴阳属性的引申

自　　　然　　　界								人　　　体								
天	日	昼	热	动	火	春夏	东南	阳	男	左	气	六腑	皮毛	胸背	热证	实证
地	月	夜	寒	静	水	秋冬	西北	阴	女	右	血	五脏	筋骨	腰腹	寒证	虚证

　　阴阳学说是从观察自然现象而来,而自然现象中最为明显的是时间的变化,年、月、日、时的周转,无不表明阴阳的更迭,这是宇宙运行的规律,即所谓的"天道"。元代针灸家窦汉卿(1196—1280)在《标幽赋》中说"察岁时于天道,定形气于予心",指出判定人的"形""气"特

点(即"立形定气"),首先是从观察天道中得到启发。时间变化中就包含有阴阳相对、阴阳可分、阴阳互根、阴阳消长、阴阳转化等特点,人悬命于天,与之相应,人体同样有这些发展变化规律。因此,古人视阴阳理论为普遍规律,将其运用到针灸理论体系当中,并用以指导临床辨证和治疗。《素问·四气调神大论》说:"故阴阳四时者,万物之终始也,死生之本也。"意指阴阳四时的变化规律贯穿于事物和生命现象的始终,人体阴阳失调则疾病生,而调整阴阳则是包括针灸在内的一切中医治疗的总则。

评注:

阴阳属性具有相对性和无限可分性。比如男性对于女性,单就其性别属性而言,男为阳,女为阴,但如果我们将具有女性气质的男性和具有男性气质的女性相比较,单就其性格气质而言,则具有女性气质的男性为阴(阳中之阴),而具有男性气质的女性为阳(阴中之阳)。从这个例子我们可以看出:阴阳的划分具有极高的相对性,其评判结果并不是一成不变的,这最终取决于以何为评价标准。同时阴阳属性具有无限可分性,这如同我们切蛋糕,一分为二,二分四,在理论上只要我们的刀足够薄,这个蛋糕是可以无穷尽地切分下去。

6. 关于左为阳右为阴

在表4阴阳属性的引申中,左为阳,右为阴,外国学生总是向笔者提出一个相同的问题:大多数人是右利手,右手相对左手更加有力,应该是左为阴,右为阳才合乎情理。对此,许多中医书籍避而不谈,抑或简单用汉语中的成语"男左女右"来解释,实则不然,具体分析如下。

在中国古代,地图中的方位是左东右西,这正好与现代地图方位相反,这一现象的产生绝对不是偶然,具体原因有二。

A. 中国地处北半球,南方火热,北方寒冷,北半球南向日照比北向多,所以在北半球建屋,以坐北向南最为冬暖夏凉。古人以向南为正,自然左为东,右为西了。

B. 对神权和王权的尊崇则是古代地图左东右西的另一个重要原因。在《史记·鲁周公世家》有载:"成王长,能听政,于是周公乃还政于成王,成王临朝周公之代成王治,南面北依以朝诸侯,及七年后还政成王,北面就臣位如畏然。"文中"南面"即坐北朝南是为周王之座,"北面"即坐南朝北是为人臣,这样以君主的面南背北为标准,自然也就左东右西了。

在明白了左东右西后,就不难理解为何左阳右阴了。东方日出主升为阳,西方日落主降为阴。这在古人造字上也有所体现:"东"字的中间部分是"日"字,古为"𣅃",贯穿"日"字的是"木"字,古为"米",如下图。

东

向东的地方日照相对较多,这有利于植物的生长,故而东方成了生机盎然的木性的代

表。进一步分析：在五行理论中，肝脏属于东方之木，肺脏属于西方之金，因此也不难理解为何有"肝气主升，肺气主降"这一理论了。

在我们了解了左阳右阴、左升右降这一理论之后，就不难理解很多现象了：如太极拳的起势总是左脚向左迈开半步，而不是右脚；由于左代表阳，代表男性，而中国古代封建社会正是男尊女卑的社会，因此存在"以左为尊"的文化现象，如在宴请或者会议之时，地位最高的客人应该就座于主人的左侧，次高的客人就座于右侧，以此类推。此外，笔者在国外经常看到各式各样的阴阳太极图，很多都不正确，我们在阴阳太极图里也应该能够看到左阳右阴、左升右降这一理论，因此，应该将太极图中阴阳黑白的界限画成反写的 S，如下面两图，若画成正写的 S 则是不正确的。

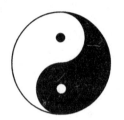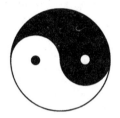

阴阳太极图的正确画法

有很多国内外学者认为从左右的文字本身也反映了阴阳属性，其中以西方著名中医学者 Giovanni Maciocia 为代表，他所编写的中医教科书在西方被视为经典范本。他认为：左的下部为"工"代表活动，所以为阳，右的下部为"口"代表饮食，所以为阴。因为其缺乏对汉字演变的了解，这种说法是不正确的。"左""右"在小篆体中的写法分别如下图。

左

右

其实在此字形成之前，最初作为名词，表示方位的左右并无下半部的"工"和"口"，只有单独的上半部分以示意左右手。加入"工"和"口"以后，左右已经作为动词使用，相当于现在的"佐佑"，表示通过动手和动口来进行辅佐和帮助，因此用"工"和"口"来解释阴阳是不正确的。

7. 盗汗与阴阳的关系

外国学员总是问笔者一个相同的问题：为何阴虚的人会盗汗？

这一问题可以用阴阳学说来解释：由于阴阳对立制约，阴虚则阳亢，阳盛则热，所以阴虚的人体内有虚热，内热蒸腾体液，便产生了汗，正所谓"阳加之于阴谓之汗"。

但是为何阴虚的人容易盗汗而不是自汗呢？首先，我们来看一下何谓"盗汗"。盗，偷盗也，盗汗是指在人没有察觉的时候出汗，也就是在入睡之后出汗。中医同样用阴阳来解释睡眠，当阳入于阴，人便入睡，此时阴虚的人内热便会加重，因此更容易出汗。

　　临床上还有一个现象,一般而言,白天盗汗没有晚上盗汗的症状严重,这是为什么呢? 汗症属于阴证,夜晚属阴,同气相求,症状便更为严重。同气相求的理论同样可以用来解释为何由于瘀血(阴证)导致的疼痛,往往在夜间(属阴)加重这一普遍存在的现象。

　　此外,阴阳理论同样可以解释另外一个常见现象:当我们入睡后更加容易感冒。这是因为入睡后,阳气入于阴,卫气属阳,随阳入阴,人体防御功能随之变弱,毛孔变得疏松,邪气便容易入侵体内。因此入睡后,如果不覆被加衣,很容易感冒。

　　相关内容可参见医道篇之"阴阳蹻脉与卫气与睡眠的关系"。

　　评注:

　　在国内外教材中,大多将盗汗翻译成"night sweats","night sweats"是"sleep hyperhidrosis"更加通俗的口语说法,两者都是指入睡后的出汗现象。但笔者认为"night sweats"这一翻译虽然完全符合英语口语习惯,但是容易误导读者,尤其是非英语国家的读者,会认为盗汗特指晚上入睡后的出汗,白天入睡后出汗不属于盗汗,这显然不符合中医盗汗的原意。因此,笔者认为应该将盗汗翻译成"sleep sweats",抑或更为专业的"sleep hyperhidrosis",这样更为妥当。

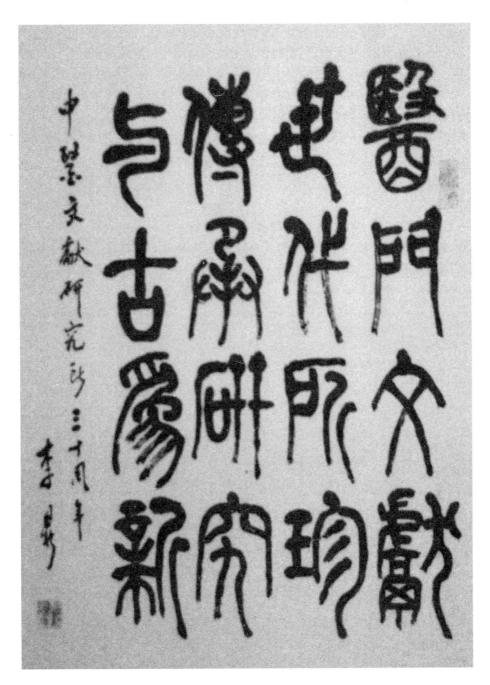

李鼎教授诗词书法作品之一

此作品为李鼎教授为庆祝上海中医药大学中医文献研究所成立30周年题词。

"医学文献，世代所珍，传承研究，与古象新。"

医学文献被世世代代所珍贵，一方面我们要继续传承，另一方面我们的研究也要有所创新。

第二章 五行学说

1. 五行学说的起源

中华民族的祖先习惯于把事物划分为五类,以五为基数的分类方法被广泛应用于社会生活的各个方面并逐渐扩展为一个理论框架,并以"五行"命名。五行之"行"的本义,首先是指"行列",其次指"德行",后人用元素解释"行"是不够全面的。"五行"的意义已大大超出简单分类方法,而上升为一种哲学思想体系。从此意义上来说,笔者并不完全赞同将"行"翻译成现在普遍使用的"Element"抑或"Phase",而应保留它的拼音翻译"Xing"。

五行学说的发展,一般认为经历了原始概念的起源、五行特性的抽象、事物五行属性的归类、生克制化关系的升华到整体学说的建立等阶段。

关于五行概念的产生根源,主要有以下几种观点。

1.1 五方说

殷商时期的先民已经用东、西、南、北、中"五方"的概念来确定空间方位,并对掌管不同方位的天神(五方五帝)进行祭祀,祈求风调雨顺,以期好的收成。

1.2 五材说

春秋时期出现了"五材说"。"五材"是指木、火、土、金、水 5 种人类生活和生产劳动所必需的基本物质。如《左传》说:"天生五材,民并用之,废一不可。"又如《尚书》说:"水火者,百姓之所饮食也;金木者,百姓之所兴作也;土者,万物之所资生,是为人用。"如下表(表5)。

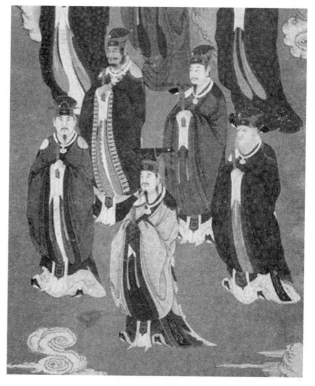

五方五帝

表5　五材说

五　材	用　处	相　互　关　系
水	饮食	缺一不可
火	饮食	
金	建筑	
木	建筑	
土	万物之母	

1.3　五星说

在古代,星相知识在普通百姓中较为普及,因为古代先民在生活和生产实践中,认识到时间、季节、天体的运行变化对农耕稼穑有一定的影响。古人在观察天体变化的过程中,逐渐发现了九大行星中用肉眼可观察到的木、火、土、金、水五星的有规律运动,故曰"天有五行"。《汉书·天文志》说:"五星不失行,则年谷丰昌。"《史记·历书》说:"黄帝考订星历,建立五行。"由此可见,五行有可能是观星定历法的产物。

此外,还有一个有趣的现象,我们知道五大行星被太阳照射后产生不同的颜色,大致来说,木星偏蓝色,火星偏红色,土星偏黄色,金星偏白色,水星偏暗灰色,这正好与五行理论中的五色部分相符(表6)。试想在没有天文望远镜的古代,除了最亮的太白金星可以认为是亮白色,古人是无法用肉眼观测到其他行星的具体颜色的,这种现象的出现也许是一种巧合。

表6　五星与五行

五　星	五星大致颜色	五　行	五行之五色	两色相符性
木星	蓝	木	青	相似
火星	红	火	赤	相符
土星	黄	土	黄	相符
金星	白	金	白	相符
水星	暗灰色	水	黑	相似

评注:

笔者认为,按照时代的先后和一般的认知规律,五行学说的起源应该以五方说为其根本,先从人(五方)到物(五材),再由地(五方,五材)到天(五星),是多个学说长期共同作用的结果。

2. 事物属性的五行分类

事物属性的五行分类详见表7。

表7 事物属性的五行分类

自　　　　然							五行	人　　　体						
音	味	色	气候	方位	生化	季节		脏	腑	感官	形体	情志	体液	脉
角	酸	青	风	东	生	春	木	肝	胆	眼	筋	怒	泪	弦
徵	苦	赤	暑	南	长	夏	火	心	小肠	舌	脉	喜	汗	洪
宫	甘	黄	湿	中	化	长夏	土	脾	胃	口	肌肉	思	涎	缓
商	辛	白	燥	西	收	秋	金	肺	大肠	鼻	皮/毛	悲	涕	浮
羽	咸	黑	寒	北	藏	冬	水	肾	膀胱	耳	骨	惊/恐	唾	沉

2.1　关于五味

五味并不完全代表食物或者草药的具体味道,更重要的是指食物或者药材的内在属性:比如酸性收敛,可用于出汗过多或者腹泻;苦能清热燥湿,降泄;甘能调和补虚,缓急止痛;辛能发散驱邪;咸能软坚散结。

有西方教材说:对于慢性疼痛患者,应该谨慎使用酸性的药物,由于酸性药物可以影响神经和肝脏;对于骨科疾病,应该避免过多使用苦性药物,因为苦味入骨;对于血虚患者,应该避免使用咸味药物,因为咸味可以使血液枯竭。笔者认为这些说法在临床上都还有待商榷,并不能作为定论。比如止痛要药延胡索,味为辛、苦,但醋制可以加强止痛之功;骨科临床常用来补肾壮骨的续断、骨碎补、狗脊等均味苦;张介宾虽然在解释为何足少阳经主骨所生病时提到"苦走骨",但是他的解释并不妥当(相关内容可参见医道篇之"六阳经的主病");虽然《素问·阴阳应象大论》有"咸伤血"一说,但是按照《太素》解释"血作骨",应该为"咸伤骨",到底如何,还有待进一步论证。当然,过犹不及,过多地使用任何一种单味药物都是不妥当的。

2.2　关于五色

我们不应该将五行水之色为"黑",理解成单纯的黑色,而可以理解成较深较暗的颜色,如同海洋之深蓝色。

2.3　关于五季

大多数人认为长夏指的是夏末秋初,也有文献记载长夏指的是农历的六月,也就是夏季的最后一个月,因为此时气候最为潮湿,所以脾土主之。国外的许多教科书将其翻译成"Late Summer or Indian Summer"。而实际上长夏并不指一个单独的季节,四季的最后十八天都属于土。早在《素问·太阴阳明论》就已明确指出:"脾者土也,治中央,常以四时长四脏,各十八日寄治,不得独主于时也。"后人为了配合五行学说,将长夏单独列为一个季节。无论是哪种学说,中医学理论体系都应该来源于临床并服务于临床,不能拘泥于教条。在一些国家和地区,四季并不分明,我们可以将其雨季视为脾土所主之长夏。

2.4　关于五液

脾之液为涎,肾之液为唾,涎唾均为口腔中产生的液体,区别在于涎较为清稀,流涎便指

此种液体,而唾较为稠厚,在气功锻炼中,叩齿而在口腔中产生的液体便为唾。而实际上,就两种液体本身,我们是很难区分的,中医学是从临床治疗角度出发区分二者,流涎通常被认为是脾虚导致,而吞咽气功锻炼中产生的唾,被认为有补肾的作用。

此外,有西方中医教科书将抑郁"depression"归属于五行之水,这是缺乏依据的。在临床上,我们一般认为抑郁归属于五行之木,是由于肝失疏泄而导致的。

我们对五行分类表还可以进行适当的扩展,具体如下(表8)。

表8　事物属性五行分类的扩展

	木	火	土	金	水
阴阳	少阳	太阳	阴阳平和	少阴	太阴
时间	平旦	日中	日西	日入	夜半
五声	呼	笑	歌	哭	呻

从上表可以看出,五行实际上可以理解成阴阳各自分为"少"和"太"之后,再加上阴阳平和而组成。从时间的五行分类中,我们可以看出太阳的运动变化。从人体五声的分类中,我们可以看到五声和五情(怒、喜、思、悲、恐)大致的一一对应关系。而家畜的五行分类——羊属木,鸡属火,牛属土,狗属金,猪属水就与中医学毫无关系了,而与中国文化相关。比如牛五行属于中央之土,土克水,因此在古代洪水泛滥时,人们往往铸造铁牛来镇水避邪;又如鸡属火,狗属金,火克金,似乎与汉语中"鸡犬不宁"之说相关;再如用生克理论来指导十二生肖的婚配等。

评注:

在对外中医教学过程中,笔者经常遇到外国学员拿出各种各样巨大的五行分类表格,包罗万象,虽然理论上万事万物均可分五行,但是在中医学中,我们没有必要将其无限扩大化,很多扩大的内容毫无实际意义,事物属性的五行分类到表7和表8足矣。

3. 基于五行相生和相克的治疗方法

五行生克关系参见右图。

3.1 基于五行相生的治疗方法

根据五行相生理论确定的具体治疗方法,理论上主要有如下8种。

3.1.1 濡木生火法 该法是滋养肝血以生心血的一种治疗方法,适用于心肝血虚或单纯心血虚证。

3.1.2 益火补土法 该法是指温心阳以助脾阳健运的一种治疗方法,适用于心阳虚衰不能温暖脾阳而导致泄泻等证。但自命门学说兴起以来,此法演变为温肾阳以暖脾阳的一种治

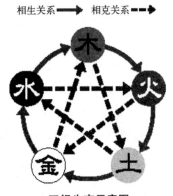

相生关系 ➡ 相克关系 ➡(虚线)

五行生克示意图

疗方法,适用于脾肾阳虚证,如五更泄泻、下肢水肿等。

3.1.3 培土生金法 该法是指补益脾气以益肺气的一种治疗方法,适用于肺脾两虚证。

3.1.4 金水相生法 该法是滋养肺肾之阴的一种治疗方法,适用于肺肾阴虚证。

3.1.5 滋水涵木法 该法是滋肾阴以养肝阴,以制约肝阳上亢的一种治疗方法,适用于肝肾阴虚,肝阳上亢证。

评注:

上述五法基本属于"虚则补其母"的治法。补母,用于治疗母子两脏的虚证,不管是母病及子还是子病及母的母子两脏皆虚,以及单纯的子脏亏虚,皆可用补母之法。需要指出的是:"虚则补其母"并非说子脏虚弱者只补其母脏,而是说子脏虚弱者应在补养本脏的基础上兼补养其母脏,以母子同治获得最佳疗效。

3.1.6 泻火清木法 该法是指泻心火以清肝火的一种治疗方法,适用于心肝火旺或单纯的肝火亢盛证。

3.1.7 宣金澄土法 该法是指祛除蕴积肺中之痰饮以恢复肺脾输布水液功能的一种治疗方法,适用于脾阳运化水液失职,水湿痰饮上聚于肺中之证。

3.1.8 泻土清火法 该法是指清泻胃肠之积滞以清降心火的一种治疗方法,适用于胃肠积滞化火,胃火引动心火的心胃火旺证。

评注:

上述三法基本属于"实则泻其子"的治法。泻子,用于治疗子母两脏的实证,无论是子病及母还是母病及子的子母两脏皆实,以及单纯的母脏亢盛,皆可施以此法。需要指出的是:"实则泻其子"并非说母脏亢盛时只泻其子脏而置母脏于不顾,而是在清泻母脏盛实的基础上兼以清泻其子脏,以母子同治获得最佳疗效。

3.2 基于五行相克的治疗方法

根据五行相克理论确定的具体治疗方法,理论上主要有如下6种。

3.2.1 抑木扶土法 该法是以疏肝或平肝佐以健脾治疗以肝旺为主的"木乘土"病变的一种方法,又可以称为"疏肝健脾法",适用于肝盛脾虚,木旺乘土之证。

3.2.2 培土制水法 该法是以温运脾阳佐以利水治疗脾不治水而至肾水泛滥为病的一种方法,也可称"健脾利水"法,适用于脾虚不运,水湿泛滥而致的水肿胀满证。

3.2.3 佐金平木法 该法是滋养肺阴,肃降肺气,佐以清肝泻火治疗以肺阴亏虚为主的肝火刑肺病变的一种方法,也可称为"滋肺清肝"法。本法适用于肺阴不足,右(肺)降不及而致左(肝)升太过的肝火犯肺证。

3.2.4 泻火滋水法 该法是以清泻心火佐以滋养肾阴治疗以火亢为主的"火侮水"病变的一种方法,也可称为"泻南补北"法。本法适用于以心火偏亢为主的心肾不交证。

3.2.5 补火泻水法 该法是温通心阳佐以利水治疗以心阳虚为主的"水乘火"病变的

一种方法,也可称为"通阳利水"或"补南泻北"法。本法适用于心阳虚衰而致肾水上泛的水气凌心证。

3.2.6 泻火润金法 该法是清泻心火滋润肺阴治疗以心火亢盛为主的"火乘金"病变的一种方法,也可称为"清心滋肺"法。本法适用于心火亢盛,伤损肺阴的火盛伤阴证。

以上 14 种治疗方法摘编整理自孙广仁主编的《中国古代哲学与中医学》。

3.3 基于五行相克的中医心理疗法

中医学认为五脏精气化生情志,五脏分别归属于五行,五志化于五脏,故情志之间也具有相互克制和相互制约的关系,如《素问·阴阳应象大论》说:"怒伤肝,悲胜怒……喜伤心,恐胜喜……思伤脾,怒胜思……忧伤肺,喜胜忧……恐伤肾,思胜恐。"悲为肺志,属金;怒为肝志,属木。金能克木,故悲胜怒。恐为肾志,属水;喜为心志,属火。水能克火,故恐胜喜。怒为肝志,属木;思为脾志,属土。木能克土,故怒胜思。喜为心志,属火;忧为肺志,属金。火能克金,故喜胜忧。思为脾志,属土;恐为肾志,属水。土能克水,故思胜恐。

根据情志之间的相胜规律,临床上医生应激发患者产生有利的情志活动,以矫治其有害的情志变化,以偏纠偏,这即是情志相胜的心理疗法。元代名医张子和将情志的五行相胜理论应用到临床实际中,开"以情胜情"矫治不良情志疾患之先河。他在《儒门事亲》中说:"悲可以治怒,以怆恻苦楚之言感之;喜可以治悲,以谑浪亵狎之言娱之;恐可以治喜,以恐惧死亡之言怖之;怒可以治思,以污辱欺罔之言触之;思可以治恐,以虑彼志此之言夺之。"

中医心理疗法具体运用散见于古代医案。如有一个人由于喜笑过度导致了失声,同时病倒。家人找来医生予以治疗,医生在了解病情之后假装说:"我去拿药去,马上就回。"结果医生一去数日不返,患者见医生都不来了,认为自己是无药可救了,等待着死亡的到来,极其恐惧。结果数日之后,患者的病奇迹般地好了。医生这才出现,他说他用的便是"恐胜喜"的道理。又如《儒门事亲》中记载了张子和一医案:有一个贵妇人患有失眠,整整两年睡不好,丈夫请了很多医生,吃了很多药都没有治好,众医生都说无药可治了。后来丈夫请来了名医张子和,张子和诊断之后,认为其夫人的失眠是由于思虑过度造成的,必须设法激怒其夫人,采用怒胜思的方法,才可能会有效。于是两人合演了一出戏:丈夫在家摆上极好的酒席宴请张子和,当着夫人的面,两人大吃大喝,大声喧哗,不但浪费食物,而且搞得家里一片狼藉。夫人气得七窍生烟,但也不便说什么。接下来,张子和觉得刺激量还不够大,便当着夫人的面,走进卧室,随意取走夫人的珠宝首饰,夫人终于忍不住了,指着张子和大骂起来。令人惊奇的是,当天晚上夫人就觉得困了,倒头便睡,一睡就是七八天,谁也叫不醒她。夫人起来后,睡眠饮食一切正常,顽疾终于被彻底治愈了。

如上,以五行学说的生克理论来指导心理疾病的治疗具有一定的实用价值,但在具体运用时,必须根据实际情况灵活掌握,决不能死搬硬套五行理论。

评注:

这里需要强调的是,在临床上,五行理论的运用绝对不能教条化,我们应该批判、有选择性地使用这一理论,并以临床治疗效果作为佐证,而不是牵强附会,人为地将其系统化、

完善化和玄化,毕竟我们学习的是中医学——一门经过千年临床实践检验的科学,而不是玄学。

　　与阴阳的概念相比,五行的概念相对模糊和边界不清,在五行学说的使用中也有较多的通过间接推导而产生的理论,这与阴阳学说在使用中的直接推论不同,因此五行学说在临床上一定要用之有度,李鼎教授主张"扬阴阳,抑五行",以保证五行学说不被滥用。如在针灸治疗的选穴过程中,虽然在理论上可以按照五输穴的五行属性,进行本经,甚至他经的子母补泻,但这些方法缺乏有效的临床验证,具体内容详见针灸篇之"'子母补泻法'的运用"。作为一种说理的工具,我们可以用这一理论来解释一些古代经典针灸处方,但在临床实践中一定要慎重,以避免五行学说环环相扣地滥用,将质朴的中医学理论人为地复杂化和系统化。

4. 五行之人与五态之人

4.1 五行之人

守山阁校本《灵枢》参见右图。

《灵枢·阴阳二十五人》主要以人体形态特征为主,兼顾气质特点,结合五行学说将人分为木、火、土、金、水五大类,如下表(表9)所示。每一类又细分为五型,共得二十五型,因论述过繁,在这里不再赘述。

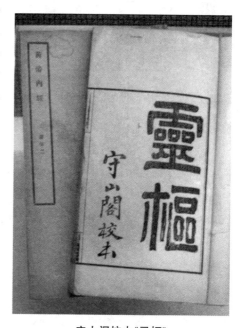

守山阁校本《灵枢》

表9　五行之人

类型	地　区	肤色	体形和体态	气　质
木形	像东方的人	苍色	头小,面长,肩背宽大,身直,手足小	有才智,好用心机,体力不强,多忧劳于事物
火形	像南方的人	赤色	脊背宽广,面瘦,头小,肩背髀腹各部发育很好,手足小,走路步履稳重,走路时摇肩,背部的肌肉丰满	思考敏捷,为人有气魄,轻财,缺少信心,多忧虑,对事物善于观察和分析,喜爱漂亮,性情急躁,不能享高寿而多暴死
土形	像中央的人	黄色	面圆,头大,肩背丰满健美,腹大,下肢健壮,手足小,肌肉丰满,全身上下各部都很匀称,步履稳重	人很安定,好帮助别人,不争权势,善于团结人
金行	像西方的人	白色	面方,小头,小肩背,小腹,小手足,足跟健壮,行动轻快	禀性廉洁,性急,能动能静,动之则猛悍异常,善于做官,有决断之才
水行	像北方的人	黑色	面多皱纹,大头,下颌如菱形,两肩小,腹部大,手足喜动,行走时摇摆身体,尾骶骨较长,脊背也较长	对人的态度既不恭敬又无畏惧,善于欺诈,常有杀戮致死

4.2 五态之人

《灵枢》将人按阴阳禀赋的不同分成5种类型,称为"五态之人",即太阴之人、少阴之人、太阳之人、少阳之人,以及阴阳和平之人,并指出古代善于用针灸的人要看人的五种类型分别施治。参照《灵枢·通天》和《灵枢·行针》两篇相关论述,现总结如下表(表10)。

表 10　五态之人

类型	阴阳对比	气质	体态	敏感程度	针刺感应
太阴之人	多阴无阳(多阴而少阳)	贪而不仁,表面谦虚,内心阴险,好得而恶失,喜怒不形于色,只知利己,看风使舵,惯于后发制人	面色阴沉黑暗,身体虽长,但卑躬屈膝,故作姿态,并非患有佝偻病	迟钝	多次或多针后出现
少阴之人	多阴少阳(阴气多阳气少)	喜欢贪图小利,暗藏贼心,幸灾乐祸,心怀妒忌,对人毫无恩情	外貌好像清高,但是行动鬼祟,站立时躁动不安,走路时好像伏身向前	次迟钝	针过后出现
太阳之人	多阳而少阴(阳气滑盛而扬)	处处喜欢表现自己,洋洋自得,好说大话,但并没有能力,言过其实,好高骛远,作风草率,不顾是非,常意气用事,过于自信,虽屡遭失败也不知悔改	外貌高傲,仰腰挺胸,好像身躯向后反张,两腘曲折那样	过敏	针未动就出现
少阳之人	多阳少阴(颇有阴)	做事精细,很有自尊心,稍有小小地位就高傲自得,善于对外交际,不愿默默无闻地埋头工作	站立时,习惯把头仰得很高,行走时惯于摇摆身体,常常反挽其手于背后	较敏感	容易出现
阴阳和平之人	阴阳气和	生活安静自处,不介意个人名利,心安而无所畏惧,寡欲而无过分之喜,顺从事物发展的自然规律,遇事不与人争,地位虽高却很谦虚,以理服人,具有极好的治理才能	外貌从容稳重,品行端正,举止大方有度	正常灵敏度	出现及时

在临床上,对于反应较为迟钝的患者,要用深刺、留针,并且针数要多。对于反应较为敏感的患者要用浅刺、快针的刺法,并且针数要少,对于小儿,更应如此。

评注:

笔者在国内外治疗西方患者时,发现大多数西方人较之中国人,对针灸更为敏感,临床疗效也较为理想,为何存在这一现象,我们可以从五态之人这一古老的中医理论中得到一定的解释:相对于西方人而言,中国人的气质性格偏于内向,偏属太阴或少阴之人,对针刺反应较为迟钝,而西方人气质偏于外向,偏属太阳或少阳之人,因此对针刺反应较为敏感。除了人种差别之外,笔者认为这一有趣的针灸临床现象与中西方生活环境和饮食结构的不同也有一定的关系。

4.3　五行之人和五态之人的联系

五行之人（阴阳二十五人），偏重于论述人体外在的体形和体态，即我们通常所说的体质，而五态之人偏重于论述人体气质，即气质体质。但《黄帝内经》并没有把心理与生理、气质与体质截然分开，在论述阴阳二十五人时，仍然提到各种类型的心理表现，在论述五态之人时，也提到各种类型相应的体态和气血特征，只是两者各有所侧重罢了。

五态之人，实际上是对人的气质的分型。古希腊的希波克拉底将机体分为四种类型，即四体液说。本来只有三体液，即血液、黏液和胆汁，为了配合四元素说，将胆汁分为黄胆汁和黑胆汁，这便成了四体液，这如同为了配合五行学说，从夏季又分出长夏，两者有异曲同工之处。

希波克拉底认为："多血质"的人较为活跃，喜活动，反应敏捷；"黏液质"的人较为冷静、稳定，不喜活动，难于兴奋而反应迟缓；"黄胆汁"即"胆液质"的人容易兴奋过度，易于激动，反应急躁；"黑胆汁"即"忧郁质"的人，沉静、孤僻，专心致志于某事，如失去平衡会导致过度而长久的反应。

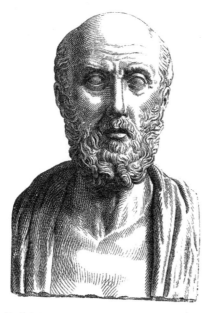

希波克拉底（约公元前 460—公元前 377）

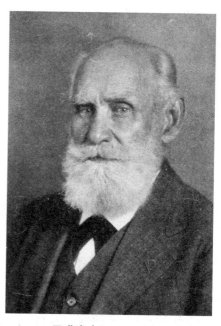

巴甫洛夫（1849—1936）

俄国生理学家 И. П. 巴甫洛夫经过多年的实验观察，发现动物的高级神经活动的兴奋过程与抑制过程在强度、均衡性和灵活性等方面，具有不同的特点，这些特点的不同组合，形成了 4 种不同的高级神经活动类型。他认为，在动物实验中确定的高级神经活动类型也可以应用到人身上；人的气质就是高级神经活动类型在人的行为和活动中的表现。这四种类型分别是：强而不均衡的即兴奋型；强而均衡且灵活的活泼型；强而均衡且不活泼的安静型；弱型。

现在将上述 3 种气质学说列表对照如下（表 11）。

表11   3种气质学说对比表

四体液	胆液质	多血质	黏液质	忧郁质
神经类型	兴奋型	活泼型	安静型	弱型
阴阳分型	阳		阴	
	太阳	少阳	太阴	少阴

《灵枢》在五行之人和五态之人的论述中,均提到了人的性格和气质,现把两者放在一起进行比较(表12)。

表12   五行之人和五态之人气质对比表

五行之人	气　　质		五态之人
火	思考敏捷,为人有气魄,轻财,缺少信心,多忧虑,对事物善于观察和分析,喜爱漂亮,性情急躁,不能享高寿而多暴死	处处喜欢表现自己,洋洋自得,好说大话,但并没有能力,言过其实,好高骛远,作风草率,不顾是非,常意气用事,过于自信,虽屡遭失败也不知悔改	太阳
木	有才智,好用心机,体力不强,多忧劳于事物	做事精细,很有自尊心,稍有小小地位就高傲自得,善于对外交际,不愿默默无闻地埋头工作	少阳
水	对人的态度既不恭敬又无畏惧,善于欺诈,常有杀戮致死	贪而不仁,表面谦虚,内心阴险,好得而恶失,喜怒不形于色,只知利己,看风使舵,惯于后发制人	太阴
金	禀性廉洁,性急,能动能静,动之则猛悍异常,善于做官,有决断之才	喜欢贪图小利,暗藏贼心,幸灾乐祸,心怀妒忌,对人毫无恩情	少阴
土	人很安定,好帮助别人,不争权势,善于团结人	生活安静自处,不介意个人名利,心安而无所畏惧,寡欲而无过分之喜,顺从事物发展的自然规律,遇事不与人争,地位虽高却很谦虚,以理服人,具有极好的治理才能	阴阳和平

从上表的对比我们可以看出,除了太阳之人和火形之人在自信心上表述正好相反,其余各个类型的气质大致是相互吻合的,这说明了《黄帝内经》五行之人和五态之人理论的高度相关性,也就是体质和气质的高度相关性。仔细分析对比表之后,笔者发现,相对而言,金行之人的气质更加符合太阴之人的气质,水行之人的气质更加符合少阴之人的气质。但如果按此将太阴和少阴相互对调,便违背了《黄帝内经》原意,但是这一改变似乎更加合理,一是与四种神经类型说更为匹配,如将安静型列作少阴,弱型列作太阴,二是改变之后与经络的名称更为吻合。当然,这还有待今后的进一步考证和研究。

评注:

我们在学习五行之人和五态之人时,当然可以有自己的理解,但是也要尊重《黄帝内经》的原意,千万不能按照想象人为地将其系统化和完善化,以免误导后学。

中医学在临床上是以辨证论治为其核心的,但在辨证论治的同时,我们同样不能忘记体质和气质的重要性。现代心理学认为气质是表现在心理活动的强度、速度和灵活性方面典

型的、稳定的心理特征。我校的匡调元教授将体质定义为："人类体质是人群及人群中的个体在遗传的基础上，在环境的影响下，在生长、发育和衰老的过程中形成的功能、结构和代谢上相对稳定的特殊状态。这种特殊状态往往决定着他的生理反应的特异性及其对某种致病因子的易感性和所产生病变类型的倾向性。"

在临床上，我们应该将辨证论治与辨体质和气质论治有机地结合起来，这样才能实现真正的个性化诊疗，从而获得临床疗效的最大化。

5. 四元素、四大与五行

研究古代史和世界医学史，我们可以发现一个有趣的现象，古希腊、古印度的"四元素"和"四大"说，都是立足于"四"，而中国古代的"五行说"则注重"五"，即四者之间有个"中"。它们之间有着什么样的关系？反映了古代各不同类型的文明对世界的怎样一种看法？在医学上有着什么样的意义？为此，我们结合有关文献的记载，从比较研究的角度，进行初步的探讨。

五行的立论在《尚书·夏书》中已有"威悔五行，怠弃三正"的记载，可见此说起源甚早。五行之"五"和三正之"三"，这些数字值得探究。三正，有注解说是指天、人、地三才，也有说是指上、中、下，或者左、中、右。它们当中都有个"中"。上、下、左、右、中，合起来就成为"五"，用"三"和"五"来概括各类事物就具有了广泛的意义。五行与五方相联系，与四时相联系，这种关系，与四元素和四大的说法有类似之处。

公元前6世纪，古希腊的毕达哥拉斯创立了水、火、土、风四元素说，用来解释宇宙间的各类事物现象。

据亚里士多德(公元前384—公元前322)所述，他是从热与冷、干与湿的对比来认识其间的多种关系的。热对消了冷，干对消了湿，干和热结合成为"火"，湿和热结合成为"风"，湿和冷结合成为"水"，干和冷结合成为"土"。这些关系详见右图。

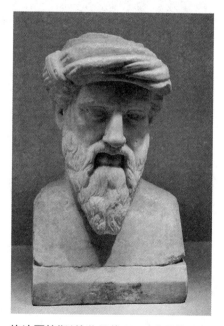

毕达哥拉斯(约公元前580—公元前500)

通过右图，我们很容易联想到四方和四时："风"主东方和春天，"火"主南方和夏天，"土"主西方和秋天，"水"主北方和冬天。其与五行的差异，就在于五行多出一个"金"，主西方和秋天，而把"土"归属于中央。

古希腊的医学家受四元素说的影响，将人分成"四体液"，并据以区分人的气质类型："血液质"有似风性，"黏液质"有似水性，"胆液质"有似火性，"黑胆质"有似土性。后来的生理学家巴甫洛夫把"胆液质"称为兴奋

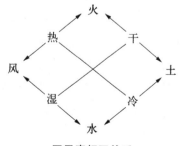

四元素相互关系

型,"血液质"称为活泼型,"黏液质"称为安静型,"黑胆质"称为忧郁质或弱型。这种分型,有似《灵枢》"五态之人"所称的"太阳之人""少阳之人""太阴之人""少阴之人",其差异也是在于此外又有个属于中性的"阴阳和平之人"。相关内容可参见本篇五行学说之"五行之人与五态之人"。

古马其顿的亚历山大大帝(公元前356—公元前323)曾受学于亚里士多德,他于公元前327年开始远征印度,由此将希腊的四元素说带到东方,印度佛教称地(土)、水、火、风为"四大",其说可能即导源于此时。印度医学理论另有"风、热、痰"或称"气、胆、痰"的"三液说",用以

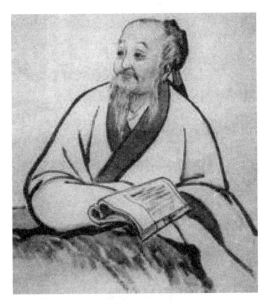

陶弘景(456—536)

说明各病因。我国藏族医学就是按风、胆、痰来立论。三液"与"四大"各有其对应关系:"气"与"风"相应,"胆""热"与"火"相应,"痰"与"水"相应,风、胆、痰的总集则与"土"相应。"三液"与"四大"的结合,成为佛教医学的主要特色。

印度佛经,自东汉末年传入我国。医书中最早引用"四大"说的要算南北朝时的陶弘景。他于公元500年补辑葛洪的《肘后备急方》,撰就《肘后百一方》。其在序文中写道:"佛经云:人以四大成身,一大辄有一百一病。"他既引用"四大"说,还交代了名为"百一"的来由。因为"四大"中每一"大"都可发生一百一病,"四大"就可发生四百四病,可见"四大"等说亦曾为我国医家所接受。

根据佛经记载,四时、四大、四病与四感官各有相应的关系,如下表(表13)。

表13 四时、四大、四病与四感官对应表

四时	四大	四病	四感官
春季	水	痰饮、肿满、饮食不消等寒症	口
夏季	风	眩晕、战掉、气急、呕吐等气症	耳
秋季	火	寒热、肢节痛、大小便不利等热症	眼
冬季	土	身体沉重、肿块结聚、干枯瘙痒等症	身

将"口、耳、眼、身"作为"四大"所属,是指这些感觉器官与患病部有联系。佛经把"眼、耳、鼻、舌、身、意"称为六根,以主管色、声、香、味、触、法(思虑),如除去体内主管思虑的"意",余下则称"五根",这里又将鼻、舌合并归于"口"而成为四感官。

如上表(表13)所示,春主水病,夏主风病,秋主火病,冬主土病。而我国五行说因为有了个"金"而提高"土"的地位,应中央而主"长夏"。与四大应合四时所不同的是,五行应合四时,除了加了一个"长夏"外,都相应地向前移动了一个季节,这也许与两国的不同地理气候有关(表14)。

表 14　印度"四大"学说与中国"五行"学说季节主病对比表

四大	五行	对应季节		季 节 主 病	
		四大说	五行说	四 大 说	五行说
水	水	春季	冬季	痰饮、肿满、饮食不消等寒症	寒病
风	木	夏季	春季	眩晕、战掉(抖动)、气急、呕吐等气症	风病
火	火	秋季	夏季	寒热、肢节痛、大小便不利等热症	热病
土	土	冬季	长夏	身体沉重、肿块结聚、干枯瘙痒等症	湿病
	金		秋季		燥病

　　由上表(表14)可以看出,除了季节有错位外,两个学说的主病都极其吻合,四大说的冬季主病"身体沉重、肿块结聚、干枯瘙痒等症"实际上与五行说的长夏所主湿病——"身体沉重"和秋季所主燥病——"干枯瘙痒等症"有重叠之处。

　　《灵枢·论疾诊尺》篇中就提出"四时之变,寒暑之胜,重阴必阳,重阳必阴"的理论,以此"阴阳之变"来说明四时的多见病症:"故曰:冬伤于寒,春生瘅热;春伤于风,夏生飧泄肠澼;夏伤于暑,秋生痎疟;秋生于湿,冬生咳嗽。是谓四时之序也。"《灵枢》不但注意到各季节的致病特点,还提出了上一季节的受邪与下一季节所发病之间存在着某种因果关系。这一理论,较佛经所说更进了一层。

评注:

　　综上所述,可归纳以下几点。

　　A. 我国五行说始于夏、商时期,进入青铜器时代之后,引起对"金"的重视,与木、火、水、土并列,结合五方、四时而形成早期的五行说。

　　B. 古印度的"四大"源于古希腊的四元素、四体液,其立论与四时主病有关,与五行的差异主要在于没有"金"。

　　C. 四大说的"水、风、火、土"四时主病,与五行说的"寒、风、热、湿"的四时主病,既有可比性,又有各自的特点,这大概与各地域季节气候的差异有关,不能简单地认为两个学说是同出一源。

6. 五行与八卦

　　五行和八卦均可以作为世间万物的分类方法,两者之间又有什么联系呢?参照后天阴阳八卦图,我们可以很容易地得出五行与八卦的关系:乾卦代表天,兑卦代表泽,合二为金;坤卦代表地,艮卦代表山,合二为土;坎卦代表水;离卦代表火;震卦代表雷,巽卦代表风,合二为木。

　　但上述基于后天阴阳八卦图的五行与八卦整合关系似乎并不完全符合逻辑,基于八卦和五行元素间的共性,我们可以对上述关系进行适当修正:将八卦的坤地、艮山、兑泽合并为五行之土,其凝聚了地、山、泽的精华;将八卦中的乾天、震雷、离火合并为五行之火,它的

代表性比八卦中单一的离火更为宽泛；八卦中的巽风为五行之木，它代表生命；八卦之坎水仍为五行之水，它是生命赖以生存不可或缺的物质，其地位自然不容低估。如此下来，五行之金与八卦还没有相应的对应关系：按照后天八卦图，乾卦代表天，兑卦代表泽，合二为金，但这似乎并不符合逻辑，那为何五行之金在八卦里面找不到对应关系呢？

八卦的天、地、水、火、山、泽、雷、风是8种人们赖以生存的自然环境，但金属并不是自然界固有的东西，而是人类从自然界采矿之后，进行加工和冶炼的劳动成果。在金属未被冶炼出来之前，在金属工具不被普遍应用的时代，出现五行学说是不可能的，由此可见，五行学说的形成应该晚于八卦。五行将八卦中的同类项合并，概括并简化了八卦的基本元素，使金、木、水、火、土之间的联系更加广泛和严密，形成了具有普遍指导意义的理论体系。五行学说还解决了阴阳学说的某些不足，让世界上万物之间的联系除了对立统一之外，还有了生克乘侮等复杂的联系形式，这如同一个控制系统：五行中的每一行既控制另一行，又是被控对象。人体犹如一台结构复杂但能自动保持内部相对稳定的机器，当人体内某系统平衡态发生偏移时，其他系统随即相互作用，通过不断调整，最终恢复和达到稳定态。但当致病因素的干扰超过一定限度，人体生理上的这一稳定态遭到破坏，产生病理改变，机体无法自我修复时，我们则必须通过外部介入对人体进行治疗，以促使人体各系统重回相对的稳定态。

在中医经典著作《黄帝内经》和《难经》之中，五行学说与原始的医学知识互相融合、交织在一起，使中医逐渐摆脱了迷信，并形成了完整的医学理论体系，指导着中医学不断地自我完善和发展。

评注：

五行学说的形成晚于易经八卦，两者有着明显的不同：八卦代表的天、地、水、火、山、泽、雷、风属于自然物质，而五行则把人类劳动创造的"金"也纳入其中，使人类的活动与自然万物形成了有机的联系。因为没有人的参与，土不能生金，金不能克木，金也不能生水。可以说，五行是概括和改良后的八卦，它给了中医学摆脱巫术的科学的世界观和方法论，是中医学善于解决多系统复杂问题的根本所在。

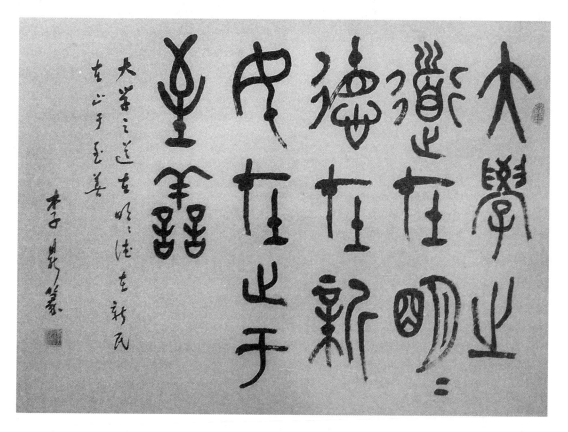

李鼎教授诗词书法作品之二

此作品内容引自《礼记·大学》。

"大学之道在明明德,在新民,在止于至善。"意思是做高深而广博学问的方法在于:提倡和发扬好的德行(儒家认为人生来便具有善良光明的德行,此即为明德,但却受到后天物质利害的蒙蔽压抑,若加以适当的教育,便能使明德显露出来);不断自我革新求进,然后推己及人,将自己的德学贡献给社会;直至达到至善至美的目标。

第三章 气血津液

1. 气的基本概念

气的本义是云气,《说文解字》曰:"气,云气也。"

1.1 气的哲学概念

老子认为"道"是无形的,是看不见、听不到、摸不着的,是无法被感知的,因此它不能直接派生出物质世界,于是老子引进了"气"的概念,"气"将无形之"道"与有形的物质世界联系起来。《老子·四十二章》说:"道生一,一生二,二生三,三生万物。万物负阴而抱阳,冲气以为和。""道"即是"无","道生一"即从无到有,从无到"气";"一生二"即"气"分化为阴气和阳气。由此,气的哲学概念可以简要地归纳为如下两点。

1.1.1 气是宇宙的本原或本体,也就是"一"。

1.1.2 气是运行不息的极其细微的物质,它的运动变化推动着宇宙万物的发生、发展与变化。当气聚时,它可以转化成有形的万物;当气散时,它又回归于无形的太虚,也就是道。

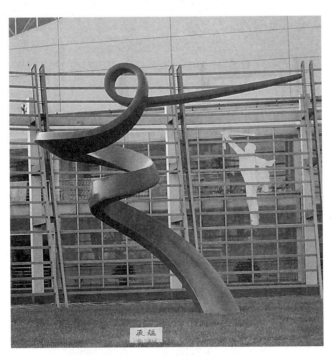

雕塑"气蕴"(上海中医药大学体育中心)

1.2　气的医学概念

道家思想极其强调"气"对人体的重要性，《庄子·知北游》云："人之生，气之聚也。聚则为生，散则为死。"在此基础上，道家认为气生精，精生神，故将精、气、神称为人之三宝。《黄帝内经》继承和发展了先秦气一元论学说，同时将气引入到中医学领域中来，逐渐形成了中医学中"气"的概念。气的概念在中医学术思想中占有极其重要的地位，其与阴阳、五行学说一样，对中医学理论体系的形成和发展有着深刻的影响，成为中医学理论体系的重要组成部分。中医学中"气"的概念是在我国古代唯物主义哲学与医学相互渗透过程中建立起来的，是一个物质的概念。

1.2.1　气是构成人体的最基本物质　中医学认为精气是生命的基础，精气先身而生，具有遗传特性，来源于父母先天之精气的相合，形成了原始的胚胎。之后，父母精气便转化为胚胎自身之精气，成为人体生长发育和繁衍后代的物质基础，由此新的生命活动就开始了，其外在表现即为"神"。

当然，构成人体的基本物质还有血、津液等，但是它们都是由气所化生的，所以说"气者，人之根本"，气是构成人体的最基本物质。

1.2.2　气是维持人体生命活动的最基本物质　在气的一元论学说中，宇宙中的一切事物都是由气化生的，万物的发生、发展、变化也是由气的运动所推动的。这一思想渗透到中医学中，认为气化作用是生命活动的基本特征。人类必须同自然界进行物质交换，才能维持生命活动：一方面人体不断地摄取自然物质（呼吸清气，受纳水谷）并将其转变成机体的组成部分，构成生命活动的物质基础；另一方面在发挥生命机能的过程中，又不断地消耗这些物质，产生废物，并通过汗、尿、便等形式排出体外。这一过程便是气化过程。

中医学认为更高层次的生命活动——精神活动，也是由气的活动而产生，"人有五脏化五气，以生喜、怒、悲、忧、恐"。可见，五脏之气是精神情志活动的物质基础。

如同宇宙中的万事万物，气同样可以分为阴气和阳气，阴气代表气的物质性方面，而阳气代表气的功能性方面，两者互根互用，相互依存。李鼎教授更是高度概括地将气定义为"精微的物质及其功能表现"。

评注：

在中医学中，我们很少提到"阴气"，更强调"阳气"，即气的功能性方面，如当我们提到肺气、心气等五脏之气时，这些气多指它的功能性方面，需要强调的是，并不存在一种非物质的纯功能之气，因为人体的任何生理功能都必须以一定方式纯在的物质作为基础。

2. 营气与卫气

经络主运行气血，气是指精微的物质及其功能表现。人体之气，根据其生成、分布和功能的不同，而被人为地冠以不同的名称。饮食入胃，由水谷之气分化为"营气"和"卫气"，通过心肺间"宗气"的推动以循行于全身。

2.1 营卫与气血津液的关系

很多人将营气的"营"想当然地理解成营养,这是不确切的。营,其实是营运、周转、围绕的意思。营气是指运行于经脉之中的气。卫气则是指散布到经脉之外的气。卫,就是防卫、守卫的意思。

《灵枢·营卫生会》说:"人受气于谷,谷入于胃,以传与肺,五脏六腑,皆以受气,其清者为营,浊者为卫,营在脉中,卫在脉外,营周不休……"可见人体之气的产生来源于饮食,经过胃肠的消化、吸收而成为"精微"物质以化生气血,再由肺气的推动而循行全身;其中运行于脉内的清气称作"营",在中焦化而为血,"以奉生身";散布到脉外的浊气称作"卫",在上焦散而为气,主"温分肉、充皮肤、肥腠理、司关合",即温煦肌肉、皮肤、腠理,起散发阳气、防御外邪的作用。

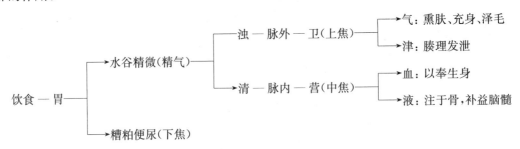

营卫的生成及和气血津液关系示意图

2.2 营卫的运行

关于营气的运行,详见医道篇之"任督脉与营气的运行方向"中相关内容。

关于卫气的运行,详见医道篇之"阴阳蹻脉、卫气与睡眠的关系"中相关内容。

2.3 营卫辨证

营卫在生理意义上与气血津液相结合,反映在证候上也是如此。《灵枢·寿夭刚柔》说:"营之生病也,寒热少气,血上下行。卫之生病也,气痛时来时去,怫忾贲响,风寒客于肠胃之中。"这里营的证候中有关血,卫的证候中有关气。清代温病学家进一步发展了卫、气、营、血的辨证方法,在急性热病的诊治中有重要指导意义。现简要介绍如下。

2.3.1 卫分证候 发热,有轻微怕冷感,头痛,咳嗽,口渴,咽痛,无汗或有汗不透,或呕恶。苔薄白微黄,脉浮数。

2.3.2 气分证候 热盛津伤:高热,不恶寒但恶热,多汗,烦躁,口燥渴喜饮,气粗,尿色黄赤。苔黄燥,脉洪大而数。

湿热留恋:身热起伏,四肢倦怠,胸闷泛恶,口渴不欲饮或渴喜热饮,大便不爽或溏泄,小便短少。舌苔白腻或兼黄,脉濡数或滑数。

热结肠道:高热,便秘,腹部胀满疼痛,甚则神昏谵语。苔黄燥厚腻或焦黑起刺,脉沉实有力。

2.3.3 营分证候 身热夜甚,烦躁不安,神志模糊,时有谵语,口干不多饮,并可出现斑疹,舌蹇,肢厥。舌质红绛,脉细数。

2.3.4　血分证候　血分实热：晚上高热,斑疹色紫黑,神情躁扰,可见吐血、衄血或齿龈出血、便血、尿血、妇女经水妄行,甚则神昏谵语,痉厥动风。舌质红绛,脉沉数。

血分虚热：身热不退,神色枯萎,口燥咽干,唇裂齿板,耳聋,手足心热,甚则舌强语謇,手指蠕动,循衣摸床。舌绛干枯或舌质紫晦,脉细微疾或虚大而数。

评注：

《难经·三十二难》说："心者血,肺者气,血为荣(营),气为卫,相随上下,谓之荣卫。"清代温病学家因而阐述："肺主气,属卫；心主血,属营。"人体最浅层为卫分,其次为气分,再次为营分,最深为血分。温邪侵袭,卫分常先受病,而后逐步深入,所以说"卫之后,方言气；营之后,方言血"。其实这一论点也是以经络学说为依据。卫气出于上焦,先行皮肤,而皮毛为肺之合,故其病浅；营气行于脉中,心主血脉,手厥阴心包经即主脉所生病；病在营分,往往邪陷心包,故其病深。温病学家以卫、气、营、血来辨别病邪侵袭的深浅程度,是对经络原有理论的灵活运用和发展。

3. 津与液的区别

津液,是机体一切正常体液的总称,包括血液也是津液的一部分。津与液均由脾胃从食物中运化而生成,两者在质地、分布和功能等方面均有所不同。《灵枢·五癃津液别》说："津液各走其道。故三焦出气,以温肌肉、充皮肤,为其津；其流而不行者,为液。"卫气散发于脉外是与"津"同行,其"熏肤、充身、泽毛"的作用其实已经包含了"津"的作用。向外排泄的"津"包括汗液、唾液、泪液等。营血运行于脉中是与"液"同行,其"以奉生身"的作用其实已经包含了"液"的作用。对内起滋养作用的"液"包括关节液、皮脂、骨髓、脑脊液等。津与液的对比,详见下表(表15)。

表15　津与液对比表

	质　地	同　行	分　布	功　能
津	稀薄	卫气	向外分泌和排泄,孔窍和肌肤	偏于濡润
液	稠厚	营气	停留在体内关节、脏腑、脑、髓	偏于滋养

评注：

《灵枢·口问》说"液"能"灌精,濡空窍",据此,很多学者认为五官孔窍是由液来濡润的,而不是津。笔者认为这一认识是不够全面的：如上表15,与津相比,液质地稠厚,较少流动,偏属于阴,因此液分布在人体的较深层,不易损耗,主要起营养作用,而皮肤、五官孔窍较为表浅,其分泌出来的液体较为清稀,易于流动,偏属于阳,较易损耗,如汗液、泪液、涕、唾液(包括"涎"和"唾"),它们对皮肤和五官起到濡润作用,这便是津。当然,我们并不能否认在五官孔窍组织之内也有较为稠厚的液以营养器官,并维持其正常生理功能,如眼球当中的液体便属于液,而向外分泌出来的眼泪则属于津的范畴,因此"津"和"液"的生理功能密不可

分,常常并称。

临床上,伤津和脱液的表现和治疗也完全不同,详见下表(表16)。

表 16 伤津与脱液对比表

	临 床 表 现	治 疗
伤津	高热、多汗或气候干燥导致的口渴多饮、口鼻干燥、皮肤干燥等	味甘性寒之品,甘寒生津,如沙参麦冬汤
脱液	热病后期,久病重病之后出现的舌红无苔、唇舌干燥不欲饮、形体消瘦、耳鸣、肌肉枯槁,甚至肌肉蠕动、手足震颤等虚风内动等症状	味咸性凉之品,咸凉增液,如大补阴丸

评注:

有西方学者认为因为血液需要自由流动,因此血液是由营气和津,而不是由液构成,这种说法是缺乏文献和理论根据的。实际上正好相反,血液是由营气和较为稠厚的液组成,而非清稀的津,血液的运行是靠气的推动作用来实现的。《黄帝内经》说"汗出蒸蒸谓之津,留而不行谓之液",从某种程度上我们也可以说人体分泌出来的津来源于体内液的化生,由此我们便能解释伤津的患者不一定脱液,但脱液的患者必定津伤这一临床现象。

4. 津液的代谢

《素问·经脉别论》对津液的代谢有较为详细的描述:"饮入于胃,游溢精气,上输于脾,脾气散精,上归于肺,通调水道,下输膀胱,水精四布,五经并行。"

现笔者对上述原文进行适当补充,将津液代谢过程描述如下图。

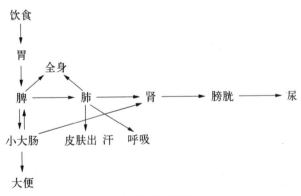

津液代谢示意图

4.1 津液代谢的输入和输出

如上图所示,津液代谢的输入主要有两种形式——食物和饮水,输出主要有四种形

式——大便、小便、出汗和呼吸。

4.2　津液代谢的五脏调节

肾主水,在肾气和肾阳的气化作用下,主持全身水液代谢的平衡。脾主运化水液,为水液代谢之枢纽。肺为水之上源,通过肺的宣发肃降,通调水道,使水液正常输布、排泄。由此可见:整个津液代谢过程是以肺、脾、肾三脏为中心完成的,其中尤以肾的气化作用贯穿于水液代谢的始终,并且对肺脾等脏腑在水液代谢方面的功能起着推动和激发的作用。

肝主疏泄,与肺主气的功能相互配合,升降相互协调,调畅气机,气行则水行。心主血脉,与肺升降相互协调,此外由于血液亦由津液组成,故心行血的功能也能够促进津液的代谢。

4.3　肠胃与津液代谢

胃为水谷之海,主受纳腐熟饮食,之后由脾脏运化,并赖其升清功能,将吸收的津液向上输布于肺,而后输布全身。

小肠主液:小肠泌清别浊,吸收饮食物中大部分的营养物质和水分,上输于脾,而布散全身;并将水液代谢产物经过肾输入膀胱,把糟粕向下输入大肠。小肠通过“主液”的功能参与人体内的津液生成。

大肠主津:大肠接受小肠下注的饮食物残渣和剩余水分后,将其中部分水液重新吸收,使残渣形成粪便而排出体外。大肠通过“主津”的功能参与人体内津液的生成。

评注:

针灸学对大肠主津、小肠主液的理解有所不同,具体请参见医道篇之“六阳经的主病”中相关内容。

5. 宗气

宗,是朝宗、会聚的意思。宗气是指聚于胸中之气,它是由肺吸入之清气和脾胃运化之水谷精气相合而成。《灵枢·邪客》说:“宗气积于胸中,出于喉咙,以贯心脉(《太素》“脉”作“肺”)而行呼吸焉。”可见宗气即是指心肺之气。《灵枢·五味》说:“其大气之抟而不行者,积于胸中,命曰气海。”这里的气海指的便是膻中。膻中的概念有广义和狭义之分,狭义的膻中指膻中穴,这里指的是广义的膻中,具体是指两肺之间、心脏之外的空隙。《灵枢》用皇宫的内城来比拟这一重要部位,称膻中为“心主之宫城也”。《灵枢·海论》说:“气海有余者,气满胸中,悗息面赤;气海不足,则气少不足以言。”因此,临床上以声音洪亮、呼吸深长为宗气足的表现,相反语音低微、呼吸短促为宗气不足的表现。

宗气非仅积聚于胸中,它还上下通行以推动营卫气血的运行。《灵枢·刺节真邪》说:“宗气留于海,其下者,注于气街,其上者,走于息道。”宗气下行,通于腹股沟部的气冲,以行于下肢;宗气上行,通于呼吸道,以行于头面。张志聪《灵枢·邪客》注说:“宗气行于经脉之外内:行于脉内者,偕营气而行;行于脉外者,随卫气而转,外内自逆顺而行者也。”由此可

见,营卫气血的运行都被宗气所推动。

此外,《素问·平人气象论》还将心脏的搏动归属于宗气的作用。其曰:"胃之大络,名曰虚里,贯膈络肺,出于左乳下,其动应衣,脉宗气也。"心脏搏动处气血聚集,而气血的产生有赖于胃所受纳的饮食水谷,故称之为"胃之大络",其跳动即为宗气活动的反映。据此,李鼎教授认为宗气更加偏向于心气。

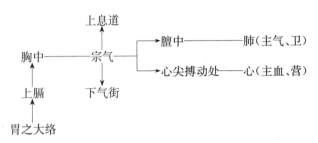

宗气示意图

评注:

由于胸中之宗气可以推动全身营卫气血的运行,所以在针灸治疗和气功养生中都十分重视呼吸方法的运用,正所谓"欲调营卫,须假(借)呼吸",通过调节呼吸来调节心肺的功能,继而调节营卫气血的运行。《难经·三十二难》说:"心者血,肺者气;血为荣,气为卫;相随上下,谓之荣卫,通行经络,营周于外。"可见作为胸中之气的宗气,总括了心肺之气,是推动营卫气血运行的原动力。以此为理论依据,李鼎教授在针灸临床上常配合各种呼吸方法的使用以调节营卫气血的运行,往往取得较好的疗效。

6. 原气与原穴

原气与原穴是两个密切关联的概念,现将其相互关系论述如下。

6.1 原气

原气,指脐下,肾间动气,道家又称为丹田之气,是人体最基本、最重要的气,是人体生命活动的原动力。在中医学中,原气又被称作"元气"。"元气"的提法始见于汉代,是指存在于天地之间的元始之气,是古代哲学概念。东汉时的著作《难经》可能受当时"元气"一名的启示,始提出人身中有"原气",意指一身本原之气,亦被称为"脐下肾间动气""十二经之根本""五脏六腑之根本""三焦之原"。如《难经·八难》说:"诸十二经脉者,皆系于生气之原。所谓生气之原者,谓十二经之根本也,谓肾间动气也。此五脏六腑之本,十二经脉之根,呼吸之门,三焦之原。"这一被称为"生气之原"的部位,也就是原气所汇聚的部位,它对人体极其重要,道家气功养生法将这一部位作为炼丹意守的部位,它就是所谓的"丹田"。《灵枢》中讲到原穴,但没有提到"原气"或"元气",只提到"真气"。"真气"是一切健康之气的总称:上焦宗气、中焦水谷之气(营气、卫气)和下焦原气共同构成人体的真气(亦称为正气),主抗御外邪,与"邪气"相对立,那时还分不出"先天之气"和"后天之气"。当然,我们对"真气"的理解也不

能一概而论,比如《灵枢·刺节真邪》说"真气者,所受于天,与谷气并而充身者也",这里的"真气"则偏于指向人体肺中呼吸之气。有国外中医教材把真气分为营气和卫气,这种说法是不妥当的,也是缺乏依据的。此外,很多人将原气和真气相互混淆,认为原气等同于真气,这是完全错误的,从基本概念的角度来说,藏于下焦的原气只是真气的一种。

6.2　原穴

原穴,是脏腑在四肢部的代表穴,十二经脉各有一原穴,《灵枢·九针十二原》所说的十二原是指两侧阴经(五脏)的原穴再加上腹部"膏之原"(原称"膈之原")鸠尾和"肓之原"气海,至《难经》以后才列举出来目前我们所说的十二经原穴。近代对经络的研究,也常常以原穴作为本经的代表穴。由于石门为三焦募穴,因此原气通过其通达三焦及相应脏腑,《难经》将原气理论与原穴相结合,认为原气最终散布于十二经的原穴。《难经·六十六难》说:"脐下肾间动气者,人之生命也,十二经之根本也,故名曰原。三焦者,原气之别使也,主通行三气,经历于五脏六腑。原者,三焦之尊号也,故所止辄为原。五脏六腑之有病者,皆取其原也。"

综上所述,原气发于丹田,通过三焦而散发至五脏六腑,最终散布于十二经之原穴,原气与原穴的关系可以总结如下图。

```
                          气海     上焦
脐下肾间动气(原气)──→丹田  石门──→中焦──→脏腑──→十二经原穴
                          关元     下焦
```
原气与原穴的关系

相关论述请参见针灸篇之"原穴、丹田与命门"。

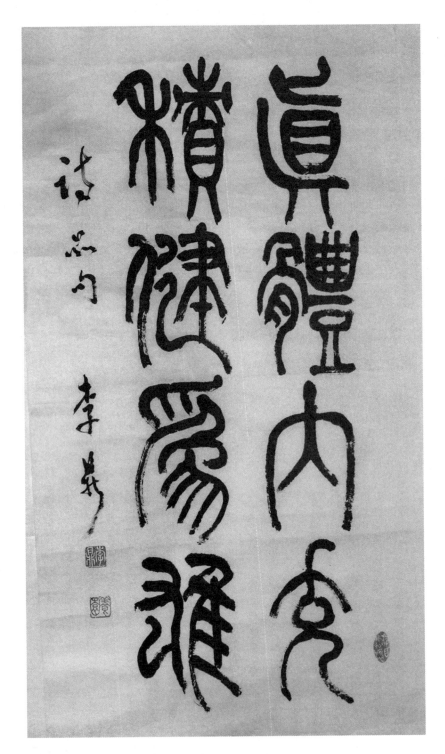

李鼎教授诗词书法作品之三

此作品内容引唐司徒空《二十四诗品》。

"真体内充,积健为雄"意思是:如诗词正气存内,则气势雄壮。

第四章　藏象学说

1. 藏象学说与黑箱理论

藏指藏于体内的内脏,象指表现于外的征象。

我们知道,虽然脏腑深藏于体内,但是它们的生理活动和病理改变都可以不同程度地在外反映出来,因此,脏腑学说也叫作藏象学说。明代张介宾(1563—1640)说:"象,形象也。藏居于内,形见于外,故曰藏象"。

古人虽然不能像今天一样借助先进的技术手段(如 X‑ray、CT、MRI 等)和系统的解剖学方法来研究人体内脏,但他们凭借自己的感官和思辨能力,通过对人体外在现象的观察,从而推测人体内在脏腑的情况。它有点类似控制论中的"黑箱"理论:黑箱是我们未知而想要探知的事物,如何了解未知的黑箱呢?我们可以通过对黑箱输入某些已知信息,收集黑箱反馈出的各种信息,再对输入和输出的信息进行比较研究,从而推测黑箱内的大致情况和规律。"黑箱"理论的出发点在于:自然界中没有孤立的事物,任何事物间都是相互联系、相互作用的,所以,即使我们不清楚"黑箱"的内部结构,仅注意到它对于信息刺激做出如何的反

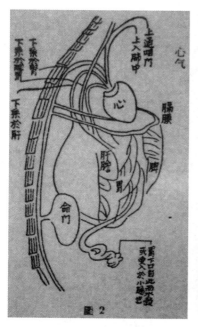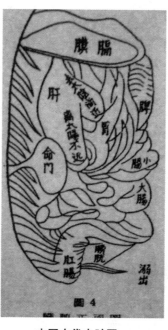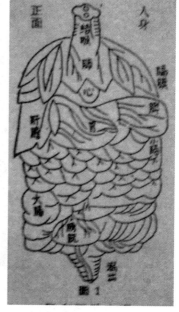

中国古代内脏图

应,注意到它的输入—输出关系,就可对它做出研究。中医学认识人体内脏就采用了这种不打开黑箱的研究方法。这种方法虽然有一定的局限性,比如研究结果不够精确,偏重于功能研究而忽视了结构研究,但它还是有许多可取之处的,比如宏观性和非介入性。

有人将被人类所了解的事物称之为"白箱",将打开箱子,就各个部分进行分解,逐一进行分析的方法称为白箱方法。在现代医学研究中,我们应该将黑箱和白箱研究方法有机地结合起来,取其中庸之道,可以称之为"灰箱"方法:对于一旦打开,便破坏了其正常生理功能且较为复杂的组织器官,比如大脑,我们就应该侧重于使用黑箱研究方法,而对于较为独立、简单的组织器官,便可侧重于使用白箱研究方法,两者相互结合,才能相得益彰。

2. 中医脾脏的实质

每当讲到藏象学说时,外国学员总会问一个相同的问题:作为一个重要脏器,为何中医的脏腑器官中没有胰脏?而中医脾脏主运化的生理功能怎么听起来有些像西医的胰脏?

众所周知,脾脏在中医学中具有极其重要的地位,与肾为"先天之本"相对应,脾脏被称为"后天之本",但对于胰脏,中医文献罕有相关记载,这是否是由于中国的古人对胰脏缺乏了解和认识?

为了解答上述问题,让我们从三方面来谈谈中医的脾脏和胰脏。

2.1 脾脏的解剖学特点

中医藏象学说是建立在古代解剖学知识基础之上的,我们对比下面两个解剖图可以直观地看出中医的脾脏更像是西医的"pancreas"。到底是否真是如此呢? 让我们回顾一下古代中医文献中关于脾脏的解剖描述。

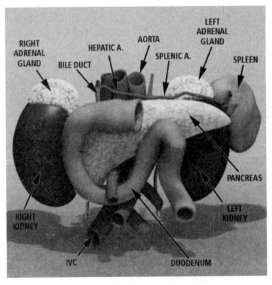

脾脏和胰脏的解剖位置图

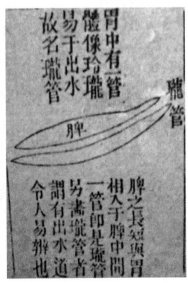

中国古代脾脏图

《难经》是这么描述脾的："脾重二斤三两,扁广三寸,长五寸,有散膏半斤,主裹血。"从这一描述来看,这很像胰脏,而非脾脏。《黄帝内经》提到的脾脏解剖特点主要有两处:一是《素问·玉机真脏论》曰"脾为孤脏,中央土以灌四傍",事实上,脾脏"spleen"并不靠近中央,而是位于左侧,而胰脏"pancreas"的解剖位置更靠近中部,而这与以上描述认为脾居中央的认识是相矛盾的;二是《素问·太阴阳明论》说"脾与胃以膜相连",虽然胰脏和脾脏都可以说是"与胃以膜相连",但是胰脏更靠近中部,紧贴于胃后壁,和胃的结合比脾脏要密切得多,这也更符合中医"脾"胃相表里的认识。

后世医家关于脾的解剖描述也大多与"pancreas"类似:明代杨继洲1601年编著的《针灸大成》说脾"掩藏于胃之下而附脊",这明显是指的胰脏而非脾脏;明代李梴1624年编著的《医学入门》谓脾"微差左胁",应该是略偏于人体正中线的左侧部,与"pancreas"的位置相当;清代陈珍阁1899年编著的《医纲总枢》所说脾"形如犬舌,状如鸡冠,生于胃下,横贴胃底,与第一腰骨相齐,头大向右至小肠,尾尖向左连脾肉边,中有一管斜入肠,名曰珑管",这显然就是"pancreas"的典型描述了。

2.2　脾脏的生理和病理

《黄帝内经》全文无"胰"字。从《黄帝内经》对脾功能的论述上说,脾也和饮食物的消化吸收以及其在体内的转化过程更加密切,这和胰在物质代谢中的重要作用更相符合。《黄帝内经》甚至还把脾的病变和消渴联系起来了,如《素问·奇病论》曰:"有病口甘者,病名为何?何以得之?岐伯曰:此五气之溢也,名曰脾瘅。"

脾的功能失常也多表现为胃肠道症状,《素问·刺热》曰:"脾热病者,先头重、颊痛、烦心、颜青、欲呕、身热。热争则腰痛,不可用俯仰,腹满泄,两颌痛。"这和现代急性胰腺炎的症状是很相似的。

综上所述,无论是从解剖学特点、生理功能,还是从相关的疾病,中医的脾和西医的"pancreas"都更相近,而和"spleen"却有很大的差别。

2.3　张冠李戴的由来

既然中医的脾实质上是"pancreas",那么为什么会把中医的脾和西医的"spleen"混为一谈呢?这就要从中西医交流翻译的历史中找原因了:19世纪初,当西医传入中国之时,将西医翻译成中文的需求十分紧迫,在没有任何前人的经验可资借鉴的情况下,为了尽量避免创造新的中文词汇,那些译者都是各自凭着各自的理解拿中医脏腑的名称去翻译西医的脏器。由于中西医研究模式的根本不同,加之那时西医自己对脾和胰的认识还很原始,因此翻译存在谬误是不可避免的。自此,"spleen"便被错误地翻译成了脾。

随后,长期处于弱势的中医并没有将这一错误进行修正,反而是渐渐约定俗成,予以默认。张锡纯在《医学衷中参西录》中称"pancreas"为"脾之副脏"。本来应该是"正脾"的反而成了"脾之副脏",这反映了当时处于弱势的中医试图调和两种医学的矛盾而采取了妥协和折中的态度。

有人问:既然中医的脾原本就是指西医的胰,那汉字中的"胰"又是什么呢?其实古代"胰"的本义和"pancreas"毫不相干,宋代《广韵·脂韵》曰:"胰,夹脊肉也。"

评注：

中医学脏腑概念偏向于功能学方面，因此我们可以将中医学所指的"脾脏"理解成西医在解剖学上的胰脏(pancreas)和脾脏(spleen)的总称。其中，胰脏(pancreas)是中医脾脏的主要部分，主运化，而脾脏(spleen)是中医脾脏的附属部分。西医学认为脾脏(spleen)贮藏循环血液中的血小板，并参与止血机制的作用，这便与中医学所指的"脾主统血"有一定程度的相关性。

此外有一点需要澄清：有西方的中医教科书在编写脾气下陷会导致的疾病时，将痔疮简单地罗列了进去，这一理解是不正确的。我们知道内脏的下垂是由脾气下陷导致，但是痔疮本身并非内脏，而是气血壅阻的病理产物，它的发生有其自身的特点：在中医外科的临床实践中，我们发现大多数早期痔疮患者均存在大肠湿热的表现，只有在症状严重的晚期才会出现脾虚的症状，因此在痔疮的形成中，大肠湿热是占主导地位的，与脾气下陷并没有直接的关系。

3. 肾脏、肝脏与生殖功能

中国古代肾脏图参见右图。

3.1 肾脏与生殖功能

中医学所说的肾实质上包括了内肾和外肾两个器官，内肾就是我们通常所说的肾脏，"肾主水"便是指内肾的生理功能。由于中医认为肾(内肾)和膀胱相表里，膀胱的生理功能依附于肾，因此我们也可以将内肾宽泛地理解为西医解剖学中的泌尿系统。

外肾指的是外生殖器(尤指男性睾丸)。从马王堆出土的文物来看，最初古人所说的肾大多是指外肾，如肾"藏精，主生长发育生殖"便是指外肾的生理功能。

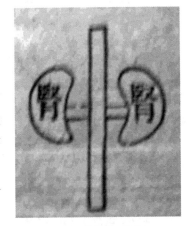

中国古代肾脏图

中医学的脏腑概念更强调以解剖学脏腑为中心的一个相关功能体系，因此我们也可以宽泛地将现代医学的生殖系统和下丘脑-垂体-性腺轴系统纳入中医外肾范畴之中(中医认为女性的生殖功能与"女子胞"相关，但女子胞的功能在很大程度上被"肾主生殖"的功能所涵盖，因此在中医学中，女子胞远没有肾重要，所以被列为奇恒之腑之一)。

评注：

由上可见，中医肾脏概念的形成走过了一个由具象到抽象、由解剖学概念到生理功能体系的演变过程。

3.2 肝脏与生殖功能

肝主疏泄的生理功能含义十分广泛，主要体现在如下四方面。

A. 调畅情志。

B. 促进纳运。

C. 疏通气血。

D. 调节男子排精与女子月经。

《中国针灸学》只提及肝主疏泄的前三层含义,其实第四层含义在临床诊疗上也同样重要,现补充解释如下。

精的闭藏在于肾,而男子精液溢泻则由肝疏泄功能控制与调节。肝疏泄条达,经络疏通,则精窍启闭有常,精液藏泄适度。若肝失疏泄,肝气郁结,精关失启,则表现为精出量少或不射;若肝气郁结,日久化热,疏泄太过,又可发生遗精和早泄。

女子月经与冲任二脉的充盛通利有关。人体气血通过冲任二脉注入胞中,使女子产生月经并孕育胎儿。足厥阴肝经与冲任二脉互为沟通:肝主藏血,血液充盈则冲脉盛满;肝主疏泄,肝气条达则任脉通利,从而月经以时下,并可孕育胎儿。若肝血亏虚或肝失疏泄,皆可导致冲任失调,并表现为月经失调。因此,临床上治疗女子月经不调,多以疏肝为第一要法,故前人有"女子以肝为先天"之说。

综上所述,除了肾脏(外肾),肝脏与男女的生殖功能亦密切相关。

4. 肝体阴而用阳

中国古代肝脏图参见右图。

"肝体阴而用阳"出自清代医家叶天士(1666—1745)《临证指南医案·肝风》,概括了肝生理、病理的主要特征。体,指肝的本体;用,指肝的功能活动。从五行来看,肝属木,其母为水,其子为火,肝木介于水火之间、阴阳之间。

从生理功能来看,肝为藏血器官,血属阴,故其体为阴;肝性条达,主动主升,故其功用为阳。在病理情况下,肝阴、肝血常不足,肝阳肝气常有余,容易化火生风,表现为眩晕、面赤、易怒、抽搐诸症,均属阳证之范畴。

在对外教学过程中,为了保持原意,笔者将柔肝的"柔"直译成"soften"而非常用的"soothe",外国学生便问:"为什么说柔肝,难道肝脏是硬的吗?"显然不是,这其实与阴阳的相对属性有关:《黄帝内经》将肝定义为"阴中之少阳",将脾定义为"阴中之至阴"(相关内容请参见医道篇之"脏腑阴阳与经脉阴阳的对应关系及其分布"),因此相对于脾,肝脏为阳脏,也称之为"刚脏",相对于肝,脾脏为阴脏,也称之为"柔脏"。基于阴阳对立制约理论,对于刚脏之病,宜用柔药(指滋润、甘、酸、镇静、收摄一类的药物),对于柔脏之病,宜用刚药(指香燥、辛、苦、宣散一类的药物)。因此对属于"刚脏"的肝脏,我们临床上常用白芍和乌梅来"柔肝"。治疗原则"柔肝"中所说的"柔",并不是用来"柔"肝脏这个器官本身(体阴),而是用来"柔"肝脏的生理功能

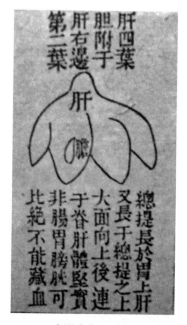

中国古代肝脏图

（用阳），以免使得其功能过于亢奋。

评注：

基于肝为阳脏、"刚脏"，脾为阴脏、"柔脏"这一理论，笔者在针灸临床实践中，对与肝相关联的疾病，特别是与情志相关的疾患，均采用轻刺激的手法，而对与脾相关联的疾病，特别是消化系统疾患，大多采用较重的行针手法。

5. 关于胆的归属

脏腑分类参见表17。

表 17 　脏腑分类表

分 类	脏 器	形 态	生理功能	临 床 意 义
五 脏	心、肝、脾、肺、肾	实质（阴）	化生贮藏精气	精气唯恐不足，多虚证，宜用补法
六 腑	胆、胃、大肠、小肠、膀胱、三焦	中空（阳）	受盛和传化水谷	多实证，以通为用，宜用泻法、通法
奇恒之腑	脑、髓、骨、脉、胆、女子胞	中空	贮藏精气	大体同五脏

如上表所示：胆即属于六腑之一，又属于奇恒之腑，这是为什么呢？这和胆囊本身的生理功能密切相关：一方面，由于胆为中空，受盛和排泄胆汁，所以属于六腑之一；另一方面，由于胆汁本身也属于精微物质，可以贮藏精气，所以也属于奇恒之腑。

评注：

外国学生常问的另外一个问题是：为什么上表中有女性生殖器官女子胞，而没有男性生殖器官？相关内容请参见医道篇之"肾脏、肝脏与生殖功能"。还有学生问：为何没有前列腺？中医对前列腺没有具体认识，我们可以将其纳入到肾的泌尿生殖体系当中进行诊疗。

6. 五脏功能的整体调节

中医理论强调阴（降）阳（升）的平衡，脏腑之气的运行方向上也体现了这一观点，如下图所示，脏腑之气的运行方向大体上存在五对平衡：一是心升肾降；二是肝升肺降；三是中焦脾升胃降；四是上焦心升肺降；五是下焦肝升肾降。当这些平衡被打破时，便会产生各种疾病。

五脏是人体生命活动的中心，将六腑、五官、五体、九窍、四肢百骸等全身组织器官联系成有机的整体。五脏之间通过经脉的连接、气血的流贯形成广泛的功能联系，并按照五行的生克制化等规律对机体生命活动进行调节与控制，维持其协调统一和相对稳定的状态。人体的基本生命活动主要包括呼吸运动、血液循行、神志活动、消化吸收、水液代谢、

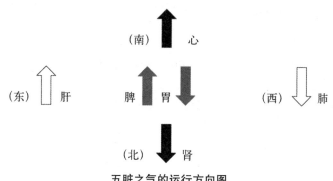

五脏之气的运行方向图

生长发育和生殖等,这些生命活动的正常进行都需要五脏生理功能的协调和配合,具体论述如下。

6.1　呼吸运动的五脏调节

呼吸运动包括"吸清"和"呼浊"两个方面。肺主呼吸,肾主纳气,肺吸入之清气必须由肾摄纳,才能使呼吸保持一定深度,防止呼吸表浅,故《类证治裁·喘症》曰:"肺为气之主,肾为气之根。"

呼吸运动与肝、心、脾也密切相关。肝为刚脏,属木而主升发,其气从左升。肺为娇脏,属金而主肃降,其气从右降。肺肝之气升降协调,则全身气机调畅,呼吸运动亦保持正常。脾主升清,上输水谷之精气与肺吸入的清气结合而生成宗气,走息道而司呼吸。心主血,血为气之母,血既能载气,又能养气,所以血的循行正常,气机才能调畅,呼吸才能通利。

由此可见,五脏皆参与呼吸的调节,任何一脏的功能失常均可以引起咳嗽、气喘等呼吸病变,故《素问·咳论》曰:"五脏六腑皆令人咳,非独肺也。"

6.2　血液循行的五脏调节

心主血脉,是血液循行的基本动力。血液依赖于心气的推动而周流不息,营养和滋润全身。

肺朝百脉,全身的血液都汇聚于肺,通过肺的呼吸而进行气体交换,此外在肺中形成的宗气可以帮助心行血,使之输布全身。这一理论与肺经的循行路线也是相互吻合的:手太阴肺经起于中焦(气血生化之源),经过中焦脾胃运化而得的气(营气)和血必须先上注于肺,才能流注十二经脉。

肺主气,其气以降为顺,而肝藏血,主疏泄,其气升发,只有肝升肺降二者相互协调,气行则血行,才能保证正常的血液循环。

肝藏血,而脾统血,两者协调可以防止血溢脉外。

脾主运化,脾运正常,则气血生化有源,才能保证正常的循环血量和心血的充盈。另一方面,肾藏精,肝藏血,精血同源,精能化血,因此肾的功能正常也能在一定程度上有助于血液的充盈。

总之,血液循行是五脏功能共同调节的结果,而心为其主宰。

6.3 精神活动的五脏调节

五脏所属情志参见表18。

表18　五脏所属情志一览表

	五　志	五　神
心	喜	神
肝	怒	魂
脾	思	意与智
肺	忧	魄
肾	恐	精与志

"形神统一",是中医学的基本概念。"神"在中医学中有多种含义,广义的"神"是指一切生命活动的外在表现,如我们所说的得神、少神、失神和假神。狭义的"神"是各种精神心理活动的统称,即心主神志的"神"。张介宾曾把"神"分为两种——阳神和阴神,阳神为魂,阴神为魄。古代医家认为"神"以精气为物质基础,故常"精神"并称。

虽然"魂魄"常并称,但二者在本质上还是有区别的,它们是两种不同的心理活动。魄是与生俱来的,随形体的出现而出现,故有"魄属形体"之说,后世还有"体魄"一词。魄主要是指与生俱来的、本能性的、较低级的神经精神活动,如新生儿的啼哭、耳听、目视、肢体对痛痒等的感觉功能,具有抑制性和被动型的特点。而魂是建立在生命活动的基础之上,是逐步发展和完善的,是比魄更为高级的心理活动,类似于思维、想象、评价、决断和情感意志等心理活动,具有兴奋性和主动性的特点。在病理上,"魂伤"和"魄伤"都可以引起"狂妄"等精神异常。

如上表所示,五志和五神虽然各有所主,但是心主神志,主宰人体的精神意识思维活动,是统帅。这是由于心主血,而血是精神活动的物质基础,心血的充盈是正常神志活动的重要前提。

神志活动与肝肾关系尤为密切:肝主疏泄,调畅气机,从而调畅情志;另一方面肝藏血,使心血充盈,神魂得养;肾藏精,精生髓充脑,而脑为元神之府,因此肾精的充沛有助于精神意识思维活动。此外,肾精充盈,心肾相交,水火既济,也有助于心主神明的生理功能的实现。

6.4 消化吸收的五脏调节

消化吸收的过程以脾胃最为重要。胃为水谷之海,能纳,脾为转输之官,能运,两者为后天之本、气血生化之源。胃主受纳,腐熟水谷;小肠主受盛化物,泌别清浊。但胃与小肠的消化吸收必须依赖脾的运化,生成的水谷精微也必须由脾输布转运,才能化生气血,滋养机体。

肝主疏泄,能够协调脾胃气机升降,并分泌和排泄胆汁,以助于消化吸收。肺的宣发功能有助于将脾上输的精气散布周身,肺的肃降功能有助于胃肠气机的通降,脾升胃降才能保证消化吸收的顺利进行。

脾胃的运化有赖于阳气的推动,而脾阳根于肾阳,肾阳的充沛有助于脾胃的运化功能。

可见,消化吸收过程与五脏功能均有不同程度的联系,所以说:"五脏中皆有脾气,而脾胃中亦皆有五脏之气。"故在临床上,善于治疗消化疾患的医家也常从调节五脏功能的角度

出发,往往取得较好的疗效。

6.5　津液代谢的五脏调节

参见医道篇之"津液的代谢"。

6.6　生长发育和生殖的五脏调节

人的生命活动以脏腑阴阳气血为基础,因此生长发育和五脏相关,尤与脾肾两脏关系密切。心主血以濡养周身;肺主气,司清浊之气的交换;肝主疏泄,调畅气机,促进各组织器官功能的正常发挥;脾主运化,为气血生化之源、后天之本;肾主藏精,为一身阴阳之根、先天之本。先天与后天相互资生,相互促进,保证人体正常生长发育。

人体的生殖是一个复杂的生理过程,与五脏六腑关系密切,其中肾、肝、脾起主要作用,尤以肾最为重要。肾藏精,主生殖。肾中精气盛衰影响天癸的产生,这是决定并影响生殖器官发育和生殖能力的关键。肝肾藏泄互用,共同调节生殖功能。肝主藏血,主疏泄,肝气调畅则肝血充盈,女子才能维持良好的月经生理,正常孕育胎儿。肝的疏泄还能影响男子的排精功能。脾主运化后天水谷之精微,化生血液,并充养肾精,亦与生殖密切相关。

7. 关于五脏的气血阴阳

在学习脏腑辨证时,笔者经常遇到外国学员将五脏与气血阴阳相对应,发明了一些新的证型,比如脾血虚、脾阴虚、肺血虚、肺阳虚、肾血虚。其实,这是不正确的。我们不能否认脾血、脾阴、肺血、肺阳和肾血的客观存在,但是在中医传统上,由于各种原因,我们并无上述证型。五脏的气、血、阴、阳证参见表19。

表19　五脏的气、血、阴、阳证一览表

	气　证	血　证	阴　证	阳　证
心	✓	✓	✓	✓
肝	✓	✓	✓	✓
脾	✓			✓
肺	✓		✓	
肾	✓		✓	✓

评注:

在多年的英文教学中,笔者发现许多西方书籍和学生都将中医脏腑中的成双器官翻译成复数形式,比如 The Lungs、The Kidneys。笔者认为这是值得商榷的,因为中医脏腑的概念是指以脏腑器官为中心的一个体系、一个系统,并非只包含器官本身。因此,肺脏应该翻译为 lung,而非 lungs,肾脏应为 kidney,而非 kidneys,用单数形式翻译更加强调了脏腑的抽象概念,而非局限于脏腑器官的本体。

8. 神与脑

神,又称为神气,是指人体生命活动的特征。所谓"失神者死,得神者生"。《灵枢·天年》还提出"何者为神"的问题,回答是"血气已合,营卫已通,五脏已成,神气舍心,魂魄毕具,乃成为人",说明在血气、营卫、五脏等基础上,有了神气并具备有意识(魂)和无意识(魄)的活动才能成为活生生的人。神气在外指生命活动的表象,在内则指精神、意识方面的活动,即所谓神志。中医学将精神、意识的功能归属于以心为主的五脏,故说"神气舍心",心藏神主喜;肝藏魂,主怒、惊;肺藏魄,主悲、忧;脾藏意,主思;肾藏志,主恐。张景岳《类经》注解说:"心为脏腑之主,而总统魂、魄,并该意、志,故忧动于心则肺应,思动于心则脾应,怒动于心则肝应,恐动于心则肾应,此所以五志唯心所使也。""心主神明",是这种关系的总括。

神藏于心,这一概念后世又有发展。道家特别注重神与脑的关系,如《黄帝内景经》说"脑神精根字泥丸","泥丸百节皆有神","一面之神宗泥丸",将脑神称作"精根",意指精灵之根,有如《素问》将"头"称为"精明之府"。其又形象地将脑称之为"泥丸","泥丸宫"后来就成为脑子的别号。

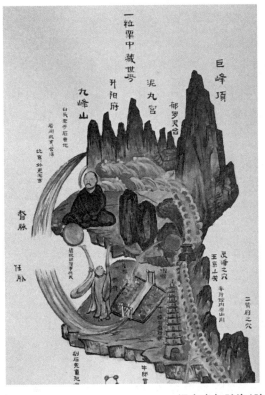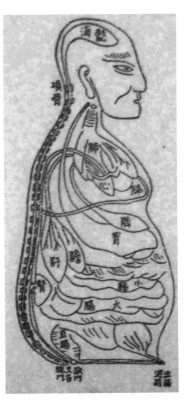

泥丸宫与髓海(脑)

"百节",有如《黄帝内经》所说的"三百六十五节",是就全身经穴的概称。这样,脑有神,全身百节也有神,而以脑神为"宗",脑神后来就称为"元神"。宋代白玉蟾《紫青指玄集》说:"头有九宫……乃元神所住之宫。"其又说"泥丸,藏神之府也""绛宫(胸),藏气之府也""关

元,藏精之府也",还特别指出头脑"乃元神之室,灵性之所存,是神之要也"。将腹部、胸部、脑部说成"精""气""神"的重点所在极具典范意义,这是就三焦、四海、气街理论的进一步概括。

《灵枢·海论》论述四海,称脑为"髓海"。"髓海有余,则轻劲多力,自过其度;髓海不足,则脑转、耳鸣、胫酸、眩冒,目无所见,懈怠安卧。"这里还没有表明脑与神的关系,至李时珍的著述则已确定"脑为元神之府",这是对以往理论的总结。

针灸治疗历来注重"形"与"神",并强调以"神"为主。《灵枢·九针十二原》说"粗守形,上守神,神乎神,客在门",从"守形"与"守神"的不同来区分粗工与上工。神气,在全身中代表正气,与客邪相对抗。人身的腧穴就是"神气之所游行出入"的所在,也是针灸等治法"扶正祛邪"的所在。刺法的"守神",既要注意局部的神气,更要注重整体的神气。窦汉卿《标幽赋》说:"凡刺者,使本神朝而后入;既刺也,使本神定而气随。"说明针刺要在患者聚精会神的情况下才能进行,进针后患者精神安定,针下的气行现象才容易出现。这也是对《灵枢·本神》"凡刺之法,必先本于神"等理论的具体阐述。相关内容请参见针灸篇之"临床治疗总则——'调气治神'"。

神与营卫血气同属于"气"的范畴,但其间有高低之分和精微之别。神气的产生有赖于饮食水谷的滋养,水谷精微之气分而为营卫,化而为血气,升华而为神气。其间关系,《素问·阴阳应象大论》表述为"味归形,形归气;气归精,精归化",其意指如下:地养人以"味"(饮食),"味"养"形"(形体),"形"则养"气"(气机);天养人以"气"(空气),"气"养"精"(水谷之精和肾精),"精"又进一步转化(化气,化神)。后人将其简述为"由精以化气,由气以化神"(张景岳注),道家著作且以精、气、神为"内三宝"(与其相应的"外三宝"是耳、口、目),这与中医学理论是相通的。

评注:

深入理解上、中、下丹田与道家内、外三宝的相互关系,对道家气功养生实践至关重要,示意图如下:

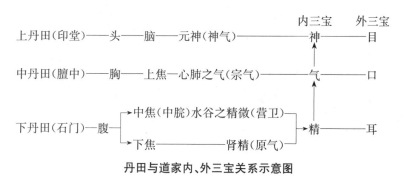

丹田与道家内、外三宝关系示意图

相关内容请参见针灸篇之"原穴、丹田与命门"以及传承篇之"气功与奇经八脉"。

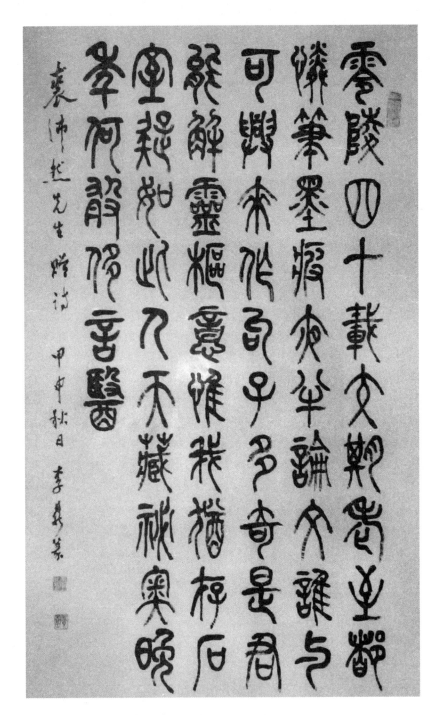

李鼎教授诗词书法作品之四

　　李鼎教授与国医大师裘沛然先生(1913—2010)私交深厚,此为裘老赠李鼎教授的诗。

　　释义:我们同事四十余年,年纪都大了,写不出什么东西了,半夜常与你一起研讨学问,是你解开了《灵枢》的奥秘,而我仍有许多疑惑。

第五章　经络理论

1. 脏腑阴阳与经脉阴阳的对应关系及其分布

1.1　脏腑阴阳

中医学将内脏分为"脏"和"腑"两类。一些实质性的脏器,包括肺、心(及心包)、肝、脾、肾,《黄帝内经》说它是"藏精气(神)而不泻"故称为"藏"(脏),属阴;相对地,一些管腔的脏器,包括胃、小肠、大肠、胆、膀胱、三焦,《黄帝内经》说它是"传化物而不藏",故称为"府"(腑),属阳。脏腑对应关系参见表 20。

表 20　脏腑对应表

阴——脏		阳——腑	
藏精气(神)而不泻	肺	大肠	传化物而不藏
	脾	胃	
	心	小肠	
	肾	膀胱	
	心包	三焦	
	肝	胆	

1.2　经脉阴阳

经络分布于体表以四肢为主,故其名称均冠以"手"或"足"。四肢以内侧为阴(内侧背阳),外侧为阳(外侧向阳),各自又分为三阴三阳。至于三阴三阳的意义,主要是表示阴阳气的多少,阴由多至少分别为太阴、少阴、厥阴,阳由多至少分别为阳明、太阳、少阳。

经脉阴阳多少示意图

1.3　五脏阴阳与经脉阴阳的对应关系

脏为阴,腑为阳,这只是大的划分。脏腑以脏为主,五脏之中又可以分阴阳。根据《黄帝内经》各篇所载,列表如下(表 21)。

表21　五脏阴阳分类表

五脏	胸（阳）	肺（阴）	阳中之少阴	手太阴
		心（阳）	阳中之太阳	手少阴
	腹（阴）	肝（阳）	阴中之少阳	足厥阴
		脾（阴）	阴中之至阴	足太阴
		肾（阴）	阴中之太阴	足少阴

　　心与肝同是五脏之中的阳脏，心在胸部为"太阳"，肝在腹部为"少阳"；肺、肾、脾同是五脏之中的阴脏，肺在胸背为"少阴"，肾在腰部为"太阴"，脾在腹部为"至阴"（也有医家以肾为"至阴"）。

　　肺为阳中之阴，故应于手太阴；心为阳中之阳（阴少），故应于手少阴；肝为阴中之阳（阴最少），故应于足厥阴；肾为阴中之阴，故应于足少阴；脾为阴中之至阴（阴最多），故应于足太阴。

　　阳气多上行于头面，故阳经多分布于头部，阴经中只有作为阳脏的经——心经和肝经的内行线（无穴通路）均上达头目，这也从另外一个侧面说明了心阳和肝阳的密切联系，如在临床上心火旺常与肝火旺并见，称为心肝火旺之证，临床表现常有目赤等症状。

　　虽然《黄帝内经》并没有涉及手厥阴心包的阴阳属性，但按照《黄帝内经》理论，我们认为其属性等同于手少阴心，同为阳中之阳。由于心包为心的外围，而外为阳，里为阴，所以我们可以对《黄帝内经》进行补充，更明确地指出，"心包是阳中之阳明（阴最少），故应于手厥阴"。心为君主之官，心包为心脏外围的卫士，与心关系密切，古人认为在生理情况下，心包可以代心行令，病理情况下心包能代心受邪，如《灵枢·本输》中有的内容名义上说的是手少阴，而用的腧穴却属于手厥阴，由此可见一斑。据此，临床上在治疗心痛等心脏本脏病时，取心包经穴为主，而在治疗心经的正气盛衰所产生的病证，如神志方面的病证时，则用心经本经的神门等穴。

1.4　三阴三阳在肢体的分布规律（表22）

表22　三阴三阳分布规律表

部　　位	阴（内侧）	阳（外侧）
前	太阴	阳明
侧（前后之间）	厥阴	少阳
后	少阴	太阳

　　评注：

　　由上表可知，三阴三阳在前侧后的具体分布情况并不是按照阴或阳由多至少的顺序排列的，而是将阴气最少的厥阴和阳气最少的少阳放在了肢体的侧面，也就是前后之间。为何会这样呢？古人只是将其作为一种规律，并未做出任何具体的解释。

　　对上述问题，笔者认为这可以从两个方面进行理解。

　　一是从五脏在体内的解剖位置关系来理解：如下表（表23），解剖位置的上中下分别对应经络位置的前侧后。

表23 脏及其相应阴经分布位置对比表

脏	解 剖 位 置		经 络 位 置		经 络
肺脏	胸腔	上	上肢内侧	前	手太阴
心包		中		侧	手厥阴
心脏		下		后	手少阴
脾脏	腹腔	上	下肢内侧	前	足太阴
肝脏		中		侧	足厥阴
肾脏		下		后	足少阴

注：肺为华盖,位于胸腔之上部,心包在其下,心包之内(下)位心脏。在腹腔中,肾脏位置偏下,而脾脏和肝脏哪一个高、哪一个低很难评价,因此在下肢内侧经络循行中便有了一个现象：内踝上8寸以下,本应该在侧面的足厥阴交叉到了足太阴之前,这在某种程度上平衡了这一不确定性。

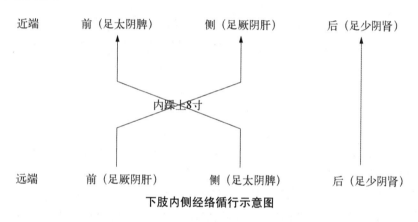

下肢内侧经络循行示意图

二是从传统中国文化特征来理解：中国文化追求中庸之道、平衡之法,中医更是如此。如将阴气和阳气最少的经脉分布在肢体的后面,便如同形成了一个倒立的三角形,这一体系势必没有将最少放当中来的稳定;另一方面,侧面一般来说也是人体的薄弱环节,在汉语中也有"软肋"(一语双关：一是字面意思,柔软的肋骨,一是代表薄弱环节)一说,因此将阴气

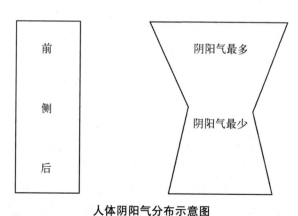

人体阴阳气分布示意图

和阳气最少的经脉分布在肢体的侧面也是在情理之中了。此外,将薄弱部分放在当中进行保护,这也如同中国古代排兵布阵的兵法,而人体生理结构亦是如此:眼球有眼睑的保护,大脑有颅骨的保护,心脏有心包的保护等。

综上所述,三阴三阳在肢体的分布规律并不是毫无依据的,它既符合人体生理特征,又符合传统中国文化特征,是有其丰富内涵的。

对于经络的分布规律,外国学员经常问笔者两个问题:一是人体前为阴,后为阳,阴气最多的太阴分布在前没有问题,但是阳气最多的阳明应该分布在后部,而事实上正好相反,阳明分布在前,这是为什么? 二是按照前为太阴、侧为厥阴、后为少阴这一分布规律,本应该在身后的足少阴为何跑到了身前任脉之旁? 对于这两个问题的回答,请参见本篇经络理论之"足阳明胃经和足少阴肾经的分布"中相关内容。

2. 血气与十二经脉

2.1 "血气"与"气血"

当代中医用语常说"气血",在古代著作中却多讲"血气"。如《灵枢·本脏》给经脉下定义说:"经脉者,所以行血气……"而当代对经脉的定义则是"气血运行的通路"。"血气"和"气血"究竟有什么差别呢? 是"血"在前,还是"气"在前,表明其间有主次之分。由于"血"属阴,较为具象,最先为人们所认知,而"气"属阳,较为抽象,相对而言不容易为人所认知,因此在早期,"血"总是放在"气"之前,称之"血气",如《论语·季氏》把人的一生按照血气的不同而分为三个阶段:"少之时,血气未定;壮之时,血气方刚;老之时,血气既衰。后期,随着中医理论的发展,人们越来越认识到"气"的重要性,如"气为血之帅,血为气之母",故此人们逐渐地将"气"放在了"血"之前,让"气"真正担当起了统帅之职。由此可见,"血气"和"气血"虽有着不同的侧重点,但意义上并无二致。古人把"血"和"气"并提,这是对人体生命现象观察的总结,也十分符合阴阳学说的内涵。这种"血"和"气"的并提,似乎将现代医学的循环系统和神经系统混合了起来,将神经和体液的功能进行了整合,但从生命现象的总体来看,这种整合却更能接近事实。

2.2 十二经脉的血气

十二经脉主运行血气,而各经的血气分布有多有少。血多的适宜出血,气多的适宜出气,血少气少的则不宜出血、出气。《灵枢·九针》说:"阳明多血多气,太阳多血少气,少阳多气少血;太阴多血少气,厥阴多血少气,少阴多气少血。故曰:刺阳明,出血气;刺太阳,出血、恶气;刺少阳,出气、恶血;刺太阴,出血、恶气;刺厥阴,出血、恶气;刺少阴,出气、恶血也。"十二经脉血气多少对比参见表24。

血气的多少,按照《灵枢·经水》的说法可分4种情况,即"多血少气""少血多气""多血多气""少血少气",但最后一项在活体中不应存在,那就只剩下前三项了。前三项与三阳经正好相配:阳明,多血多气;太阳,多血少气;少阳,少血多气。与三阳经表里相应的三阴经的血气多少,理论上应该与三阳经的血气多少正好相反,但太阴不能作"少血少气",则改为"多血少气",这与厥阴的"多血少气"相一致。如此太阴和厥阴都作"多血",这从后世的"脾

表 24　十二经脉血气多少对比表

阳经	多/少	血/气	多/少	阴经
阳明	多	血	多	太阴
	多	气	少	
太阳	多	血	少	少阴
	少	气	多	
少阳	少	血	多	厥阴
	多	气	少	

统血""肝藏血"的理论可以得到一定的佐证,因此我们不能将太阴改为"少血多气",这也是符合一般逻辑思维的。

评注:

上述经脉血气多少的理论是为了指导临床刺法中的"出血"或"恶血",以及"出气"或"恶气"。出血和不出血的意思比较明白,比如太阳经多血,我们在针刺委中穴的时候可以选择刺络拔罐"出血"的方法,但出气和不出气就不太好理解了,李鼎教授认为"出气"即是指《灵枢·官针》所说的"谷气出":"所谓三刺则谷气出者,先浅刺绝皮以出阳邪;再刺则阴邪出者,少益深,绝皮致肌肉,未入分肉间也;已入分肉之间则谷气出。"这里的"谷气出"就是指针刺较深之后的得气感应,结合临床常用穴位具体说明如下:阳明经多气,在针刺足三里的时候,我们应该深刺分肉之间以获得较强的得气感应,这便是"出气";少阳经同样多气,我们在针刺阳陵泉时,同样要深刺得气以"出气";太阴经少气,在针刺三阴交、血海时,我们应该"恶气",也就是相对浅刺,不要求强烈的得气感应;厥阴经少气,同样我们在针刺太冲、行间等穴位时,也要浅刺即止以"恶气",从而达到更好的临床疗效。

3. 十二经别、十二络脉与脾之大络

十二经别是从十二经脉分出,在躯体内起沟通表里两经作用的支脉,其生理功能主要如下。

3.1　加强了表里两经在体内的联系

十二经别进入体腔后,相为表里的两经别相并而行,经过相表里的脏腑,使表里两经之间相互联系,这使得表里两经之间共有三层联系:一是在四肢部通过络脉联系表里两经,二是经脉本身循行过程中属脏络腑或属腑络脏,三是经别在躯体内联系相表里的脏腑。因此,互为表里的阴阳两经在治疗用穴上可以互相配合,如肺经受邪发热,常取大肠经的合谷、曲池穴治疗。

3.2　加强了十二经脉对头面的联系

十二经脉中,阳经均循行于头面,阴经只有手少阴心经和足厥阴肝经的无穴通路上达头

部。通过经别的联系,阴经合于阳经,这样各阴经也间接到达了头部,从而突出了头部在全身的重要地位。

3.3　扩大了十二经脉对躯体各部的联系

十二经别的分布扩及至十二经脉所未至之处,因此使经络穴位的主治范围也相应地扩大了。如足太阳经脉并不到达肛门,但该经的承山、承筋等穴可以治疗痔疮,就是由于足太阳经别入于肛。又如手阳明经循行到颈部,并不至喉,但该经商阳、二间等穴可主治喉痹,这是由于手阳明经别上循喉咙的缘故。再如治疗带下疾患多注重调理肾气,但足少阴肾经并没有同带脉发生直接联系,而足少阴经别"出属带脉",从而加强了肾和带脉间的联系。

3.4　加强了各经与心的联系

足六经通过足三阳经别与心直接联系,从而可以解释各经所出现的"心"的证候。如足阳明经的"惕然而惊,心欲动",足少阳经的"心胁痛""心下淡淡"(心慌),足太阳经的"狂、癫疾"等。另一方面,这也印证了心为五脏六腑之大主的理论,对临床上分析病因病机、确立治疗法则都具有重要意义。

十二经别与十二络脉都是从十二经脉分出,起加强表里两经联系的作用,但两者之间也有不同:就分布来说,经别主内,络脉主外,也就是说经别主要加强表里两经在头面躯干和脏腑之间的联系,而络脉则主要沟通表里两经在四肢部的联系(此外,也有少数络脉深入到内脏,如足太阴络脉入络肠胃,手少阴络脉入于心中);就走向而言,十二经别多数从肘膝关节以上分出,进入胸腹腔,出于头面,阴经经别合于阳经经别,阳经经别合于十二正经的本经,而十二络脉则是从肘膝关节以下分出,走向表里经,即阴经络脉走向阳经,阳经络脉走向阴经;就主病来说,由于十二经别没有所属穴位,因此也无所主病证,但其循行路线补充了经脉所未及,从而扩大了经穴主治范围,而十五络脉则在其分出处各有一络穴,并有所主病证,如手厥阴络脉病证"实则心痛,虚则烦心",并可取其络穴内关治疗。表里两经病,一般均可以选取其络穴治疗,如手太阴络穴列缺,除可以治疗咳嗽、哮喘、咽喉肿痛等本经病证外,还可以治疗头痛、牙痛、颈项强痛等手阳明经病证。

十二经脉在四肢部各分出一络脉,走向表里经,以加强两者之间的联系。足太阴脾经已有"足太阴之络"公孙,为什么又有"脾之大络"大包呢? 要说明这个问题,先要分清"经"与"脏"的概念。"足太阴之络"是四肢部的络,属于"经"的分支,它"别走阳明",沟通足太阴与足阳明表里两经之间的联系;而"脾之大络"是躯干部的络,通于"脏",它"布胸胁,实则身尽痛,虚则百节皆纵",突出了脾与四肢百节的关系,所以称之为"大络"。

评注:
外国学员在学到脾之大络时,常问一个问题:"五脏中为什么仅脾有大络而其他四脏没有?"我们可以从脾脏功能的重要性这一角度来回答这一问题:脾居中焦,与胃相表里,共为后天之本、气血生化之源。其中,胃只起受纳作用,而水谷精微的消化吸收、灌溉五脏、洒陈六腑、营养百骸则必赖脾的健运。脾之大络就是这种"土旺四旁"功能的体现。

此外,人体前有任脉络,沟通腹部经气;后有督脉络,沟通背部经气;侧面则有脾之大络,出腋布胁,沟通胸胁部经气。这样,躯干的前、后、侧三部各有一络(这亦符合三才之说),加上四肢部的十二络,使人体上下左右、内外前后紧密联缀,组成一个有机的整体。

所以足太阴脾经既有四肢部一络,又有躯干部一络,前者属于四肢部十二络之一,后者属于躯干部三络之一。

4. 十二经筋

十二经筋,是指十二经脉所联系的筋肉(现称肌肉)系统,其结合十二经脉的循行部位,同样分为手足三阴三阳,总称十二经筋。经筋,可以说是十二经脉的外围部分,分布于外周,不入脏腑。其分布一般从四肢末端上达头面躯干,分布形态也很多样,有"起",有"结",有的数筋结于一处("聚"),有的散布成片("布")。足三阳之筋都结于目周围;足三阴之筋结聚于"阴器";手三阳之筋都结于头角;手三阴之筋都结于胸膈。

各经筋的分布部位大致与十二经脉的外行部分相类似。阳经之筋分布在肢体外侧,分为手、足三阳;阴经之筋分布在肢体内侧,分为手、足三阴,并且进入胸腹腔,但不联络脏腑,不像经脉那样有脏腑属络关系。所以经筋的命名只分手足、阴阳,而不连缀脏腑名称。经脉主运行气血,其走向区分顺逆,构成循环流注关系,经筋则受经络气血濡养,只分起、结、聚、布,连属骨节,无顺逆流注关系。经脉病要循经取穴,筋病则可"以痛为腧"。

经筋的功能,主要对关节屈伸和肢体运动起作用,故其病候主要表现在运动方面,如局部或全身肌肉拘急、抽搐、强直以及弛缓、瘫痪不用等。此外,由于经筋的分布,其还与耳痛、耳鸣、视力不良等五官证候以及喘息、"伏梁"(胃病)等内脏证候有关。阴阳经筋之间具有拮抗作用,病理情况下,所出现的病证也各有特点。《灵枢·经筋》指出"阳急则反折,阴急则俯不能伸",就是说背侧(背为阳)的经筋拘急,可发生强直和角弓反张;腹侧(腹为阴)的经筋拘急,可发生弯俯不能伸直。《灵枢·经筋》还指出:"寒则反折筋急,热则筋弛纵不收。"也就是说,经筋的虚寒证,多见拘急强直;实热证,多见弛缓不能收缩。这些都是经筋病的一般特点。临床上常见的软组织劳损、肌肉风湿痛以及运动神经疾病所引起的肌肉痉挛或瘫痪等,都属于经筋病范畴。

经筋病的治疗特点,主要是"以痛为腧",即在患部或压痛处取穴针灸。但是经筋须受气血的濡养、受经络的调节,因而治疗筋病除了局部选穴外,还可按经络循行选用适当的远道穴,这种选穴原则,尤其对肌肉瘫痪的病证更为必要。目前临床上治疗小儿麻痹和瘫痪患者,一般均选用高于病所的经穴治疗,就是根据经络调节经筋的道理。关于针刺方法,《灵枢·官针》九刺中有分刺(刺分肉之间);十二刺中有"恢刺"(刺肌腱)、"浮刺"(横刺肌肉);五刺中有"关刺"(刺关节附近的肌腱)、合谷刺(多向透刺,刺肌肉)(具体参见本书临床刺灸之《黄帝内经》刺法的应用")。这些方法,多为临床所采用。此外,凡属于肌肉拘挛的虚寒证,要采用温针、火针、艾灸、药熨等温热刺激,而对属于肌肉迟缓的实热证,则不能使用温热的方法。

5. 十二皮部

十二经脉及其所属络脉在体表的分布范围,就是十二皮部。皮部的分区以经络的分布为依据,其范围则较经络为广。如果把经脉比拟作线状分布,络脉为网状分布,皮部则是面的划分。近人对循经感传现象的研究也说明,感传路线多数呈带状分布,有的还有较宽的皮肤过敏带或麻木带;在循经皮肤病中,皮疹的出现也多呈带状分布,这些现象被认为与皮部有关。由于手、足六经上下相通,所以在诊断治疗时,十二皮部一般称六经皮部。六经皮部各有专名:阳明名"害蜚",少阳名"枢持",太阳名"关枢",少阴名"枢儒",厥阴名"害肩",太阴名"关蛰"。

皮部理论的重要意义,不仅是作为体表的分区,而且还把这一分区看成是反映疾病和接受治疗的门户。外邪从皮部通过经络可影响脏腑。另一方面,脏腑病变也能通过经络反映于皮部。这样,从体表诊察和施治就能推断和治疗内部疾病。

5.1 诊断方面

皮部是医者望诊和切诊之所在。观察皮肤和皮肤表面浮络的色泽变化,是中医望诊的一项重要内容,《灵枢·五色》专论观察面部一定部位的色泽变化来诊断疾病,如"青黑为痛,黄赤为热,白为寒"等。近代,在皮肤色诊的基础上,又发展为以观察皮肤丘疹,检查皮下结节、皮肤感觉及电阻的变化等来诊断疾病,这是皮部理论的新应用。

5.2 治疗方面

皮部为"内病外治"和"外病内治"建立了理论基础。内病外治,在针灸临床上应用很广。《灵枢·经脉》说"卫气先行皮肤,先充络脉",因此,在皮部施治可充分发动卫气,增强抗病能力。传统刺法中,有专刺皮肤的"半刺""毛刺",近代又发展成为皮肤针、皮内针等。临床上还有对皮肤使用敷贴、艾灸、热熨等法来治疗某些内脏疾患,如气管炎、哮喘、胆囊炎等。外病内治,是指以内服药治疗某些外科、皮肤科疾患,即根据患病部位所属皮部及与经络脏腑的相应关系而施以内治。如对面部痤疮,采用清利胃肠积热的治法;下肢沿肾经出现色素沉着,采用清利膀胱湿热的治法等,临床上往往取得较好的疗效。

近年来发展起来的腕踝针疗法,在手腕上段定6个穴点,在踝关节上段定6个穴点,沿皮下斜刺留针,分主全身各部病证,临床运用有较好的效果,这实际上是受到了皮部分区理论的启示。

评注:

在临床上使用的火罐疗法,其实也是对皮部的治疗。火罐通过负压刺激局部皮肤,使浅表毛细血管扩张(皮肤变红)以促进局部血液循环。当负压过大时,浅表毛细血管破裂(皮肤变紫),由此产生小范围的溶血现象,从而在一定程度上提高人体免疫机能。中医对此的解释较为笼统和简单:火罐对皮部的刺激可以激发卫气,增强抗病能力。火罐治疗后皮肤颜色的浅和深,很多人将其解释为人体湿气的轻和重,颜色越深,湿气越重,这是缺乏理论依据

和古代文献支持的。

6. 六阳经的主病

《灵枢·经脉》对各阴经的主病说是主"脏"所生病,如手太阴肺经主肺所生病等,但对各阳经却不说主"腑"所生病,而分别主"津、液、气、血、筋、骨"所生病,这是为什么呢?

早期经脉理论,如《脉书》所载,经脉主病还不具有分属脏腑的明确概念,也无"津、液、气、血、筋、骨"等字眼。《灵枢·经脉》是在《脉书》的基础上,将经脉主病理论进一步系统化了:手、足阴经分属于各"脏",所主病证适合用"脏"名来概括;手、足阳经分属于各"腑",却不适合用"腑"来概括所主病证,而改用"津、液、气、血、筋、骨"等字眼。我们应当怎样理解呢?假如从脏腑功能着眼,似应当联系五脏,而不是六腑:"脾主为胃行其津液""肺主气""心主血""肝主筋""肾主骨"等理论,这显然与《灵枢·经脉》所说是不相合的。既然不能从五脏所主去理解,那是否可以从六腑所主去理解呢?因此有的注家提出"大肠主津""小肠主液""三焦主气""胃主血""膀胱主筋""胆主骨"等,全面来看,其中部分内容仍有些牵强。

我们认为:应当从各经有穴通路及其主治病证的特点去理解,而不应从脏腑的生理功能去理解,两者属于不同层次的概念。此外,上述错误理解的根源在于没有注意"外经"与"内腑"的区分:六阳经主病是以"外经"为主,不以"内腑"为主。外经,就是指各经的有穴通路。其有穴通路所经过的部位大体就是这一经脉的主治范围。这里是否包括其"腑"病,要看其有穴通路是否经过该"腑"。如手三阳经的有穴通路不经过各"腑"(大、小肠、三焦),故主病中无"腑病";足太阳经行身后,也不经过该"腑"(膀胱),故主病中也无"腑病";足少阳经行身之侧,足阳明经行身之前,其有穴通路均经过该"腑"(胆、胃),故二经主病中包括"腑病"。

六阳经中,虽然两经有"腑病",但也不适合用"腑"来概括所主病证,这是由于"腑"所包括的范围狭窄,不如用"津、液、气、血、筋、骨"更能概括该经主病范围的特点。当然,这些字的概括意义,只能说是相对的。

《灵枢·邪气脏腑病形》中有一句话,"中阳则溜于经,中阴则溜于府",意思是病邪侵犯到阳经,多出现经病;病邪侵犯到阴经,却可出现脏腑病。这再次说明了阳经是以外经病为主的道理。

下面,我们逐一分析六阳经主病。

6.1 手阳明主"津"、手太阳主"液"、手少阳主"气"所生病

"津""液""气"都是由水谷所化生的"精微"物质,通过三焦散布于全身,共同对人体肌肤、孔窍、关节、脏腑等起润泽和营养作用。关于津液,请参见本篇气血津液理论之"津与液的区别"。"气"则是概指体内流动的精微物质,分布面广。手三阳经之所以用这些名称来概括它的主治病证,除了根据"津""液""气"的基本意义外,还结合了各经的外行路线,即有穴通路的具体部位。

手阳明大肠经主"津"所生病,所举病证有齿痛、颈肿、目黄、口干、鼻出血、喉痹等,其涉及部位为口齿、鼻、眼、咽喉,这些都是手阳明经所到达,同时也是"津"所敷布之处。因此,用

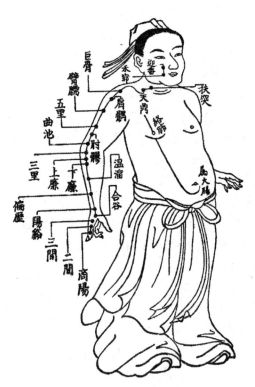

手阳明大肠经循行图

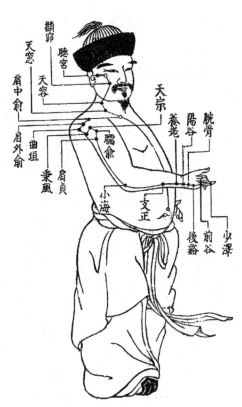

手太阳小肠经循行图

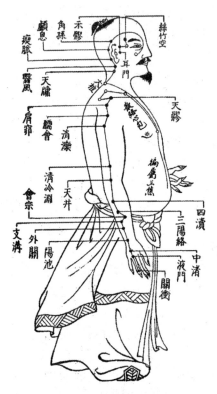

手少阳三焦经循行图

"津"来概括有关病证就很适合。因其中无腑证，自然不适合说成是主"大肠"所生病。有些注家从"津"与大肠的功能联系去解释。如张介宾注说："大肠与肺为表里，肺主气，而津液由于气化，故凡大肠之或泄或秘，皆津液所生之病，而主在大肠也。"虽然言之有理，但由于原文并无大肠腑证，专从大肠立论，我们认为是缺乏依据的。

手太阳经主"液"所生病，所举病证有耳聋、目黄、颊肿、颈、颔、肩、臑、肘臂外后廉痛等。耳、目、关节的病证与"液脱"有关。病证所涉及的部位即为手太阳经的有穴通路所到达。同样因其无小肠腑证，所以不能说成主小肠所生病，而以主"液"所生病较为合适。

手少阳行于上肢及头侧部，其主"气"所生病，同样是借"气"字来概括其外经病，包括耳聋、嗌肿（咽峡炎）、喉痹、汗出、目锐眦痛等。张介宾注说："三焦出气，以温分肉，充皮肤，故为汗出。其他诸病皆本经之脉所及。"手少阳所主病中同样是有经病而无腑病，因而不说主"三焦"所生病，而说成主"气"所生病。这里

的"气"是与经脉相关的"气",是上部的"气"。临床上由于气虚或气闭所致的耳鸣、耳聋便是本经主病的重点。

以上手三阳经所主病证的主要部位(肩以下不列入)相互比较,见下表(表25)。

表25　手三阳经所主病证部位对比表

	耳	目	鼻	口	齿	咽	喉	肩
手阳明(主津)前	√		√	√	√		√	√
手太阳(主液)后	√	√				√		√
手少阳(主气)侧	√	√				√	√	√

如上表所示,手三阳经均主肩部病证,相互之间又有什么不同呢? 具体来说,手阳明主肩前病证,如在古代肩髃被称为"肩前髃";手太阳主肩背部病证;手少阳主肩侧面和肩上部病证。此外,手三阳经均入耳,都可以主治耳疾,但手少阳经穴在临床上更为常用。

评注:

如上所述,手三阳经分主"津""液""气"所生病,都是从各经的"外经"病出发,而不是"内腑",这是符合经穴的主治规律的。手三阳经穴都可以主治头面五官和上肢部病痛,根据各经的循行所及,其主治各有所侧重。

在《脉书》"阴阳本"中,将手三阳分别称为"齿脉""肩脉""耳脉"就反映了各自的主治特点。这种主治特点,一般是指穴位的远治作用,如牙齿痛多取手阳明经的合谷、三间穴,肩臂痛可取手太阳经的后溪、养老穴,耳疾可以取手少阳经的中渚、外关等穴。

6.2　足阳明经主"血"所生病

6.2.1　从脏腑关系看　足阳明经属胃络脾,而脾胃与血的化生有密切关系。胃为水谷之海,主受纳、腐熟水谷,水谷精微变化而为血。

6.2.2　从循行部位看　本经脉循行所过的部位,从上至下,动脉分布较多。如大迎、人迎、气冲、冲阳(趺阳)等部位,分别是面动脉、颈动脉、股动脉、足背动脉所在处。特别是人迎、冲阳还作为诊断脉气盛衰的主要部位。说阳明经"多血多气",即与这些部位的特点有关。

6.2.3　从病证特征看　本经病证多为热入血分的阳证。如"甚则欲上高而歌,弃衣而走""狂、疟、温淫、汗出、鼻衄"等"热盛""阳盛"的见

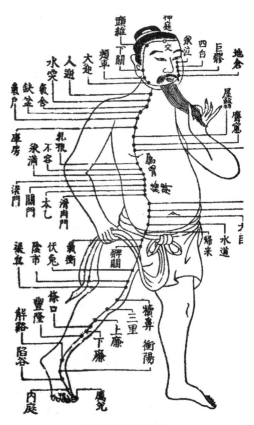

足阳明胃经循行图

证,《素问·阳明脉解》解释说"其脉血气盛,邪客之则热,热甚则恶火""阳盛则四肢实,实则能登高""热盛于身,故弃衣欲走"。这些病证均为阳明经穴所主治,故说主"血"所生病。

以上说明,用"血"来概括足阳明经的主病,其意义是多方面的。它既可包括足阳明的腑病、经病,还可以概括其热盛、阳盛的特征。因此,假如将胃阳明经主"血"说成是主"胃"所生病,其意义就没有这样全面了。

6.3 足太阳经主"筋"所生病

为什么用"筋"字来概括足太阳经的主治病证呢?杨上善《太素》注说:"足太阳水,生木筋也,故足太阳脉主筋者也。"这也有些牵强。我们应该从足太阳经的分布部位来理解:足太阳经行身之后,所经过的部位筋肉分布最广,从项、背、腰、尻及下肢,包括斜方肌、骶棘肌、臀大肌、股二头肌、腓肠肌等。因其筋肉突出,故在十二经筋中,足太阳经筋排在首位。

足太阳经所出现的病证也是以筋病为主,如"项如拔、脊痛、腰似折、髀骨不可以曲、腘如结、小腿如裂"等。这些病证,便是足太阳经穴所主治。临床治疗中,除了选择局部穴位,我们还常选用下肢部的委中、承山、昆仑、京骨等穴,它们都有利腰腿、舒筋急的远道作用。

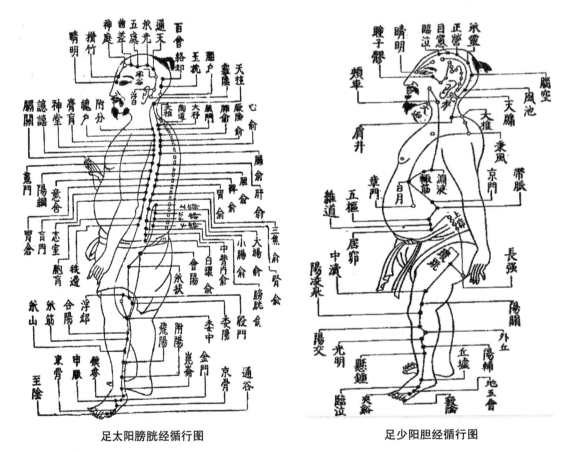

足太阳膀胱经循行图　　　　　　足少阳胆经循行图

6.4 足少阳经主"骨"所生病

同样,我们认为应从本经的循行部位去理解:足少阳经行身之侧,经过部位骨节较为

显著,从上至下有头角、胸胁、髀枢(股关节)、股、外辅骨(腓骨)、绝骨(腓骨下端)等。"阳主外",阳经以治疗外经病为主,故本经用能表示其部位特点的"骨"来概括其所主病证。

有些注家从胆与骨的关系去解释,如张景岳注说:"胆味苦,苦走骨,故胆主骨所生病。"还有些注家则从筋与骨的表里关系去解释,如全元起注:"少阳者肝之表,肝候筋,筋会于骨,是少阳之气所荣,故言主于骨。"这些从脏腑去说理,有曲解之嫌。

还有一些注家对"少阳主骨"提出疑问,认为足少阳"主骨所生病"应当与足太阳"主筋所生病"互换,即足太阳改作主"骨"所生病,而足少阳改作主"筋"所生病,并从肾主骨、肾与膀胱相表里及肝主筋、肝与胆相表里去解释。我们认为这一改法是不符合《黄帝内经》原意的。"肾主骨"与"少阳主骨"是从两个不同角度提出的不同概念,前者着眼于脏器功能,后者着眼于经脉所过,不能混为一谈。况且,"少阳主骨"的观点,在《黄帝内经》其他篇章中也有记载。

近人有根据这一理论,对数例骨节纵缓且摇动不安的病证,采用少阳方药柴胡龙骨牡蛎汤加减取得疗效,这些都可作为"少阳主骨"的参证。

7. 六经辨证

六经辨证的方法,主要用于外感热病,也适用于不少内科杂病的辨证。六经病是指六种不同类型的症候群。以六经作为辨证的纲领,是汉代医家对十二经病候辨证的运用和发展。

7.1 太阳病

太阳经证:恶寒、发热、头痛,舌苔薄白,脉浮。多见于外感病初起阶段。如兼见汗出、恶风、脉浮缓者,为偏于风邪;如见无汗、骨节疼痛、咳喘、脉浮紧等症者,为偏于寒邪。

太阳腑证:除有恶寒、发热、头项强痛等症外,如兼见口渴引饮、饮入即吐、小便不利、烦躁等症,称为"蓄水";如兼见小腹急结、狂躁而小便通利的,称为"瘀热"。

7.2 阳明病

阳明经证:高热,大汗出,口渴喜冷饮,面赤,烦躁,舌苔黄,脉洪大。多见于热性病邪热亢盛的阶段。

阳明腑证:高热不退,烦躁,大便秘结或泻下稀水热臭,腹胀痛拒按,甚则神昏,谵语,舌苔黄燥厚腻,脉沉实有力。

7.3 少阳病

少阳经证:寒热往来,胸胁胀满或疼痛,不欲饮食,恶心,呕吐,或兼有口苦,咽干,目眩,舌苔黄,脉弦。

少阳腑证:发热或寒热往来,胸胁满闷、疼痛或痞硬,呕吐,大便秘结或泄泻不爽,舌苔黄腻,脉弦实有力。

7.4 太阴病

主证：腹部有胀满感，不思饮食，大便溏薄，时时腹痛，舌苔白滑而腻，脉濡弱无力或迟缓。

7.5 少阴病

虚寒证：恶寒蜷卧，四肢逆冷，神疲欲寐，舌淡，脉细微，或兼呕吐，下利完谷不化，小便清长，甚则汗出亡阳。

虚热证：心烦，失眠，口舌干燥，咽喉疼痛，舌红绛，脉细数。

7.6 厥阴病

寒热错杂证：口渴，自觉胸中有气上冲，胃脘部疼痛灼热，饥不欲食，食则呕，或吐出蛔虫，疼痛时手足逆冷，患者有时安静有时烦热等，或见上吐下泻，食入即吐等症。

厥热胜复证：以四肢厥冷与发热为主症。厥多热少为病重，厥少热多为病轻。血虚寒厥，表现为手足厥寒、脉细欲绝。

评注：

以上六经证候，是对手足六经证候的总概括，六经的证候可以说是十二经病候的简化和补充。由于十二经病候是包括经络和脏腑的多种病症，而六经辨证主要是阐明外感热病的诊治。因此，六经辨证把十二经证病候中属于内科杂病方面的病症加以简化。例如十二经病候中一般都有四肢经络的症状，而在外感病中则着重阐明全身性症状，故对经络病候中的肩、臂、腕、腿、膝、指、趾等的疼痛、热肿的症状，以及口唇歪斜、耳聋、颊痛、水肿、癫狂、消渴、瘰疬、疝气、遗溺等内科杂病方面病症多已节略。而对外感病常见的全身症状，六经辨证则根据临床表现做了补充并进行分类。比如六经证候中的太阳病，即在原有记载的头痛、项强、腰脊疼痛的病候中补充了发热、恶风寒、脉浮等症，同时又补充了腑证。由此可见，六经的证候分类同十二经病候的关系是不可分割的，六经辨证在临床上的价值就说明了经络病候的重要意义。

8. 四海

《灵枢·海论》提出人身有四海，"脑为髓海，膻中为气之海，胃为水谷之海，冲脉为十二经之海（又称血海）"，认为十二经脉像大地上的水流（称"十二经水"）都汇聚到海。海，在经络理论中是一个最大的概念，表示最大的功能单位。四海的划分与气街有相似之处："髓海"位于头部，"气海"位于胸部，"水谷之海"位于腹部，"血海"位于下腹部。这与三焦的分布相一致。四海主持了全身的气血、营卫、津液、精神。"胃为水谷之海"，是气血化生的基础；宗气积于胸中，贯通心肺而行呼吸，故"膻中为气之海"（这里的膻中指心肺之间的部位，不指穴位）；冲脉起于肾下、胞中，动气而通行上下，《难经》所说的"脐下肾间动气"，以及后人所称的"丹田之气"也属于此，《黄帝内经》称冲脉为"血海"和"十二经之海"，正说明其渗灌全身气血的重要作用；气血、津液补益脑髓，髓者以脑为主，故称"脑为髓海"。四海分布和相关腧穴见下表（表26）。

表 26　四海分布表

四　海	部　位	所通穴位
脑为髓海	头	百会、风府
膻中为气之海	胸（上焦）	人迎
胃为水谷之海	上腹（中焦）	气冲、三里
冲脉为血海	下腹（下焦）	大杼，上、下巨虚

评注：

结合三焦气化和《难经》所阐发的原气说，我们可以更好地理解四海和气街的分布（气街，是指经脉之气的共同通道，人体从上至下可分为头气街、胸气街、腹气街和胫气街）。胸部为上焦，称气海，即宗气所聚，上走息道行呼吸，下注于气街，推动气血的运行；上腹部为中焦，称水谷之海，产生水谷之气，化为营气和卫气，营气行于脉中，卫气行于脉外，通行周身；下腹部为下焦，称十二经之海或血海，《难经》所说的"脐下肾间动气"的原气也根系于此，原气通过三焦进一步分布到全身各处。上焦宗气、中焦水谷之气（营气和卫气）和下焦原气共同构成人体的真气（正气）。真气行于经络则称为"经气"或"脉气"，各经的穴位既为"脉气之所发"又是"神气之所游行出入"的特殊部位。神气也属于脉气，所谓"脉舍神"，而神气的本源则在头脑，故后来医家称脑为"元神之府"。这样，神气、宗气、水谷之气、原气各有其侧重点，又漫布于全身，这可以说是头、胸、腹气街和四海理论的发展，对于指导临床是有重要意义的，比如背俞穴的运用，详见下表（表 27）。

表 27　四海气街对比表

四　海	气　街	部　位	气	背　俞
脑为髓海	头气之街		神气	
膻中为气海	胸气之街	上焦（胸）	宗气	心俞 肺俞
胃为水谷海	腹气之街	中焦（上腹）	水谷之气 （营气和卫气）	脾俞 胃俞
冲脉为血海		下焦（下腹）	原气	肝俞 肾俞

9. 足阳明胃经和足少阴肾经的分布

足阳明胃经和足少阴肾经循行参见下图。

《素问·金匮真言论》说："夫言人之阴阳，则外为阳，内为阴，言人身之阴阳，则背为阳、腹为阴。"从十二经分布来看，大体上符合这一原则：阳经循行于四肢外侧及背腰部，阴经循行四肢内侧及胸腹部。而足阳明胃经在躯干部却循行于胸腹前方，这是为什么呢？

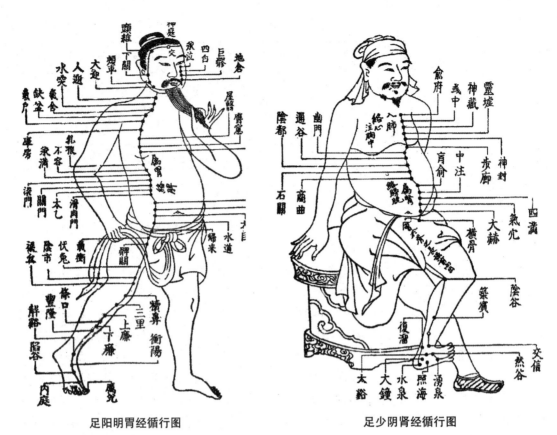

足阳明胃经循行图　　　　　　　足少阴肾经循行图

　　人体阴阳的划分是相对的（请参见本篇阴阳学说之"阴阳属性的引申"中相关内容），背属阳、腹属阴，如同男属阳、女属阴一样，是一个最为普遍的划分标准。但是当划分阴阳的标准改变时，我们会得到完全不同的答案。《素问·阴阳离合论》中有一段文字"圣人南面而立，前曰广明，后曰太冲"，我们结合王冰的注解释为：当人面南而立时，前面朝向阳光，此外在躯干中，心脏的位置也靠前，所以说"前曰广明"，也就是前面为阳。冲脉靠背部，向北，故说"后曰太冲"，也就是背面为阴。手足三阳经的分布则按照了前面为阳、背面为阴这一标准，加之《灵枢·阴阳系日月》说"两阳合于前，故曰阳明"，因此得到了阳明行身之前以应南，足太阳居其次，故行身之后以应北，足少阳居其再次，故行身之左右两侧的结论。由于阳明在前，故足阳明经便理所当然地循行于胸腹前方。

　　此外，我们也可以从其他几方面来理解为何足阳明循行于胸腹前方：一方面，阳经与阴经相比，阳主外，阴主内，阳经的分布自然较阴经为广。另一方面，阳经与阴经表里相合，在分布上应该是互相接近的。由前正中线往后正中线体表经脉的大致分布是：任脉、足少阴、足阳明、足太阴、足厥阴、足少阳、足太阳、督脉。由此分布可见：足厥阴与足少阳表里相合，两者一在前，一在其旁，足阳明与足太阴同样表里相合，其分布关系也应该如此，既然足太阴循行于胸腹前方，那足阳明也应该在其旁。

　　当然，这里也有一个例外：按照前为太阴、侧为厥阴、后为少阴这一阴经分布规律，本应该在身后的足少阴却移到了身前任脉之旁，这样便与和它相表里的足太阳相去甚远，如何解释这一现象呢？足少阴在前正中线旁，而足太阳在脊柱旁，这样形成了大致的前后对称分

布,如同任督二脉,使得经络分布的结构更为稳定。另一方面,足少阴经的无穴通路"贯脊属肾",与脊柱相通,这便与分布在脊柱旁并与其相表里的足太阳极为接近。此外,背部为阳,阴经不应分布在背部。

如上所述,经脉分布基本上还是符合阳明、太阴在前,太阳、少阴在后,少阳、厥阴在侧这一基本规律的。

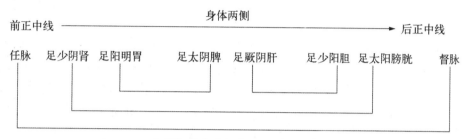

躯干经络分布与表里相合示意图

10. "心系"和"目系"

10.1 "心系"

"心系"一词,初见于《灵枢·经脉》,说"心手少阴之脉,起于心中,出属心系"。心系,意指心脏的系带。其具体指何物,前人的注解主要分两说,一是杨上善的"肺下悬心之系",一是滑伯仁的"心通五脏系",其中以后者影响较广。为什么会有不同的解释? 笔者对其间的发展演变过程分析如下。

滑氏在《十四经发挥》中注说:"心系有二:一则上与肺相通,而入肺两大叶间;一则由肺叶而下,曲折向后,并脊膂,细络相连,贯脊髓,与肾相通,正当七节之间。盖五脏系皆通于心,而心通五脏系也。"值得注意的是,与肺相通的这一支应当说是最主要的,也就是杨上善所说的"肺下悬心之系",而与肾相通的一支不明何据,可能出自宋代杨介的《存真图》。所谓"七节"指中七节,即十四椎。后文"盖"以下是推测之词。

但明代的《黄帝内经》注家如马玄台、张介宾等人都是全面肯定滑氏注,张介宾还进一步把"心系有五"的说法明确化了。他说:"心当五椎之下,其系有五:上系连肺,肺下系心,心下三系连肝、脾、肾,故心通五脏之气而为主也。"他把推测之语改变为肯定语气。这样,"肺下悬心之系"——"心系有二"——"心通五脏系"——"心系有五"逐步分化,当时所画的心脏图也是表示"五脏系皆属于心"(见《针灸大成》卷六)。

但是,究竟以何说接近《黄帝内经》的原意呢? 杨上善说的"肺下悬心之系,名曰心系"(《太素》卷八),是指心脏悬于肺下由"心系"相连,由此表明心与肺的密切关系。《灵枢·经脉》说:"心手少阴之脉,起于心中,出属心系,下膈,络小肠。其支者,从心系上挟咽……其直者,复从心系却上肺……"从前后文可以看出,"心系"有一定的部位,在心之上、肺之下,与周围的关系则是膈之上、咽之下。这一记载表明,心系只有一,而不是有五。《灵枢·五癃津液别》曾明确指出了心、心系、肺三者之间的关系:"心悲气并则心系急,心系急则肺举。"由此可见,杨氏"肺下悬心之系"的注解是符合《黄帝内经》原意的。这种联系主要应当从心、肺两脏

在生理、病理上的密切关系去理解。有些注家却据此理解为肺动脉(承淡安《十四经发挥》校注),则有牵强之嫌。

10.2 "目系"

"目系"又称"眼系",指眼后与脑相联结的部分。《灵枢·寒热病》说:"足太阳有通项入于脑者,正属目本,名曰眼系。"意指足太阳经从项后(会风府)入脑,连属于眼的根部,这叫作"目系"。"系"是系带的意思。《灵枢·大惑论》对"目系"做过解释,说:"筋、骨、血、气之精而与脉并为系,上属于脑,后出于项中。"其中的"筋、骨、血、气之精"与该篇上文"五脏六腑之精气皆上注于目而为之精"相呼应,说明目之所以能视,是由于五脏之精的灌注。"骨之精为瞳子,筋之精为黑眼,血之精为络,气之精为白眼,肌肉之精为约束",表明目系即由筋、骨、血、气之精与"脉"共同组成。由于目系联结脑与目,使两者的关系异常密切,所以"脑转则引目系急,目系急则目眩以转矣"(《灵枢·大惑论》),说明脑与目在证候上相互联系,目系则起了纽带作用。这里似应包括眼球后的神经、血管组织及其旁的肌肉组织,而不是单一的组织结构。

通过目系的经络有哪些呢?除了前述足太阳经通于目系外,足阳明经别和足少阳经别也联系于目系,即足三阳经均与之有关。在阴经中则有手少阴经的无穴通路"从心系,上挟咽,系目系";手少阴络脉"属目系";足厥阴经的无穴通路在"上入颃颡"后"连目系"(见《灵枢·经脉》)。这是由于"心""肝"同为阳脏,其经脉上行入头,故均通于目系。

评注:

最后,我们再次强调"系"原指系带,如肺系原指气管等与肺相互连接的组织,而现代很多人将"系"错误理解和翻译成"系统",如把古人所说的"肺系"理解成呼吸系统,"肾系"理解成泌尿系统,这都是不符合古人原意的。

11. 督脉

书本上,督脉这个"督"字,最早用到的,要数《庄子·养生主》里的一句话:"缘督以为经,可以保身……"有的注解将这里的"督"说成是督脉,好像是指依照督脉作为径路可以保养身体……但仔细一看前后文,其所说并不是这回事。前头的句子是"为善无近名,为恶无近刑",庄子原意是指做人处世不要出头冒尖,做好事的不要接近被表彰和出名的程度,做坏事的不要接近被处罚和受刑的程度。这样平常庸俗的中间人物,其守则就是"缘督以为经"——郭象将其注为"顺中以为常",即这种凡民守中道的人,在社会上往往能达到"可以保身,可以全生,可以养亲,可以尽年",能保全性命,事亲养老,终尽天年。这种私心自用的处世哲学实在是应当受批判的,庄子原话是从反面揭露这种世象,并不是讲督脉的养生之道,但有一点却很有启示意义,那就是"督"的字义为正中。督脉就是因其行于中央以督率两旁而命名,后人借用"缘督以为经"这句话来理解督脉是很自然的事,只是不要把它当作庄子的原意就是了。

"督"字的本义为观察、审察,引申义为统率、监督、总督、正中等。督脉的命名即取此义,

说明本脉主统率诸脉，行于正中。督脉的督领经脉首先是阳脉，故称之为"阳脉之海"。督脉为什么能总督诸阳？这是由它的循行部位决定的。督脉主干行于背部正中，经脊里而属于脑，与脑和脊髓均有密切联系。"脑为髓海""脑为元神之府"，人体一切神气活动都受其支配。"头为诸阳之会""背为阳"，从而突出了督脉对全身阳气所起的统率、督领作用。手足三阳经均与督脉相交会，其最集中的地方是大椎穴。此外，带脉出于第二腰椎，阳维脉交会于风府、哑门，阳蹻脉通过足太阳与督脉风府相通，所以督脉与全身各阳经都有联系。

其中与督脉最邻近的是足太阳经，体内各脏腑通过足太阳经背俞穴与督脉脉气相通。这样，脏腑功能活动也受督脉经气的影响。古人将这种功能活动概括为"背为阳"理论，由此可以理解，说督脉为"阳脉之海""阳脉之总督"。

督脉是阳经的总纲，也是各经脉的总纲。综合《难经》《灵枢》《素问》相关内容综合看来，督脉的循行分布有以下特点。

A. 既有正中的主要通路，又有两旁的支络，而不是单一的路线。

B. 分支中，有通过足太阳以沟通各阳经，通过足少阴以沟通各阴经，两者都会合于"肾"。

C. 气的运行，既有从上而下的顺序，又有从下而上的逆行，后者见于气功锻炼中。

D. 行于身前为"任脉"，行于身后为"督脉"，合之都可以称为"督脉"。

E. 内部联系脏器有"肾""脑""心"，这是精、神、血气的会聚所在，因此，督脉为斡旋元气的通路，营气的运行也以此为总纲，气功锻炼精、气、神便是以此为基础。

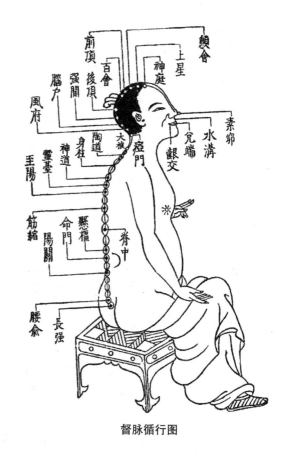

督脉循行图

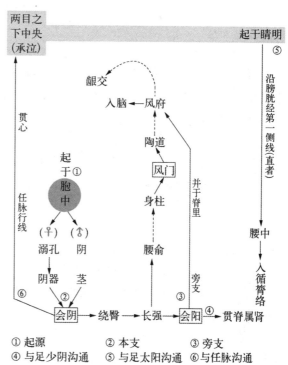

① 起源　　　② 本支　　　③ 旁支
④ 与足少阴沟通　⑤ 与足太阳沟通　⑥ 与任脉沟通

督脉循行图

12. 任督脉与营气的运行方向

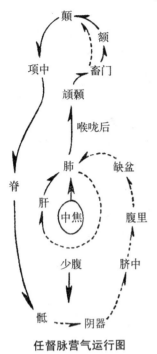

任督脉营气运行图

任脉、督脉的循行方向,一般都说是从下而上(《难经·二十八难》)。任脉从会阴上行到承浆,督脉从长强上行到龈交。如果以此为据,将任、督两脉的循行都看成是从下而上,那么人身气血流注怎么能相互连贯呢? 其间应该是有上有下,才能互相衔接,构成气血的环流。

按照《黄帝内经》的理论,行于经脉之中的是营气,营气的运行顺序即十二经脉和督任二脉的排列顺序,即从手太阴开始,依次到足厥阴,再上头接督脉,下接任脉,又注肺中出手太阴,这样"常营无已,终而复始"。《灵枢·营气》详述了营气沿十二经脉及任、督两脉环流的情况。

由左图可见,根据营气的运行方向,督脉是从上而下,任脉则是从下而上。《灵枢·营气》指出这是营气运行的正常情况,是否还有异乎寻常的情况呢? 督脉上行、任脉下行便是营气运行的特殊情况。这种逆向运转,见之于气功养生家所描述的"小周天"行气现象,相关内容请参见传承篇之"气功与奇经八脉"。

营气的运行贯穿了气功中的三个丹田:上丹田(印堂);中丹田(膻中);下丹田(穴位相当于石门,范围向上可到气海,向下可到关元,即脐下 1.5 寸到 3 寸之间)。

古代对督脉经穴的排列顺序,也有起于龈交而终于长强的,如明代的《针灸聚英》。1962 年,李鼎教授主笔的上海中医学院针灸专业教材《针灸学》之"经络学说"分册亦持此主张:督脉起于龈交终于长强,任脉始于会阴,这样便与营气运行一致了。另一方面,督脉(属阳经)降、任脉(属阴经)升也是符合明代《金针赋》所提到的"阴升阳降"这一经络循行的基本规律的:当我们以双手举起为标准姿势时,阴经循行均是从下往上,而阳经循行均是从上往下。

但由于历史原因和《难经·二十八难》的巨大影响,在此之后编写的各种教材,包括 1974 年李鼎教授主笔的上海《针灸学》并没有再坚持原主张,改回到督脉由下而上的说法,严格来说这是欠妥当的。1974 年版的上海《针灸学》于 1981 年被翻译成英译本在西方出版,影响十分广泛,为针灸在西方的传播起到了积极的作用。

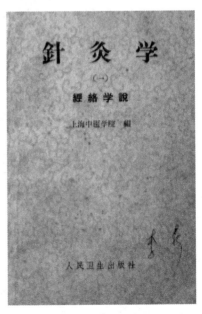

1962 年版上海《针灸学》之
"经络学说"分册

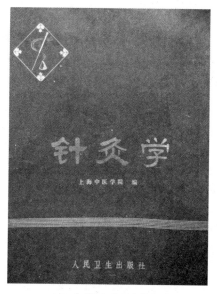
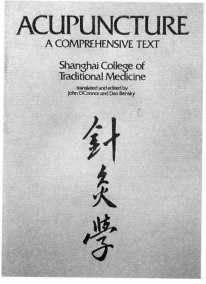

| 1974 年版上海《针灸学》 | 1974 年版上海《针灸学》的英文版 |

评注：

关于营气的运行,需要强调的是：营气在人体中的运行应该是上下内外的立体运行,上述营气的运行大体属于上下的纵向运行,还应存在内外之间的横向运行,根据《素问》原文"……此雾气由脏而经,有经而络,由络而播宣皮腠,熏肤充血泽毛……自皮而络,自络而经,自经而归趋脏腑",营气的内外横向运行大体可以表述如下图。

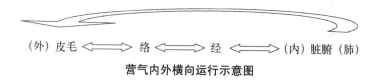

（外）皮毛 ⟺ 络 ⟺ 经 ⟺ （内）脏腑（肺）

营气内外横向运行示意图

13. 冲脉的别称

《灵枢》将冲脉与胃都称为"五脏六腑之海",这与气血有很大的关系。胃因其受纳水谷,化生气血,资养脏腑,所以被称作"五脏六腑之海"。称冲脉为"五脏六腑之海",主要着眼于血气的渗灌和贮藏,因冲脉上下内外,通行全身,所以称之为"五脏六腑之海"。

此外,冲脉亦被称为"经络之海""十二经之海"以及"血海",这些别称都和冲脉的生理特点密切相关。

首先,冲脉主禀受和输布先、后天之精气。先天之精气来源于肾,冲脉与"少阴之大络起于肾下",又与足少阴经并行于腹部和下肢部。后天之精气来源于胃,冲脉与足阳明胃经在下腹部合于宗筋,会于气街,又出于下肢部的上、下巨虚。这样由水谷之精所化生的气血,加上肾脏的精气,都汇聚于冲脉。其行于腹中,脊前者称"太冲之脉",太冲脉关系到生殖功能,如《素问》将女子月经的产生解释为"天癸至,任脉通,太冲脉盛"。

此外，冲脉主通行十二经血气并渗灌诸络。冲脉的分布极其广泛，其上渗灌于头面各阳经，其下渗灌于下肢各阴经。冲脉之所以名为"冲"，即具有"动"和"通"的意义，说明其能四通八达，输送血气于全身。各经穴中以"冲"为名者，如太冲、冲阳、气冲、天冲、中冲、少冲等，均指与冲脉的通路相联系。由于冲脉血气旺盛，通行上下，所以称之为"经络之海""十二经之海"和"血海"。

评注：

中医中有"四海"之称，便是指冲脉的血海（因冲脉与生殖功能相关，故血海重点部位在下腹）、上腹部的水谷之海、胸部的气海和头部的髓海，由此可见冲脉在人身中的重要性。相关内容请参见医道篇之"四海"。

14. 阴阳蹻脉、卫气与睡眠的关系

阴阳蹻脉据《灵枢》和《难经》记载均起于足跟，阳蹻从足太阳（申脉）分出，沿外踝上行；阴蹻从足少阴（照海）分出，沿内踝上行。两脉均会合于目。阳蹻可以说是足太阳的支络，沟通各阳经，阴蹻可说是足少阴的支络，沟通各阴经。

两脉从足至目，对全身阴阳做纵向联系。其运行方向并不是单纯的从足至目，而是和卫气的运行紧密相关，具体说明如下。

卫气是人体中起防卫作用的气，《灵枢》论述：卫气运行于阳分则"阳气满"和"阳蹻盛"，人表现为神清气爽，张目而不欲睡；卫气运行于阴分则"阴气满"和"阴蹻盛"，人表现为神志昏沉，闭目而欲睡。青壮年由于气血盛，营卫运行正常，故白天活动时精神抖擞，晚上睡眠很酣；而老年人气血虚弱，营卫运行不利，则白天精神不足，夜里睡眠不酣。由此可知，卫气与阴阳蹻脉对睡眠活动的关系最为密切。

阳蹻主动，阴蹻主静，即卫气通过阴阳蹻脉调节兴奋和抑制功能，与自然环境相适应。人们一般白天活动，夜晚睡眠，故说卫气"昼行于阳"，"夜行于阴"。阳分太阳、少阳、阳明，而阳蹻是从足太阳分出；阴分太阴、少阴、厥阴，而阴蹻是从足少阴分出。足太阳和足少阴的共同点都联系到"肾"。由此，我们可以解释为何卫气在外表现为阳气，而它的内部根源则在于肾气。李鼎教授因此称肾气为"卫气之根"。这同时也说明卫气通行于阴阳蹻脉，以"肾"为其运行的主要枢纽。笔者在李鼎教授首创的卫气运行图基础上，进行补充和完善，绘图如下。

如图所示：早晨，人体阳气始生，人们第一次睁开眼代表着卫气循行的开始，之后卫气自上而下，从目散布于手足阳经和阳蹻（阳蹻从足太阳分出），之后至足，人们起床开始一天的劳作；卫气再从足心，主要通过足少阴和阴蹻（阴蹻从足少阴分出）上升到目。这里需要说明的是：足少阴通过阴蹻直接联系目，但其本经并不直接联系目，而是通过其肺部的支脉联络心脏，再通过心系和目系最终联系到目。如此一降一升为卫气在阳分（白天）的一个循环，经历了日中阳气渐长、日落阳气始衰的过程之后，卫气已如此循环了二十五周。

说到这里，有学生会问：足三阳经从头走足，而手三阳经怎么会从头走手了呢？这个问题的产生，是由于大多数学生并不知道卫气的运行方向与营气运行的方向（也就是我们常说

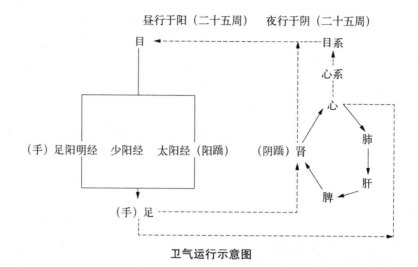

卫气运行示意图

的十四经脉循行方向)并不完全一致。营气和卫气在足三阳经的循行方向是一致的,都是从头走足。营气在手三阳经的运行方向是从手走头,但卫气的运行方向正好相反,这是由于卫气的主要功能是防御,其气是向外发散的,因此卫气在手三阳的运行方向是从头走手,到达手之后,从掌心通过手少阴心经联系心系,从心系向上联系目系,再通过目系最终联系到目。

夜晚则阳气入藏于五脏,"阴蹻盛"人们则闭目入睡,卫气开始在阴分的循环。其具体是按照什么样的顺序运行呢? 如上图,这一顺序是按照五脏的五行相克顺序(这里的相克是生理概念,并非病理上的"相乘"),卫气的运行使五脏之气相互制约而达到一种动态平衡。卫气在阴分运行二十五周后,转入阳分,周而复始,形成人体的日夜生物节律。

此外,卫气在督脉、任脉中的循行又是怎样的呢? 卫气在督脉的循行方向与卫气在足太阳经和阳蹻脉的走向一致,从上而下;卫气在任脉的循行方向与卫气在足少阴和阴蹻脉的走向一致,从下而上。由此可见,卫气在督、任二脉的运行方向与营气在二脉的运行方向是一致的。

我们对卫气的运行要有一个全面的动态认识,卫气的运行其实不只是像上图所述得那样具象,它散行全身,无所不至。人体的任何部位,只要有病痛,卫气则归之。此外,由于卫气昼行于阳,夜行于阴,因此它的作用与日月相应,与月廓盈亏和潮水涨落都息息相关。

评注:

曾有《黄帝内经》注家说卫气有两种,一种是与营气"偕行"的卫气,一种是与营气"异行"的卫气,这是一种为了避免矛盾而折中的说法。笔者认为,实际上卫气只此一种,"营在脉中,卫在脉外",只是在不同的经脉和部位,营气和卫气的运行方向有同有异罢了。

外国学生在学习中医证型的临床表现时,常问笔者一个问题:"为何肾阴虚的人容易五心烦热(心烦以及手足心热)?"在了解了上述阴阳蹻脉与卫气的关系之后,我们就不难回答这一问题了。肾阴虚的人,由于肾水亏于下,不能制约心火,导致心火亢于上,因此心烦不宁,这点很容易理解。但为何会有手足心热呢? 这是由于阴液亏于内,则阳气亢盛于外,导

致卫气(阳气)滞留于阳分不能入于阴,在正常情况下,手三阳通过手少阴从掌心入阴,足三阳通过足少阴从足心入阴,而在手、足少阴(心、肾)的病理情况下,卫气滞留于手心和足心,不能顺利入阴,而卫气属于阳气,则自然表现为手足心热。针灸治疗上应该从手、足少阴(心、肾)和阴跷论治,可选取心经的神门、通里,肾经的太溪、复溜和阴跷交会穴照海、交信治疗,这里的阴跷脉则起到了交通心肾的作用。

由此可见,经络理论和中医诊断学是密不可分的,对经络理论的全面掌握有助于中医学其他课程的学习。

15. 气功与奇经八脉

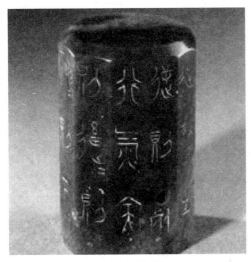

行气玉佩铭(实物)

关于气功的记载,我们最早可追溯到战国时的"行气玉佩铭",此块玉器可能是练气功者所佩戴的。

玉器上的文字说:"行气,深则蓄,蓄则伸,伸则下,下则定,定则固,固则萌,萌则长,长则退,退则天。天几春在上;地几春在下。顺则生;逆则死。"这些文字是根据郭沫若的考释,开头的"行气"二字就是全文的关键词。气功、内气的"气"字,注意写成"炁"字从"火",而不是一般的从"米"的"氣",表明这是专指体内的热气;后来道家将此字改写成"炁",只是将上半的"气"改写成"旡"(这是"欠"字的反文。欠,指呵欠;旡,读如既,原指饮食之后嗳气),字下半的"火"改写成四点"灬"。这两种写法,意义是一致的。铭文正是说"行气"的上下行情况,故称《行气玉佩铭》。

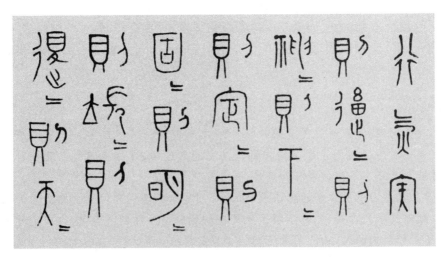

行气玉佩铭(全文)

祖父李成之先生早年先后跟随清末举人徐理夫和民国时期浙江省省长张载阳修炼内丹,对中医养生,尤其是气功养生与奇经八脉的关系认识十分独到和深刻,在晚年审定了伯父李鼎教授和伯母王罗珍研究员编著的《奇经八脉考校注》。关于祖父对气功与奇经八脉的学术思想和实践经验的详细论述,请参见传承篇之"李成之先生"中的"气功与奇经八脉"。

16. 关于经络循行图——从足少阳胆经的循行谈起

经络理论是中医学基础的重要组成部分。它以"经脉"为主,"内属于腑脏,外络于肢节",组成了联系全身的经络系统,画成图形,就有联系各穴位的外行支和联系各脏腑器官的内行支。一般的图都是有经有穴,因称"经穴图"。古代所称的"明堂孔穴图"就是最早的经穴图,表明"经"和"穴"是相结合的。古代的经穴图早已失传,现存的《针灸甲乙经》《备急千金要方》《千金翼方》《外台秘要》的"明堂"部分都是有"经"无"图",都只有文字记载而缺少图像。流传至今的经络图大多为宋代以后的医书中的附图。如王惟一的《铜人腧穴针灸图经》,内载经络图3幅,只表示十二经的起止穴;经穴图12幅,只表示各经的五输穴。元代滑伯仁的《十四经发挥》一书较为完整地绘出了经络穴位分布路线的全图,后世所绘的经络穴位图大体多沿袭此书。

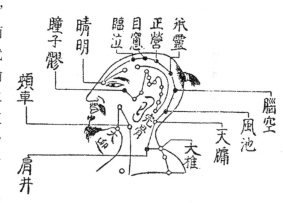

《十四经发挥》足少阳经头部循行图

《十四经发挥》的图是根据什么绘制而成的呢? 一是根据《灵枢·经脉》原文,二是根据各经所属穴加上有关的交会穴,连线成图。由于对《灵枢·经脉》原文理解上的差异和对经穴及交会穴多少的出入,导致了各家的具体图像有所不同。

《十四经发挥》图之后,近代各具自身特点的图,在日本有1688年夏井透玄的《经脉图说》、1803年原昌克的《经穴汇解》等。到了现代,随着针灸教学和研究的开展,我国在经络图的绘制方面有了许多进步:1957年江苏省中医学校出版《针灸学》,绘出了经脉循行示意图;1966年,王雪苔研究员修订再版《针灸学手册》,其中绘有十四经的新图;1984年及1995年,李鼎教授主编的全国统编教材《经络学》附图成为日后国内教学标准。这些经络图各具有代表性,结合原始文献并对比分析其间的异同,对于阐明经络理论、验证经络现象、总结经穴主病规律,无疑具有重要意义。

以下就以十四经循行中最为复杂的足少阳胆经在头部的循行为例,进行图像的对比和分析研究。

[原文] 胆足少阳之脉,起于目锐眦,上抵头角,下耳后……

16.1 《十四经发挥》
《十四经发挥》结合其经穴顺序排列为:起于目锐眦之瞳子髎(1)、循听会(2)、客主人

(3)，上抵头角，循额厌(4)，下悬颅(5)、悬厘(6)，由悬厘外循耳上发际，至曲鬓(7)、率谷(8)，由率谷外折，下耳后，循天冲(9)、浮白(10)、头窍阴(11)、完骨(12)，又自完骨外折，上过角孙，循本神(13)，过曲差，下至阳白(14)会睛明。复从睛明上行，循头临泣(15)、目窗(16)、正营(17)、承灵(18)、脑空(19)、风池(20)。

滑氏将本经在头部的循行分成"三折"，说："始瞳子髎，至完骨是一折；又自完骨外折，上至阳白，会睛明是一折；又自睛明上行，循临泣、风池是一折。"这种描述，除了交会穴有超出《针灸甲乙经》之外(睛明)，各经穴的排列顺序实际与宋代《铜人腧穴针灸图经》卷一所载的相同，只是《铜人腧穴针灸图经》采用由下而上逆排，即从足至头排列。

《十四经发挥》传到日本后，成为针灸必读之书。后来经穴著作的不断增多，无不受《十四经发挥》一书的启迪。

《十四经发挥》这一曲折排穴的方法，却与《灵枢·经脉》原文不相符合。对滑氏最早提出不同意见者，要数明代初期的楼全善，他在所著的《医学纲目》中说："经云：'足少阳之脉，起于目锐眦，上抵头角，下耳后'，未尝言其有曲折也，今《发挥》谓足少阳脉起于目锐眦作三折……"楼氏只是就胆经头部各穴的顺序与经脉原文所述不符提出了质疑，并没有明确提出其符合经文的表达法。

16.2 《针灸学手册》

现代王雪苔教授在其《针灸学手册》中绘出了新的足少阳胆经经络图，不同于三折的传统画法，而是以一条主线代之，其旁则分散许多小点，以弥散的带状面来包含所属穴位。

此图以一主线带动一片，起自眼外眦，上向额颞部，下向耳后。究其所以这样画，大概是以经脉作为主线，其旁分散的"气"将有关的穴都归入散点之中，即认为经络线并不是一个简单的曲折盘绕的闭合通道，而是一个将经气沿循行主线向旁弥散、扩布的开放系统。

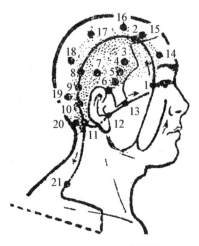

《针灸学手册》足少阳经头部循行图

16.3 《经络学》

《经络学》教材参考前书，绘图如下：从外眼角瞳子髎开始，上行到额角，即"上抵头角"，会头维；下行经额厌、悬颅、悬厘、曲鬓，会和髎、角孙；"下耳后"，经率谷、天冲、浮白、头窍阴至完骨；此后仍从《十四经发挥》作逆折，上行经本神至阳白；再折回，经头临泣、目窗、正营、承灵、脑空至风池。这种折中的表达法，除连接本经穴之外还兼及交会穴(以《针灸甲乙经》所载为主)，穴连在经线内，符合以经统穴的习惯。

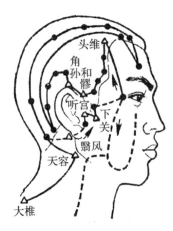

《经络学》足少阳经头部循行图

16.4 分析和讨论

经络表明疾病的证候和经穴主治的关系，从体外所反映

的现象,近人称之为经络现象。自 1949 年日本人长滨善夫出版《经络之研究》一书后,我国先后进行了大量的关于经络现象的调查和研究,证明经络现象的客观存在。多年来,除个例报道之外,集中的调查研究有1960 年 12 月到 1962 年 1 月在山西医学院第一附属医院进行的经络穴区带研究,绘出了十二经脉和奇经八脉的循行感觉图;其后 1977—1978 年间,安徽、福建、陕西、辽宁各地专家进行下乡普查,后由安徽经络研究所绘成了"十四经感传图"。用这些图形印证古代经络理论是很有价值的。

关于足少阳胆经在头部的循行,有学者利用核素示踪等现代科技手段,对《十四经发挥》指出的三个折角处的五个穴皮下注 99 mTc 后,除仅有阳白穴出现横向运行外,诸穴均没有出现上行性逆行轨迹。山西医学院的穴区带研究亦未发现在侧头部呈三折的相应感应线。由躯干侧面上行至头面的感应线,有的经腋后缘由背项上行,有的循腋前缘由锁骨上窝上行,有的前后两线同时存在,而以前者为最多见[参见"足少阳经络现象示意图"之(1)]。

安徽的调查研究,据普查的循行线画成叠加图,本经从颈上头,以循耳后至颞额的叠加线最粗,各经都沿人体的四肢和躯干的长轴纵行并呈自然弯曲,不像古

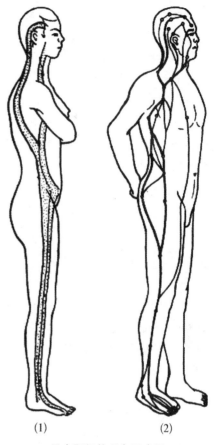

(1)　　　　　　(2)

足少阳经络现象示意图

经络图有锐角转折或回旋,且在足部,以到达第四趾的叠加线最粗[参见"足少阳经络现象示意图"之(2)]。这些图形,可表明最具代表性的经络现象循行,用以验证经络理论的最初依据是有充分理由的。

16.5　结论

以上各资料表明,经络循行有多方面的依据。前人根据循行路线和有关经穴画成经穴图或经络图有简有繁。初期穴少,其图简单,后来穴增多,其图趋向复杂。如早期的十五络穴,可能是一穴一图,加入十四经中就增加了图的复杂性。此外,在图中增加各经之间的交会穴,更会增添一些曲折和弯曲。还有经络中的内行线和分支,在一般经穴图中都被省略掉了。

作为全国统编教材,李鼎教授主编的《经络学》及其所绘图像,在以往各书的基础上进行了全面的总结和编绘,无论在经络循行路线方面、所属经穴方面、交会穴方面,还是在循行与所主病候的关系方面,都较为全面地体现了《灵枢》原文以及《针灸甲乙经》所述经穴的意旨,使传统经络理论系统化和形象化,并规范了当代经络教学。

评注:

反观古代文献,经络文字与图的关系,是先有文字的记载,随后才有图像的表示。文字

的记载则以帛书、简书的"十一脉"为最早,分析其循行路线与所主病症的关系是病症较详而循行简略,可知在临床实际中,经脉主病较之经络循行更为重要,离开了主病,离开了用穴而只强调循行,是失之偏颇的。

经络循行是临床多种现象的总结和概括,由此绘成的图像,只能称为"示意图",它不可能十分精确,只是起到"示意"和教学的作用。经络图中的那些曲折和弯曲,在经络感传现象中大都得不到验证,这也在情理之中:由于经络是运行气血的通道,如果经络循行中出现大的曲折(尤其是锐角曲折),气血运行岂不要因此阻塞?我们应该客观地对待这一问题:为了更好地全面了解经络学理论,我们应该认真学习统编教材中的相关内容,但在临床实践中,我们不应拘泥于此,可将经络循行线理解成一个更为宽泛的"带"的概念,只有这样才能使临床中的针灸诊断和治疗更具灵活性。

17. 关于"寸"的使用

在针灸学习中,无论是在描述针具的长短,还是在描述穴位的定位、经络之间的距离以及针刺深浅,都离不开"寸"的概念。什么是"寸"?大多数中文教材都未对其进行系统阐述,而很多外文教材甚至将针灸学中所有的"寸"都简单翻译成"inch",这是很不妥当的。笔者现对此详细论述如下。

17.1 针长短之"寸"
当我们形容针具的长短规格时,常常用到"寸"这个度量单位,具体如下表(表28)。

表28 毫针长度规格一览表

寸	0.5	1.0	1.5	2	2.5	3.0	4.0	4.5
毫米	15	25	40	50	65	75	100	115

这里的寸,是可以翻译成"inch"的,1寸相当于25毫米。需要说明的是,整数寸的针长是按照比例制造的,而为了便于制造,半寸长的针实际长短并没有完全按照比例,比如1寸的针长25毫米,0.5寸的针应该长12.5毫米,而实际上却有15毫米。

17.2 穴位定位之"寸"
在穴位定位中,我们也广泛地运用了"寸"这一度量单位。但是由于人体高矮胖瘦差异很大,我们无法采用绝对的标准值来描述穴位定位,中国古代医家便采用了骨度折量取穴法:唐代医家杨上善将人体的高度定为75等份寸,再将人体一定区段的长度和宽度折合为一定的等份,一份即为"一寸",谓之"骨度折量寸"。比如无论是篮球运动员还是婴儿,其前臂从肘横纹到腕横纹的长度都折合成12等份,即12寸。因此,这里的"寸"是一个相对值,而不是绝对值。1987年,世界卫生组织确定针灸经穴计量单位的标准名称(Standard Nomenclature of the Unit of Measurement)为"寸"。其具体有两个命名:一是骨度分寸,B-cun (Bone Proportional Cun),一是手指同身寸,F-cun (Finger Cun)。

　　有一点这里需要强调指出的是：如果我们用骨度分寸和手指同身寸两种不同方法同时衡量某一部分肢体时，有时结果并不相符。比如前面举到的例子，任何人的前臂从肘横纹到腕横纹的骨度分寸长度都是 12 寸，但如果我们用手指同身寸，如一夫法来衡量，结果并不是 12 寸，而是 10 寸左右。为什么会这样呢？这是由于按比例的骨度分寸，在不同部位的每一"寸"，其实际长度相互之间并不一致，而手指同身寸的实际长度对于每一个人是固定的，这一不同导致两种方法在实际测量结果中的差异。比如从脐中到胸剑联合与脐中到耻骨联合上缘的实际距离事实上是相差不多的，《灵枢·骨度》将上定为 8 寸，下定为 6.5 寸，这是符合实际比例的。后来为了方便任脉脐下五穴的定位，而减掉了 1.5 寸，缩减到现在的 5 寸。由此可见，脐上的骨度分寸 1 寸的实际长度要短于脐下骨度分寸 1 寸的实际长度，这一差异导致我们可以用手指同身寸来衡量脐下穴位，但不能用相同方法来衡量脐上穴位，比如我们在定位中脘穴时，就不能用手指同身寸的方法，而应采用骨度分寸折寸的方法。因此，手指同身寸是有它的适用部位的，比如我们在定脐下如关元等穴位时，在定膝关节下如足三里、上巨虚、下巨虚等穴位时，在定膀胱一线和二线离开脊柱的距离时。我们并不能将手指同身寸等同于骨度分寸来运用到人体所有的部位。

　　综上所述，在临床实际定穴操作中，我们应该以骨度分寸为主，而以手指同身寸为辅。这一度量原则同时也是人体个体解剖差异所要求的，比如从前发际到后发际是 12 寸（如果发际不明，从眉心到大椎穴是 18 寸），如果只用手指同身寸来衡量，由于个体头围差异，结果往往出入很大。

17.3　针刺深度之"寸"

　　我们同样使用"寸"来描述针刺深度，这个"寸"到底是一个什么概念呢？是 2.5 厘米吗？显然不是，因为人体胖瘦差异很大。这个"寸"也应该是个折量寸的概念。严格来说，这个"寸"不应该是骨度分寸，因为骨度分寸是一个纵向折量概念，而针刺深度是一个横向概念，在实际中，高的人并不一定胖，这也说明两者不能混同。因此针刺深度应该以人体四肢和躯干的前后径和左右径为标准，再结合考虑现有的骨度分寸比例关系，折合成相应的特定折量寸，作为针刺深度的折量标准。遗憾的是，中国古代对此并无相关记载，中国早期的第二版《针灸学》教材指出"针刺深度以中指同身寸为标准"，在没有形成新的折量标准之前，这一方法还是值得借鉴的。

　　评注：

　　综上所述，我们对于不同的"寸"应该使用不同的翻译方法：对于针长短之"寸"，可直接翻译成"inch"；对于穴位定位之"寸"应该明确翻译成"B-cun"或者"F-cun"；对于针刺深度之"寸"，由于还未形成更加科学和精确的新标准，笔者主张直接用"寸"的拼音 cun 来笼统翻译。

18. 关于国家标准《经穴部位》的制定

　　1989 年，李鼎教授应国家中医药管理局邀请前往北京进行关于经穴部位标准化的研究

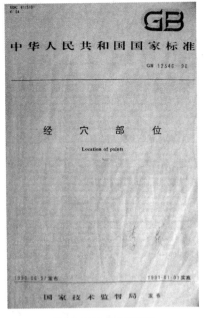

《经穴部位》国家标准

工作,参与完成经穴部位标准化方案。1990年国家中医药管理局又对此进行了审定,并上报国家技术监督局,该标准化方案被批准为国家标准。《经穴部位》由中国标准出版社出版,向全国发行,于1991年起正式实施。2006年WHO颁布的国际标准《针灸经穴定位》的361穴中,有359穴的定位与我国国家标准相同。

《经穴部位》标准的制定是以当时的全国统编高等医学院校针灸教材为基础,考证《黄帝内经》《针灸甲乙经》《铜人腧穴针灸图经》等文献记载,结合临床实际而确定的。此标准除了对经穴及部分经外奇穴的位置做了规定之外,还对骨度折量寸有所补充,对一些经穴的读音做了订正。

《经穴部位》是继宋代王惟一的《铜人腧穴针灸图经》(1026年)之后的第二部中国国家经穴标准。此标准的颁行,对于当代针灸教学、科研、临床和国内外学术交流起到了极其重要的历史性作用。

18.1 经穴定位标准制定原则

18.1.1 文献考证与临床结合 从文献考证来看,经穴部位虽然大部分相同,但少数穴位古今记载有差异。本标准制定时不完全以古为准,而是结合临床实际,对有些穴采取后代的定位法。如前发际的神庭等穴、后发际的哑门等穴,《针灸甲乙经》均在发际处定位;现则从临床实际、《铜人腧穴针灸图经》将其定在入发际0.5寸。又如腹旁的大横上下各穴,《针灸甲乙经》定在腹正中线旁开3.5寸;现则从临床实际、《针方六集》将其定在腹正中线旁开4寸。这种不从《针灸甲乙经》而改从后来文献的还有归来、气冲等穴。

18.1.2 骨度折量与解剖标志相结合 历代都以骨度分寸作为经穴定位的方法,本标准除了对骨度折量寸做了具体的规定外,还充分利用解剖标志对很多经穴定位进行表述。如肩髃的定位是"在肩部,三角肌上,臂外展或向前平伸时当肩峰前下方凹陷处",肩髎则是"在肩部,肩髃后方,当臂外展时于肩峰后下方呈现凹陷处"。又如内关的定位是"腕横纹上2寸,掌长肌腱与桡侧腕屈肌腱之间",足三里是"在小腿前外侧,当犊鼻下3寸,距胫骨前一横指(中指)"。这样的描述使定位概念更为明确。

18.1.3 位置定点与分经定线相结合 有些经穴的定位不能离开分经定线。本标准在定出一些基本标志的基础上按经络定出一定的直线或弧线,在线上再定穴。如当阳溪与曲池的连线上,肘横纹下4寸定下廉、3寸定上廉、2寸定手三里;又如在头部鬓发上,当头维与曲鬓弧形连线上分别定额厌、悬颅、悬厘等。这种在两点之间定线的方法是古代分析定穴法的继续,但也有一些改动。如上述腹部的大横上下穴,在《针灸甲乙经》中上起期门,经日月、腹哀、大横、腹结、府舍至冲门,均属腹中线旁开3.5寸的穴,现在只定冲门为3.5寸,余穴均定作4寸,而《针方六集》中冲门也作4寸。

18.2　新规定

18.2.1　骨度折量　骨度折量是定穴的基本方法,本标准除了一般习用的骨度折量寸之外,在背部增添了一条:肩峰端至背正中线之间定为8横寸,用于确定肩背部经穴的横向距离。以往对背部的定穴,一般只以肩胛骨内缘至背正中线之间定3横寸作为标准,此法不够全面。有了背正中线至肩峰端为8横寸的标准,则可说明各穴间的横向关系。8寸的折半为4寸,当肩井、天髎、曲垣的位置,肩胛骨上角和冈上窝内侧的所在,距肩胛骨内缘(脊柱缘)为1寸。这一横向距离与胸前的两乳或两缺盆之间折作8寸(折半为4寸)相当。此外,该标准在下肢后面补充了从臀沟至腘横纹定为14寸,用于殷门等穴的定位。

18.2.2　经穴位置　大多数经穴的定位与教材一致,其中有少数穴位有出入,须注重其文字描述,不能以图为准。

18.2.2.1　头部:前发际及鬓发部各穴依入发际0.5寸定位,神庭、曲差、头维间各隔1.5寸,而头临泣当神庭与头维之间定位,其后1寸为目窗,再后1寸为正营,再后1.5寸为承灵,后接脑空及风池。颔厌、悬颅、悬厘三穴沿鬓角入发际0.5寸成弧形连线,上为头维,下为曲鬓。

18.2.2.2　颈部:廉泉定在舌骨上缘凹陷处。人迎,在喉结旁,当胸锁乳突肌前缘,颈动脉搏动处。水突,当人迎与气舍连线的中点。扶突,在颈外侧,喉结旁,当胸锁乳突肌前后缘之间。天鼎,在扶突与缺盆连线的中点;缺盆则在锁骨上窝中央(锁骨中点上缘)。天窗,在扶突后,胸锁乳突肌后缘。天容,当下颌角后方,胸锁乳突肌前缘凹陷中。天牖,当乳突的后方直下,胸锁乳突肌后缘,平下颌角。

18.2.2.3　胁腰部:章门,在侧腹部,当第十一肋游离端的下方(注意不是前方);带脉,在章门下1.8寸,与脐平;京门,在章门后1.8寸,当第十二肋游离端的下方。这样章门与京门大体相平,其间距与章门直向带脉间的1.8寸相同。京门横向后约与肾俞、志室相平,位当肾脏下方。

18.2.2.4　四肢部:对有两种取法的穴位则取其一。劳宫,取第二、三掌骨之间偏于第三掌骨,握拳时中指处。中冲,取手中指尖端中央。养老,取尺骨小头近端桡侧凹陷中。蠡沟,在内踝尖上5寸。中都,在内踝尖上7寸,均当胫骨内侧面的中央。悬钟,当外踝尖上三寸,腓骨前缘。大敦,在大趾末节外侧,距趾甲角0.1寸。

18.2.3　穴名读音　本标准对一些穴名读音进行了订正。如膻中之"膻",由 shān 改为 dàn;攒竹之"攒",由 zuàn 改为 cuán;曲差之"差",由 chāi 改为 chā;瘈脉之"瘈",由 qì 改为 chì;仆参之"参",由 shēn 改为 cān。

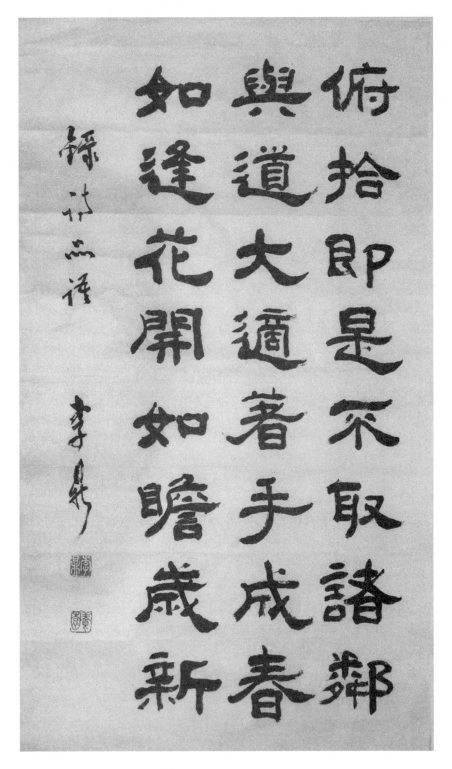

李鼎教授诗词书法作品之五

此作品内容引自唐司徒空《二十四诗品》。

第六章　病因病机

1. 内外寒、湿、燥、火的区别和联系

对病因分类论述最有影响的是宋代陈无择在《三因极一病证方论》中提出的"三因学说"，三因分别指内因、外因和不内外因。外感六淫，先自经络流入，内合于脏腑，为外所因；内伤七情，先自脏腑郁发，外形于肢体，为内所因；他如饮食饥饱、叫呼伤气、房事不节，乃至虫兽所伤、金疮跌折诸因，为不内外因。

风、寒、暑、湿、燥、火之中的风有外感风邪之外风，也有各种原因导致的内风，如阴虚生风、血虚生风、肝风内动等证，由于内外风证区别显著，在此不予论述。此外，暑邪季节性明显，所以无内暑之说。现笔者将内外寒、湿、燥、火的区别和联系论述如下。

1.1　外寒与内寒的区别和联系

内寒是指人体阳气虚衰，温煦功能减退，寒从内生的病理状态。形成内寒的病机主要有二：一是阳虚失于温煦，以致出现各种虚寒之象；二是阳虚气化失司，以致出现水湿痰饮等阴寒性质的病理产物积聚。

可见，内寒是指"阳虚则寒"，而外寒是指"阴胜则寒"；内寒是指病理状态，外寒是指具体病邪；内寒的临床特点必是虚而有寒，而且以虚为主，外寒的临床特点则是以寒为主，且多与风、湿等邪相兼，以实为主。

内寒与外寒在病机转变上也有联系，外寒侵入人体，必然会损及机体阳气，最终导致阳虚而产生内寒；而阳气素虚之体，则又因抗病能力下降，易于外感寒邪而致病，或者导致寒邪直中脏腑，引动内寒而发病。

在临床治疗上，无论是外寒还是内寒，均要使用祛寒法。寒邪束于肌表（伤寒）者，治以解表散寒；寒邪直中于里（中寒）者，治以温中祛寒；阳虚寒自内生（虚寒）者，治以补阳除寒。

外寒与内寒的对比参见表 29。

表 29　外寒与内寒对比表

	病　程	季节性	阳虚之象	病 理 转 变	治　疗
外寒	短	有	无	感受外寒可加重内寒	解表温中祛寒
内寒	长	无	有	内寒体质易感外寒	补阳祛寒

1.2 外湿与内湿的区别和联系

外感湿邪,即外湿的性质和特点,与内湿既有区别又有联系。

内湿,是指由于脾虚运化失司,而致水湿痰浊内生的病理产物和病理状态。

脾虚运化水液功能障碍,以致水液不化,聚而成湿,停而成痰,留而成饮,积而成水。由于内湿多有脾虚失运而致,故《素问·至真要大论》说:"诸湿肿满,皆属于脾。"

外湿和内湿可由下表(表30)进行鉴别。

表30 外湿与内湿对比表

	病 程	季节性	脾虚之象	病 理 转 变	治 疗
外湿	短	有	无	外湿伤脾可生内湿	祛湿为主
内湿	长	无	有	内湿体质易感外湿	健脾为主

1.3 外燥与内燥的区别和联系

内燥是指机体津液不足,各组织器官及孔窍失去濡润,而产生干燥枯涩的病理状态。内燥一般是由邪热灼伤津液、久病耗伤津液或者年老津液亏虚所致。

外燥和内燥,就其具体燥象而言并无明显不同,主要区别如下表(表31)。

表31 外燥与内燥对比表

	病 程	季节性	肝肾阴虚内热	病 理 转 变	治 疗
外燥	短	有	无	外燥伤津易生内燥	润燥为主
内燥	长	无	有	内燥体质易感外燥	滋阴为主

1.4 外火与内火的区别和联系

内火是指由于阳盛有余(如消谷善饥之胃热),或阴虚阳亢,或病邪郁久,气机郁滞从阳化火(如肝郁化火),或五志过极,而导致火热内扰、功能亢奋的病理状态。

外火与内火的对比参见表32。

表32 外火与内火对比表

	病 程	季节性	肝肾阴虚内热	病 理 转 变	治 疗
外火	短	有	无	外火伤津易生内火	泻火为主
内火	长	无	有	内火体质易感外火	滋阴为主

2. 水湿痰饮的区别和联系

水、湿、痰、饮都是水液代谢障碍而停积于体所形成的病理产物。它们的形成多与外感六淫、饮食所伤及七情内伤等因素有关,上述原因可使肺、脾、肾及三焦等脏腑气化功能失常,即脾失健运、肺失宣肃、肾失气化、三焦水道不利等,导致水液代谢的紊乱,最终形成病理

产物。

一般认为湿聚为水,积水成饮,饮凝为痰。就形态和质地而言,稠浊者为痰,清稀者为饮,更清者为水,而湿是弥散于脏腑组织之中的水气。水湿痰饮不能截然分开,故常"水湿""水饮""痰湿""痰饮"并称。

2.1　概念上的区别

水,基本上是指水肿,即体内水液潴留,泛滥肌肤,引起头面、眼睑、四肢、腹背甚至全身浮肿,严重者可伴有胸水、腹水等。若水湿合称,多偏指湿。

湿,其性类水("湿"字的左半边为水),可理解为弥散之水,多由脾失健运,水液运行迟缓而弥散于某些脏腑组织而产生。

痰饮,多由水湿停滞凝聚而产生,稠浊者为痰,清稀者为饮。

2.2　分布部位的区别

水肿之病,急性者多自眼睑浮肿开始,继而波及四肢;慢性者多遍体浮肿,尤以下肢凹陷性水肿为主。前者多称阳水,后者多称阴水。

"湿"成之后,多先停留在中焦,阻滞脾胃气机,以致升清降浊失常。中焦之湿,也可郁蒸于上,更多逐步下趋:若湿郁上焦偏重者,多以胸中满闷、头胀头重等为其主症;湿阻中焦偏重者,多以脘腹胀满、口腻纳呆等为主症;湿滞下焦偏重者,多以小便短少、频数急迫等为主症。此外,脾虚所生之"湿",又每因患者的体质而寒化或热化:阴盛之体,湿从寒化,则为寒湿;阳盛之体,湿从热化,则为湿热。

"痰"可随气上下,无处不到,内而五脏六腑,外而皮肉筋骨,周身内外均可为病。其中阻于肺者,为"有形之痰",而在其他部位不可见者,统称为"无形之痰"。诸如痰阻于心,心血不畅,可见心悸胸闷;痰迷心窍,心神蔽阻,可见神昏、痴呆;痰火扰心,可见烦躁癫狂;痰留于胃,胃失和降,可见恶心、呕吐、腹胀;痰阻经络筋骨,可见瘰疬痰核,或半身不遂,或阴疽流注;痰浊上蒙清窍,可见眩晕;痰气交阻咽喉,可见咽若物梗,吞吐不去(梅核气)。由上可见痰之为病,变化多端,故前人有"百病皆由痰作祟""怪病多痰"之说。

"饮"多停聚于体内某些有间隙的部位,如胸胁、肠胃等处。其中饮在肠胃,沥沥有声者,谓之"痰饮"(狭义);饮留胸胁,咳唾引痛者,谓之"悬饮";饮停胸膈,咳喘浮肿者,谓之"支饮";饮溢肌肤,水肿而无汗身痛者,谓之"溢饮"。《金匮要略·痰饮咳嗽病脉证并治》对此论述最为详尽。

2.3　治法上的区别

急性水肿,多为阳水,亦名风水,治疗重心往往在肺,因肺为水之上源,治疗多以宣肺利水为主;慢性水肿,多为阴水,以脾肾两虚,尤以肾虚水泛为主,健脾温肾利水为主要治法。

湿浊内生的病机主要在脾,治疗上,健脾化湿是中心环节。

临床上对痰的治疗极为复杂,对于肺中的有形之痰,治疗方法如下:热痰者,清热化痰;燥痰者,润燥化痰;湿痰者,燥湿化痰;寒痰者,温肺化痰。对于无形之痰,则有化痰开窍、化

痰解郁、化痰定志、化痰软坚、化痰宣肺、化痰通络等法。

饮之为病,病机为本虚标实。本虚为阳虚,气化失司;标实指水饮留聚于内。故治疗当以温化为总则。

3. 虚实变化与阴阳格拒

3.1 虚实变化

实,指邪实,即邪气亢盛,是邪气盛而正气未见大伤的一类病理情况。故正邪相搏,斗争剧烈,反应明显,在临床上可出现一系列病理反应比较剧烈的证候表现。邪实的形成大致有两个原因:一是六淫、疠气等外邪入侵;二是体内有病理产物及有形之邪停留,如痰饮、水湿、瘀血、食积等。实证多见于疾病的初期和中期。

虚,指正虚,即正气不足,是正气虚而邪气不甚明显的一类病理情况。其主要表现为精、气、血、津液亏少和脏腑、经络的生理功能减退,以及抗病能力的下降,因而正气反抗邪气无力,难以出现较为剧烈的病理反应。正虚的形成大致有两个原因:一是因先天禀赋不足或者后天调养不当而致身体虚弱,纯虚而无邪;二是由于疾病的后期或者慢性疾病,正气大伤,正不抵邪,机体的病理反应低下而出现虚弱的证候,此时虚实并存。

邪正的消长盛衰不仅可以产生单纯的虚或者单纯的实的病理变化,还可以产生虚实错杂、虚实转化及虚实真假等病理变化。

虚实错杂是指在疾病的发展过程中,由于病邪与正气相互斗争,邪盛和正衰同时并存的病理状态。虚实错杂一般有虚中夹实和实中夹虚两类。

虚中夹实:指病理变化以正虚为主,又兼夹实邪结滞于内的病理状态。如脾阳不振,运化无权,水湿停聚而产生的水肿病证,即属于此类。其临床表现既有脾气虚的症状,又有水肿的症状。

实中夹虚:指病理变化以邪实为主,又兼有正气虚损的病理状态。如外感热病发展过程中,由于邪热炽盛,煎灼津液,从而形成实热伤津,气阴两伤证,即属此类。其临床表现既有外感病实热炽盛的症状,又兼见口舌干燥、口渴欲饮以及气短等症。

虚实转化包括由实转虚和因虚致实两种可能,是指在疾病发展过程中,由于实邪久留而损伤正气,或者正气不足而致实邪积聚的病理转化过程。

虚实真假是指在疾病的某些特殊情况下,机体表现出某些与疾病本质不符的假象。虚实真假包括真虚假实和真实假虚两种情况。

真虚假实,古称"至虚有盛候",即某些病证正气虚损至极,而临床上反可见到部分类似实证的表现。如脾胃运化功能减退,可引起虚性腹胀、腹痛;阳气极度衰竭,以致虚阳外越时,可见精神兴奋、面红如妆、烦躁不宁等假实之征象。但这些疾病的本质是正虚,故必有虚象可循,如脉象的虚弱无力、舌质的胖嫩、舌苔的光剥等。

真实假虚,古称"大实有羸状",即某些病证邪气亢盛至极,而临床上反可见到部分虚弱的表现。这些假象多由热结胃肠、痰食壅滞、湿热内蕴或积聚等实邪结聚于内,致使经络阻滞,气血不能畅达于外所致。如热结胃肠之里热炽盛病证,一方面可见大便秘结、腹满硬痛拒按和谵语等实热症状,同时因阳气被郁,不能四布,亦可见面色苍白、四肢逆冷、精神萎靡

等虚寒假象。但其疾病的本质是邪实,有邪实的征象可循,如脉数而有力、舌苔厚等。

3.2 阴阳格拒

产生阴阳之间相互格拒、排斥的机理,主要是由于某些原因引起阴阳之间的虚实变化过于悬殊,亢盛的一方壅盛于内,将衰弱的一方格拒于外,迫使阴阳之气不相维系,从而形成阴盛格阳和阳盛格阴的复杂病理现象。

3.2.1 阴盛格阳 阴盛格阳是指阳气极度衰竭,阳不制阴,阴寒相对亢盛于内,逼迫衰竭之阳浮越于外的病理状态。其本质是虚寒之重证,其表现为一些假热即假阳之象,故又称为"真寒假热"证。如阳气衰微,阴寒内盛的患者,原本表现为面色苍白、四肢逆冷、精神萎靡、畏寒倦卧、脉微欲绝等症,在病情加重的情况下,可突然出现面红如妆、言语较多、语声清亮、烦热不宁、食欲增进、脉大无根等假热之象,古医籍将这种现象喻为"回光返照""残灯复明"。

3.2.2 阳盛格阴 阳盛格阴是指邪热极盛,阳热被郁于内,格阴于外的一种病理状态。其本质是实热之重证,由于阳气不能外达而表现出一些假寒之象,故又称作"真热假寒"证。如某些外感热病的极盛阶段,原本表现为壮热不退、烦躁不宁、呼吸气粗、口渴欲饮、舌红苔黄、脉数有力等症,在病情加重的情况下,反而见到四肢厥冷等假寒之象。

4. 中医养生的原则和方法

早在先秦时期,古代医家就主张"上工治未病",未病先防(Prevention Before Occurrence of Disease)是中医学的一大特色。中医主要通过养生来增进健康,扶固正气以抗御邪气,从而达到预防疾病的目的。

如"'医'和'道'关系示意图"所示:中医养生本是中医学的一门独立学科,但它和中医预防密不可分,是中医预防疾病的主要手段。在此,笔者对中医养生学做一简单介绍。

关于养生的原则和方法,早在《素问·上古天真论》中已有归纳和总结,如"法阴阳,和于术数,食饮有节,起居有常,不妄作劳""虚邪贼风,避之有时,恬淡虚无,真气从之,精神内守,病安从来"等,为后世中医养生原则和方法的完善和发展奠定了基础。

在顺应自然,协调阴阳,保养精、气、神的养身原则指导下,运用各种养生方法,可以达到预防疾病、延年益寿的目的。中医养生方法包括如下几方面。

4.1 精神养生法

精神养生法,就是通过颐养心神、调摄情志、保持心理平衡等方法,以增强人的心理健康,从而达到形与神高度统一的养生方法。

在精神养生法里,有五脏情志制约法。《素问·阴阳应象大论》指出:"怒伤肝,悲胜怒";"喜伤心,恐胜喜";"思伤脾,怒胜思";"忧伤肺,喜胜忧";"恐伤肾,思胜恐"。这是建立在五行理论之上,利用以偏纠偏的原理而创立的心理疗法。在运用一个情志去克制另外一个情志时,一定要注意后者的刺激强度,太弱则达不到治疗效果,太强则导致其他精神病变,过犹不及。

4.2　环境养生法

环境养生法,就是在"天人相应"整体观念的指导下,通过选择适宜的自然环境、创造良好的居住环境和室内环境,使其与人体生命活动规律相协调一致,从而预防疾病、增强体质的养生方法。

一般而言,要选择依山傍水的地势建筑住宅。依山建房,在冬季山体及山上的树木可以作为天然屏障,遮挡猛烈的风沙,减缓寒冷的气流;在夏季山上的植被可以起到调节炎热气候的作用。此外,背山而居,住宅主人在心理上亦有一种安全感(中文中有"靠山"一说);傍水而居,可以潮润空气,减少污染。

一般而言,要选择坐北朝南的住宅。中国位于北半球、欧亚大陆东部,大部分陆地位于北回归线以北,一年四季的阳光都由南方射入,朝南的房屋便于采取阳光。阳光对人的好处很多:一是阳光可以取暖,冬季时南房比北房的温度高1～2℃;二是阳光参与人体维生素 D 的合成,小儿常晒太阳可预防佝偻病;三是阳光中的紫外线具有杀菌作用;四是阳光可以增强人体免疫功能。坐北朝南,窗户朝南,不仅是为了采光,还与中国的季风方向有关:冬天有从西北面西伯利亚来的寒流,坐北朝南可以避北风;夏天有从东南面来的太平洋的凉风,坐北朝南可以增加房屋的通风和降温。

风水学说"左有青龙势无穷",即建筑物的左边有一条山脉或有一条源远流长的江河,则寓意为潜力无限;"右有白虎主亨通",即建筑物的右边有一座山丘或有一条大道公路,则寓意亨通;"前有朱雀尽玩耍",即建筑物的前面有一池塘或广场,以便游戏;"后有玄武挡阴风",即建筑物的后面最好是一座靠山,以便挡住自后而来的阴风。青龙、白虎、朱雀、玄武为古代四方神兽,如下图。

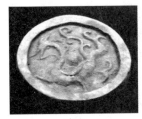 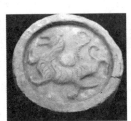 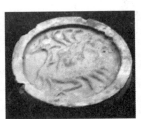 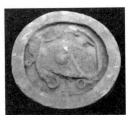

青龙　　　　　　　白虎　　　　　　　朱雀　　　　　　　玄武

四方神兽

评注:

风水学虽然与阴阳五行等理论相关,虽有其合理部分,但显然已经玄化,如青龙、白虎、朱雀、玄武便是古代的四神兽,在中医方剂中也有借其名而命名的方剂,如大小青龙汤、白虎汤、朱雀汤、真武汤,但其本身并非中医学的组成部分,很多风水学的观点我们都需要客观地对待。

4.3　起居养生法

起居养生法要求人们起居有常、劳逸适度以达到延年益寿目的。

其中睡眠养生法指出,根据天人合一的理论和阴阳学说,人们在春天和夏天应该晚睡早

起,每天大约需睡 5~7 个小时;秋季要早睡早起,每天大约需睡 7~8 个小时;冬季要早睡晚起,每天大约需睡 8~9 个小时。此外,随着纬度的增加、日照的减少,人们的睡眠时间也应该相应地延长。

中国古代养生学家还主张一年四季都应该头朝向东方而卧,因为头为诸阳之会、气血升发所向,而东方为阳,能够升发万物之气,同气相求,所以头朝东而卧,可以保证人体气血的正常运行,并保持头脑清楚。

西方学生经常问笔者一个问题:为何大多数中国人都有午睡的习惯? 其实这一习惯便来自中医养生学中的睡眠养生法:根据阴阳学说,无论是子时还是午时,都是阴阳相互交接的时间,子时人体阴盛转阳,午时人体阳盛转阴,在这两个时间段里体内气血阴阳极不平衡,必须静卧,以等候阴阳的顺利交接。

4.4　房事养生法

房事养生法,就是根据人体的生理特点和生命规律,采取健康的性行为,以防病保健,提高生活质量,从而达到健康长寿目的的养生方法。古今中外,人们对性行为主要有三种观点:一是纵欲,一是节欲,一是禁欲。前后二者过于极端,中医养生主张的是中庸之道,即节欲。正如古人所言:"房中之事,能生人,能煞人,譬如水火,知用者,可以养生,不能用之者,立可尸矣。"有资料统计,凡能查出生卒年龄的封建皇帝有 209 人,其平均寿命仅有 39 岁。其中注意清心寡欲、修生养性的皇帝则能健康长寿,比如清朝乾隆皇帝活了 88 岁,是几千年来皇帝中的长寿冠军,这与他"远房围,习武备"的生活习惯是有密切关系的。

所谓节欲,是指房事有度。何谓有度? 始于战国的性学著作《素女经》指出:"年二十者四日一泄,年三十者八日一泄,年四十者十六日一泄,年五十者二十一日一泄,年六十者即当闭精,勿复更泄也。若体力犹壮者,一月一泄。"也有古人认为不同的季节,度的标准也应该不同,应遵循"春二、夏三、秋一、冬无"的原则,这是一个大致的比例,而非具体数字。其实,行房次数并没有一个统一的标准,因人而异,行房适度一般以第二天不感到疲劳为原则,如出现腰酸背痛、疲乏无力、工作效率降低,则说明纵欲过度,应该适当节制。

古代养生家将独宿作为节制房事的重要方法之一。唐代著名道士和养生家孙思邈在《千金翼方》中说:"上士别床,中士异被,服药百裹,不如独卧。"古人认为,独卧则心神安定,耳目不染,易于控制情欲,特别是在冬季,更应该节欲保精。中国民间也有"中年异被,老年异床"之说。

4.5　药食养生法

药食养生法,就是按照中医理论,在日常生活中调整饮食,注意饮食宜忌,合理地摄取食物,或直接使用具有抗衰老作用的中药以增进健康、益寿延年的养生方法。

4.6　运动养生法

在中医理论的指导下,运用传统的运动方式如气功、五禽戏、八段锦、太极拳、易筋经等进行锻炼,以活动筋骨,调节气息,静心宁神来畅达经络,疏通气血,调和脏腑,达到增强体质、益寿延年的目的,这种养生方法称为运动养生。

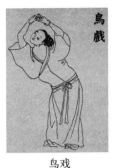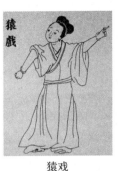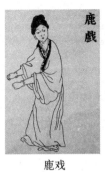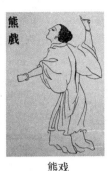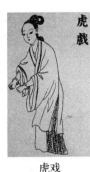

| 鸟戏 | 猿戏 | 鹿戏 | 熊戏 | 虎戏 |

五禽戏

4.7 针灸推拿养生法

针灸推拿不仅是中医治疗学的重要手段,同时也是中医养生学中的重要保健措施和方法。利用针、灸、推拿进行保健强身,是中医养生法的特色之一。

评注:

中医养生学的产生和发展受到了古代道教的极大影响,具体请参见本书传承篇中的相关内容。现代中医养生法,祛除了道教养生法中的糟粕,比如外丹养生等,使其有了更加合理的内核。

5. 中医治则

若因养生不当而患病,我们就应该及时治疗。中医治疗以扶正祛邪、平衡阴阳为总则,此外还应该遵循如下治疗原则。

5.1 既病防变

《难经·七十七难》说:"见肝之病,则知肝当传之于脾,故先实其脾气,无令得受肝之邪。"因此在临床上治疗肝病时,我们常配合健脾和胃的方法,这其实也是五行相克理论的具体运用。

5.2 标本先后

"标"和"本"是一个相对的概念,如将中医各门学科作为"标",那中医基础理论便是"本";如邪气是标,正气则为本;如症状是标,病因则为本;如继发病为标,原发病则为本。中医在治疗中强调"治病必求于本",但在实际运用中还存在一个标本先后问题:当遇到大小便不利、腹水和出血等急迫症状时,我们应该急则治其标;对于慢性疾病如消渴或者急性病的恢复期如哮喘的缓解期,我们则应缓则治其本;当标病和本病并重时,如气虚感冒,我们则应该标本兼治。

5.3 正治反治

正治(Routine Treatment)是逆其证候性质而治,如寒者热之,热者寒之,虚者补之,实则

泻之。

关于反治,有的书籍直译成 Contrary Routine Treatment,笔者认为翻译成 Counterintuitive Treatment 更为妥当。因为反治是顺从疾病假象而治疗的方法,与我们的直觉相反,但从治病求本的角度来看,其仍然属于正治的范畴。反治包括如下几种情况:针对本质为真寒假热(如阴盛格阳)的热因热用;针对本质为真热假寒(如阳盛格阴)的寒因寒用;针对本质为虚性闭塞(如脾虚腹胀)的塞因塞用(以补开塞);针对本质为实性通泻(如瘀血所致的崩漏)的通因通用(活血化瘀)。

5.4　三因制宜

中医学是一门个体医学,在强调辨证论治的同时,同样重视以"天、地、人"三才为中心的三因制宜。

5.4.1　因人制宜　因人制宜是根据患者的年龄、性别、体质、气质等不同特点来指导临床治疗。比如老年人气血常不足,在治疗中要慎用泻法,而小儿和少年气血旺盛,要慎用补法;体质健壮的男性,用药剂量和针刺强度宜大,体质薄弱的女性则相反;阳盛或者阴虚的体质,应该慎用温热之剂和灸法,阳虚或者阴盛的体质,应该慎用寒凉之剂,多用灸法;气质属于太阴的人,在治疗中应该给予较强刺激,而太阳之人则相反。相关内容请参见本篇五行学说之"五行之人与五态之人"。

5.4.2　因地制宜　因地制宜是指根据不同地区的地理特点来指导临床治疗。如针对同样的外感风寒证,在西北严寒地区,用辛温解表药量较重,常用桂枝、麻黄,而在东南温热地区,辛温解表药量较轻,多用荆芥、防风。

5.4.3　因时制宜　因时制宜是指根据不同季节的气候特点来指导治疗。如春季多风病,夏季多暑病,长夏多湿病,秋季多燥病,冬季多寒病,因此针对不同季节,我们要适当调整治疗方法。在上海,针灸科在三伏天总是人满为患,这是由于我们有打伏针的传统。曾有研究表明天气越热,循经传导现象越明显,根据笔者的临床经验,发现的确存在伏天针灸效果较好这一现象。到了冬至,在上海,人们又有吃膏方养生进补的传统。此外,在针灸临床上,春夏时针刺宜浅,秋冬时针刺宜深(请参见本书针灸篇之"针刺深浅的客观依据"中相关内容)。这些都是因时制宜的具体体现。

评注:

中医治则的产生和发展曾受到中国古代兵家思想的深刻影响。兵家的职责在于保家卫国,医生的职责在于治病救人。用兵驱除敌人以保卫国家与用针药祛除病邪以保卫身体健康,虽然事不同,但其间道理往往相通。如春秋孙武所著的《孙子兵法·虚实》曰:"水因地而制流,兵因敌而制胜。故兵无常势,水无常形,能因敌变化而取胜者谓之神。"强调了用兵应该根据敌人的具体情况而因势利导,这与中医三因制宜的治则完全吻合。

春愛梅花秋愛菊先生向古憂
道不憂貧慣將雙眼看千人
白肯信狂言如我真千古人
文章葬羅綺一時詩句動我
星辰今要此人
輩於今要此人

程门雪赠袁沛然先生诗　李鼎

李鼎教授诗词书法作品之六

上海中医药大学第一任校长程门雪先生（1902—1972）赠国医大师袁沛
然先生（1913—2010）的诗。

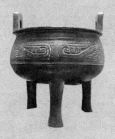

中篇　针灸篇

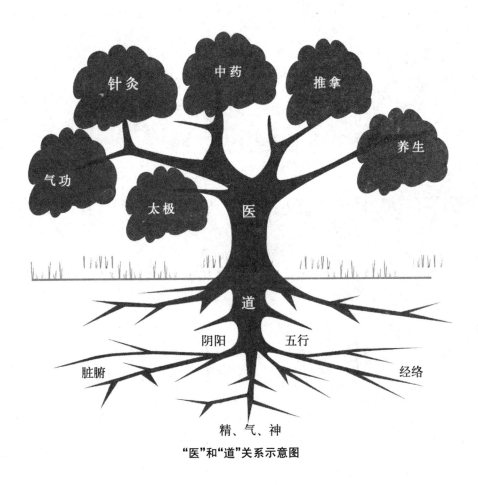

"医"和"道"关系示意图

第一章　临床选穴

1. 五输穴的运用

五输穴即井、荥、输、经、合，是十二经脉分布在四肢肘膝关节以下的五类特定穴。古代医家以自然界水流比拟各经气血由小到大、由浅入深的现象。"井"指地下泉水初出，微小而浅，用以形容四肢各经末端的第一穴；"荥"指小水成流，用以形容井穴之后的第二穴；"输"指水流渐大可输送、灌注，用以形容荥穴之后的第三穴；"经"指水流行经较直、较长，用以形容输穴之后的第四穴；"合"指水流汇合而深入，用以形容经穴之后的肘膝关节附近的第五穴。

五输穴的排列，不论阴经还是阳经都是起始于四肢末端，这是符合气血的实际情况的，即从远端到近端逐渐由小而大、由浅而深。这一论述是否与《灵枢》对十二经脉气血流注顺序和营气运行顺序相矛盾呢？如"手之三阴，从脏走手；手之三阳，从手走头；足之三阳，从头走足；足之三阴，从足走腹。"很明显，上述走向是双向的，有远心和近心两个方向，而五输穴的排列却是单向的，也就是近心向的。

应当指出，两者所论述的主旨不同：十二经脉气血和营气的运行必须来回往复，形成回路；而五输穴的排列顺序则是强调了经气的大小和浅深，更为重要的是五输穴强调了穴位的远道治疗作用。一般来讲，远心端(四肢，即标本根结理论中的"根"和"本")穴位的治疗作用要比近心端(头和躯干，即标本根结理论中的"结"和"标")穴位的治疗作用更为广泛。如在临床上，四肢肘膝关节以下的五输穴不仅可以治疗局部病证，更为重要的是可以治疗头身和脏腑疾患。

1.1　井穴

"病在脏者取之井""井主心下满"，说明井穴主脏病和热证。这里的脏病指涉及神志的证候宜取阴经的井穴。如涌泉用于厥逆昏迷，大敦、隐白用于肝脾气郁，中冲、少冲用于心烦热盛，少商用于肺热神昏等。阳经热证则泻阳经井穴，如阳明热，取商阳、厉兑；太阳热，取少泽、至阴；少阳热，取关冲、足窍阴。对于热邪在上者，井穴是上病下取的要穴，能起泻热清神的作用。

1.2　荥穴

"荥主身热"，阴经的荥穴多主各脏的内热，如鱼际清肺热，劳宫、少府主清心火，大都除脾热，行间泻肝火，然谷泻肾火；阳经的荥穴多主各外经之热，如内庭、二间泻阳明经热；侠溪、液门泻少阳经热；通谷、前谷泻太阳经热。在临床上，我们多选用足阳经的荥穴即内庭、

侠溪和通谷来清三阳经之热,这是由于热发于上,取足部荥穴可以引而下之。

1.3 输穴

"输主体重节痛",因为阴经的输穴即原穴,应从原穴掌握其性能,所以这里的输穴指的是阳经的输穴,它主治时轻时重的关节筋骨痛证。如三间、陷谷用于阳明经的筋骨痛证;中渚、足临泣用于少阳经的筋骨痛证;后溪、束骨用于太阳经的筋骨痛证。输穴的选用,在临床上属于远取法,具有舒筋解痛的作用,对头面肩部的急性痛证多用之。

1.4 经穴

关于"经"穴的主病,古代文献说法不一,不如其他类穴明确:《灵枢》说是主"病变于音者",《难经》说是"主喘咳,寒热",《素问》说是"浮肿者治其经"。就病证的部位进行归纳,"经"穴主要是治疗咽喉部疾病以及各经的肿胀。如经渠主喘咳、喉痹,间使、灵道主暴喑,阳溪、支沟、阳谷均主咽喉痛;在足经中,商丘主呕吐,中封、复溜主嗌干,解溪主腹胀呕吐,阳辅主腋下肿、喉痹,昆仑主暴喘等。"经"穴有平气降逆的作用,在足部者还可治疗浮肿。

1.5 合穴

关于合穴,《灵枢》说:"经满而血者,病在胃,及以饮食不节得病者取之于合。"这里说了两层意思:一是外经受邪而侵犯血分的病证,一是病在胃肠以及由于饮食不节而得的病证。后者包括了《难经》所说的"逆气而泄"。"腑病取合",这里的"合"指的是六腑下合穴,即足三里、上巨虚、下巨虚、委中、委阳、阳陵泉,各主六腑病。其余合穴则以其经为主:手三阳的合穴,曲池、天井、小海,主手三阳外经病;手三阴的合穴,尺泽、曲泽、少海,主胸部病证;足三阴的合穴,阳陵泉、曲泉、阴谷,主腹部病证。这样手足合穴各有不同的主治重点。

2. 原穴、丹田与命门

2.1 原穴

原穴,是脏腑在四肢部的代表穴,十二经脉各有一原穴,《灵枢·九针十二原》所说的十二原是指两侧阴经(五脏)的原穴再加上腹部"膏之原"(原称"膈之原")鸠尾和"肓之原"气海,至《难经》以后才列举出来目前我们所说的十二经原穴。近代对经络的研究,也常常以原穴作为本经的代表穴。由于石门为三焦募穴,因此原气通过其通达三焦及相应脏腑,《难经》将原气理论与原穴相结合,认为原气最终散布于十二经的原穴。《难经·六十六难》说:"脐下肾间动气者,人之生命也,十二经之根本也,故名曰原。三焦者,原气之别使也,主通行三气,经历于五脏六腑。原者,三焦之尊号也,故所止辄为原。五脏六腑之有病者,皆取其原也。"

2.2 丹田

既然原气作为一种"动气",那它一定与《黄帝内经》所论的冲脉有联系。冲脉是以要冲、冲动而得名,起于位于脐下3寸的关元。后人以此认为这便是丹田所在。但根据《针灸甲乙

经》记载,"丹田"为脐下2寸的石门穴之别名。广而言之,李鼎教授认为上至气海,下及关元,都可属丹田范围。

丹田在道家气功中的重要性不言而喻,气功呼吸必须气贯丹田,故称此为"呼吸之门";阳气由丹田而发生,故丹田亦被称为"生气之原"。李鼎教授认为丹田的体表投影在气功实践中意义不大,其关键在于相应的体内空间,明确这一点对气功养生实践尤为重要。

道家广义的丹田又有上丹田(印堂)、中丹田(膻中)和下丹田(石门)一说,相关内容请参见医道篇之"丹田与道家内、外三宝关系示意图"。

2.3　命门

对命门这一概念,我们应该有如下三个层次的理解。

首先,"命门"最早记载于《灵枢·根结》:"太阳根于至阴,结于命门,命门者目也。"这里的命门便是指器官和部位。

其次,作为穴名,督脉"命门"在第二腰椎棘突下,两肾俞之间,此处又是带脉所出,因此可理解"命门"为生命之门。

如果我们仔细观察一下与命门同一水平的各穴,可以发现一个有趣的现象,这些穴位均属于肾,由此可见作为先天之本的肾与命门的密切关系,具体排列位置如下。

$$\boxed{命门} —— 1.5寸 —— \boxed{肾俞} —— 1.5寸 —— \boxed{志室} —— 十二肋游离端 —— \boxed{京门}（肾募）$$

与命门同一水平的各穴

再次,《难经》说"命门者,诸精神之所舍,原气之所系也"。对作为"原气之所系"的命门的理解,我们要有一个三维立体的概念,它并不是指命门这个穴位,而是指由肾俞、命门、气海、石门、关元这些穴位前后形成的一个前低后高的空间。

综上所述,原气根于两肾之间的命门,发于丹田,通过三焦而散发至五脏六腑,最终散布于十二经之原穴。命门、丹田与原穴的关系见下图。

$$命门（肾间）\xrightarrow{原气} 丹田 \begin{matrix} 气海 \\ 石门 \\ 关元 \end{matrix} \longrightarrow \begin{matrix} 上焦 \\ 中焦 \\ 下焦 \end{matrix} \longrightarrow 脏腑 \longrightarrow 十二经原穴$$

命门、丹田与原穴的关系

更多相关内容请参见医道篇之"原气与原穴"以及传承篇之"气功与奇经八脉"。

评注:

据此,在针灸临床选穴上,我们有三种方法来补充人体原气:一是针刺十二经脉的原穴;二是直接艾灸气海、石门、关元;三是针灸命门穴。

此外,有人将左右两肾说成"左者为肾,右者为命门",这是不妥当的,还是以两肾之中为命门的说法更合理些,正如张景岳在《类经附翼》中所说:"命门居两肾之中,即人身之太极,由太极以生两仪,而水火具焉……为性命之本。"这里所说的两仪便是指阴阳,水火主要是指肾阴和肾阳。

3. 背俞穴的运用

背俞的名称最早见于《灵枢·背腧》,其中提到了五脏俞和膈俞,并按照脏器的高低位置以膈分上下,膈上是肺俞、心俞,膈下是肝俞、脾俞、肾俞;背俞穴的横向定位在脊柱两旁,左右相去3寸,单侧则是1.5寸。此外,该篇还指出在定背俞穴的具体位置时,应该以按压有痛感和酸楚感为标准,这表明内脏病痛会集中反应在背俞穴上,古代医家正是由此而定出各个脏腑背俞穴的具体位置。

《素问·气府论》全面提到了五脏六腑背俞穴,现以五脏俞和膈俞为代表列表如下(表33)。

表33　五脏背俞穴及其同水平穴位一览表

脊椎棘突	督脉	距离	第一侧线	距离	第二侧线
T₃	身柱		肺俞		魄户
T₅	神道		心俞		神堂
T₇	至阳	1.5寸	膈俞	1.5寸	膈关
T₉	筋缩		肝俞		魂门
T₁₁	脊中		脾俞		意舍
L₂	命门		肾俞		志室

我们从上表纵向来看,五脏俞和膈俞相互之间基本上是相隔2个脊椎棘突(脾俞和肾俞例外,它们之间相隔3个脊椎棘突)。从横向来看,位于第一侧线的五脏俞与位于第二侧线的穴位有着密切的关系,第二侧线穴位的名称是根据五脏藏五神理论命名的,具体论述如下(表34)。

表34　五神穴一览表

穴名	穴名释义	临床主治
魄户	肺藏魄,故与肺俞相平的便是魄户。"魄"是伴随精气出入的阴神,"户"指其为护卫肺中精微之气的门户	理肺,补虚
神堂	心藏神,故与心俞相平的便是神堂。"堂"是指高大明亮的居室,心为君主之官,君主的殿堂便是神堂,是天子布政的地方	宽胸、宁心,治疗冠心病、神经衰弱、精神分裂等
魂门	肝藏魂,故与肝俞相平的便是魂门。"魂"是指人体阳气之精,为阳神,随神往来。肝之体阴而用阳,为将军之官,魂门便是肝阳出入与护卫肝阳之门户	疏肝、和中健胃,有人用此穴治疗夜盲
意舍	脾藏意,故与脾俞相平的便是意舍。"意"是指意念,意志。《灵枢·本神》:"心有所忆谓之意。"意舍为脾俞之附属,是脾气休息和留止的处所	健脾、消胀
志室	肾藏志,故与肾俞相平的便是志室。"志"是指志向、意志。《灵枢·本神》:"肾藏精,精舍志。"因此志室别名又称作"精宫"	腰痛、阳痿、不育、肾炎、前列腺炎等

评注:

由上可见,一般而言,"五神穴"除了神堂可用于治疗与情志相关的病证外,其余各穴主治均与神志疾患无关,而与相应的五脏背俞穴主治类似,这符合古人认为"五神穴"是五脏背俞穴的附属穴位这一定位,这一现象也说明了古人并不只是一味地强调经络和穴位的纵向联系,同时也认识到了经络和穴位的横向联系。笔者近年来利用 Skin Digital Infrared Thermal Imaging (DITI)技术所做的科研工作在一定程度上也证明了经络穴位的横向联系,相关论文请参见 *Anticancer Research* 2009 年第 29 卷第 11 期 4697—4702 页(PubMed PMID:20032422)。

穴位解剖学特点也印证了这一理论:五脏背俞穴下均为相应胸腰神经的后支内侧支,深层为后支外侧支,而"五神穴"下均为相应胸腰神经的后支外侧支,可见五脏背俞穴关联的神经覆盖了"五神穴"关联的神经,因此其治疗范围更为宽泛。

笔者在临床上常将"五神穴"作为五脏背俞穴的替代穴使用,以避免长期治疗而产生的穴位疲劳现象。五神相关内容请参见本书藏象学说之"五脏功能的整体调节"。

后世医家在五脏俞和六腑俞的基础上,对背俞穴进行了不断的补充和完善,如位于第四胸椎棘突下的厥阴俞(心包之背俞穴)以及与其相平的第二侧线的膏肓,还有第三腰椎棘突下的气海俞均来自华佗(145—208),第五腰椎棘突下的关元俞来自孙思邈(581—682)。

在刺灸法上,古代对背俞穴多采用温灸法,当需要针刺时要注意安全,因为内有肺脏、心脏,要防止刺入胸腔,因此背俞穴在临床上多浅刺或者斜刺(斜向脊椎)。

背俞穴在针灸治疗中有着极其重要的地位,我们将《医心方》所记述的背俞穴主治进行全面分析,发现了如下规律:上部背俞穴(从大杼到膈俞)主治以热性病、呼吸器官病证和心脏病证为主,兼及消化器官病证;中部背俞穴(从肝俞到肾俞)主治以消化器官病证和神经官能症为主;下部背俞穴(从大肠俞到白环俞)主治主要以泌尿生殖器官病证为主,兼及消化器官病证。

此外,背俞穴还可以较为宽泛地用于治疗四海和气街的相关疾病,相关内容请参见医道篇经络理论之"四海"。

4. 募穴的运用

募穴是最接近脏腑的穴位,只分布在胸腹部,是随脏腑的所在部位而定。《难经》说"募皆在阴,而俞在阳"。腹募穴、背俞穴一前一后,都与脏腑密切相关。由于募穴最接近脏腑,故脏腑病痛可反应在相关的募穴上。募穴的所在也表明了古人对于脏腑部位的认识。位于任脉上的脏腑募穴是单穴,位于两旁的募穴,不论其相应脏腑是否双侧分布,均定为双穴,这与经脉的对称性一致(表 35)。

表 35 脏腑募穴分布表

两侧(双穴)		正中(单穴)	
肺	中府	心包	膻中
肝	期门	心	巨阙

两侧（双穴）		正中（单穴）	
胆	日月	胃	中脘
脾	章门	三焦	石门
肾	京门	小肠	关元
大肠	天枢	膀胱	中极

评注：

经常有人将十二募穴称为十二经之募穴，这是不妥当的，因为除了肺募中府、肝募期门、胆募日月各属其本经之外，其余各募穴都不属本经。因而各募穴只能说是各脏腑之募，而不能说是各经之募穴。

募穴接近脏腑，针刺时须防止误伤。一般腑病尤其是胃肠病较多用募穴，而脏病则多取背俞穴，这也是《难经》所说的"阴（脏）病行阳（背），阳（腑）病行阴（腹）"之意。

由于脾胃为脏腑气血生化之源，《难经》将脾募章门称作脏会，胃募中脘称作腑会。人体器官以脏腑为中心，后通于背俞，前应于募穴，构成前后相应的关系，如下表（表36）。

表36　脏腑腹募穴和背俞穴一览表

腹　募　穴	脏　腑	背　俞　穴
中府	肺	肺俞
膻中	心包	厥阴俞
巨阙	心	心俞
章门	脾	脾俞
期门	肝	肝俞
京门	肾	肾俞
天枢	大肠	大肠俞
石门	三焦	三焦俞
关元	小肠	小肠俞
中脘	胃	胃俞
日月	胆	胆俞
中极	膀胱	膀胱俞

5. 郄穴的运用

郄穴之"郄"，意指空隙，指气血汇聚的空隙。《黄帝内经》和《难经》并没有专门论述郄

穴,《针灸甲乙经》确定了十六郄穴:十二经脉各有一郄穴,加之阴阳跷脉和阴阳维脉各有一郄穴,合为十六郄穴。上肢有六郄穴,下肢有十郄穴,具体如下表(表 37)。

表 37　十六郄穴一览表

	经脉	郄穴	经脉	郄穴
手	太阴	孔最	阳明	温溜
	厥阴	郄门	少阳	会宗
	少阴	阴郄	太阳	养老
足	太阴	地机	阳明	梁丘
	厥阴	中都	少阳	外丘
	少阴	水泉	太阳	金门
阴维脉		筑宾	阳维脉	阳交
阴跷脉		交信	阳跷脉	跗阳

评注:

关于各郄穴的主治特点,近人有说主要用于急性病证,这是不够全面的。进一步的分析认为,阴经郄穴多主血分病证,阳经郄穴多主气分病证。阴经郄穴如孔最用于肺热、咯血,郄门用于心痛、心烦,阴郄用于虚热、盗汗,地机用于经带漏下,中都用于腹痛、崩漏,水泉用于月经过多,交信用于少气、漏血,筑宾用于狂躁、疝痛;阳经郄穴如温溜用于肠鸣、齿痛,会宗用于耳聋、气闭,养老用于项强、肩痛,梁丘用于乳胀、胃痛,外丘用于胁满、癫痫,金门用于转筋、头痛,跗阳用于头眩、痉挛,阳交用于惊狂、心悸等。

6. 八会穴的运用

现存的《黄帝内经》并无八会穴的记载,《难经》在俞募、五输等穴的基础上提出了八会穴,如下表(表 38)。

表 38　八会穴一览表

八　会　穴		缘　　由
脏	章　门	脾募,五脏气血均来自脾的运化功能
腑	中　脘	胃募,胃居六腑之首
气	膻　中	"气海"
血	膈　俞	上方有心俞,下方有肝俞,心主血,肝藏血
筋	阳陵泉	"膝者筋之府"
脉	太　渊	寸口动脉所在,为肺经之原。"肺朝百脉"
骨	大　杼	为背俞之首,针刺可增强负重能力
髓	悬　钟	针刺出血治疗"胕髓病"

6.1 脏会章门

章门是脾募,五脏气血均来自脾的运化功能,故以此穴为脏会。其治疗作用可概括为利胁、健脾、消痞。在临床上调理脾胃时,章门常与中脘和足三里同用。

6.2 腑会中脘

中脘是胃的募穴,胃居六腑之首,故腑会为中脘。中脘的治疗作用以调中、降逆、消胀为主。胃调则腑病得安,因此中脘常作为治疗胃及腑病的要穴。

6.3 气会膻中

膻中有两层含义:一是指在外的两乳之间的膻中穴,一是指在内的气海,也就是宗气所汇聚的地方。内外相互呼应,故称膻中穴为气会。

在临床上,膻中穴主要用于治疗气证,如胸中气满、气逆、气痛、少气懒言等。此外,由于气为血之帅,气能摄血,此穴还可以用于治疗出血证,如灸膻中可以治疗吐血和衄血。

归纳膻中穴的主治性能,总的是调理上焦心肺之气。分而言之,心肺又各主气血(肺主气,心主血),故膻中既可用于肺的咳逆、上气等证,又可用于心的胸痹、心痛等证。此穴还有利膈、通乳、解郁的作用,因此可以用于治疗呃逆、产后乳汁少以及抑郁症等。

6.4 血会膈俞

膈俞在第七椎旁,其上方有心俞,下方有肝俞,因心主血,肝藏血,故其为血会。在临床上,此穴可以用于各类血证,如咳血、呕血、便血、昏晕、血热妄行等。

6.5 筋会阳陵泉

《素问》说:"膝者筋之府。"膝部可屈伸活动,为全身之支柱,最能体现筋的功能。阳陵泉位于膝下筋骨之间,为胆之合穴,故称之为筋会。此穴具有舒筋、健膝、利胁、调胆的作用。在临床上可以主治筋挛、筋软、筋缩、筋疼诸症。该穴既能主膝部的筋病,还能治远部的筋病,对挛缩者起舒筋活络的作用,对弛缓者则起收引的作用,其收引作用还可以用来治疗遗尿等症。

6.6 脉会太渊

太渊为寸口动脉所在,为肺经之原。"肺朝百脉",意指各脉都朝会于肺脏而反应于寸口部。各阴经之原均与动脉有关,如心经之神门、肾经之太溪、脾经之太白、肝经之太冲,而其中以太渊动脉为最著,故称"脉会"。

临床上,针刺此穴可以利血脉、补益肺气,因此可以用于治疗血脉不和而导致的胸闷而痛、肩臂不利以及无脉证。

6.7 骨会大杼

大杼为背俞之首,位于第一胸椎棘突旁,接近大椎。古人认为针刺此穴可以增强人体负重能力,因此将其称为骨会。在临床上,此穴可以用于治疗头项腰背各症,此外,《灵枢》记载其可以用以治疗骨蒸潮热。

6.8 髓会绝骨

"绝骨",原意是指外踝上方当腓骨与腓骨长短肌间形成的凹陷处。腓骨至此为肌肉所掩盖,有似断绝,故称为"绝骨",后又将此穴称为"悬钟",位置相当于外踝上 3 寸。《素问》记载用针刺绝骨出血而治疗"胕髓病","胕髓病"是指小腿部酸痛的病证。《灵枢·海论》说:"髓海不足,则脑转、耳鸣、胫酸……"古人认为小腿酸痛、不能健步可由"髓"的不足而导致,因此称其为"胕髓病",髓会绝骨也是由此而来。

7. 八脉交会穴的运用

金元时,窦汉卿的《标幽赋》中提到奇经八脉与四肢部的八穴相会合。恰当的说法应是八穴通于八脉,这就是:公孙通冲脉,内关通阴维,临泣通带脉,外关通阳维,后溪通督脉,申脉通阳蹻,列缺通任脉,照海通阴蹻。

八穴通八脉,是以四肢部八穴为出发点,说明其治疗上的两两相互吻合的联系。所说八穴和八脉相通和会合的部位就是指该对穴共同主治的部位,如下表(表39)。

表 39 八脉交会穴一览表

八　　穴	八　　脉	主　　　治
列缺	任脉	肺、咽喉、胸、膈疾患
照海	阴蹻	
后溪	督脉	项、肩胛、耳、目内眦疾患
申脉	阳蹻	
内关	阴维	心、胸、胃疾患
公孙	冲脉	
外关	阳维	颈、肩、颊、耳、目外眦疾患
足临泣	带脉	

为什么不能把它看成八脉交会于八穴,而说八穴通八脉呢?这是因为奇经八脉主要分布在躯干和头面,并不是都到四肢;只有四肢部八穴从其所属经脉通向奇经八脉,才能说明这种主治上的联系。

此外,还有一种理解认为八脉中每两个奇经相互交会到上表的主治部位,这也是不正确的,上表中的四对奇经里的每两条奇经之间虽然有一定联系,但不是交会关系,八脉交会穴中的"交会"并不是一般意义上的两经交会,而是指两穴的主治相互吻合。

八穴通八脉,在循行路线上有没有根据呢?笔者从各经之间的联系解释如下。

7.1 公孙

公孙是足太阴络穴,其络脉"入络肠胃";足太阴脾经入腹,会关元,与冲脉通。《素问·举痛论》:"冲脉起于关元,随腹直上。"《灵枢·逆顺肥瘦》:"冲脉者……并于少阴之经,渗三

阴,下循跗入大指间。"说明其下行支与公孙穴接近。

7.2 内关

内关是手厥阴络穴,其络脉"上系于心包,络心系";手厥阴心包经,起于胸中,与阴维脉相通。

7.3 临泣

临泣属足少阳胆经,经脉过季胁,与带脉交会于本经(胆经)的带脉、五枢、维道三穴。

7.4 外关

外关是手少阳络穴,手少阳三焦经上肩,经天髎、肩井与阳维脉相通。

7.5 后溪

后溪属于太阳小肠经,经脉交肩上,会于大杼、大椎,与督脉相通。

7.6 申脉

申脉属足太阳膀胱经,《针灸甲乙经》记载阳跷脉从此穴分出。

7.7 列缺

列缺是手太阴络穴,手太阴肺经出肺系,经别循喉咙,与任脉相通。

7.8 照海

照海属足少阴肾经。《针灸甲乙经》记载阴跷脉从此穴分出。

以上的记载表明,八穴中只有申脉和照海两穴早在《针灸甲乙经》中就已明确其为阴阳跷脉"所生",其余六穴与六脉的相通关系则出自后世的发展,就其主治作用而推理归纳出通于某奇经,从而称为八脉八穴。分析这六个穴位,其中有四穴为络穴(列缺、公孙、内关、外关),可以起到表里同治的作用,两穴为五输之输穴(后溪、临泣),可以主治"体重节痛"。

评注:

八脉交会穴的形成,在一定程度上说明了经络理论的形成过程:一般所说的"经脉所通,主治所在"是在经络理论体系形成之后的一种对经络主治规律的概括和总结,而在经络理论体系形成之前,人们的认识并非如此,而是与此相反。按照古人认识事物的先后顺序,是先认识到疾病的反应部位,之后根据疾病的反应部位推理出相关经脉的循行路线,正所谓"主治所及,经脉所通"。

8. 内关、公孙"合于心、胸、胃"

内关是手厥阴的络穴,公孙是足大阴的络穴,宋元时期针灸家说内关通阴维,公孙通冲脉,共同会合于心、胸、胃。这应当如何理解呢?

《灵枢·经脉》记载：手厥阴络脉从内关穴处上行，系于心包，络心系，其病"实则心痛，虚则烦心"，可知本穴与心有着特殊联系。这种联系，可以从针刺感应和穴位的主治作用去理解。近人曾以膻中、内关、足三里为主，针治冠心病心绞痛取得显著效果。据报道，针刺内关可使患者心率显著减慢，心功能得到一定改善，针刺后心肌收缩力有所增强。有人还将针刺内关与针刺外关、温溜、足三里等穴做比较观察，证明内关对冠心病患者心血管功能的影响有相对特异性。《难经》所说的"阴维为病，苦心痛"，内关能治心痛，正是其通于阴维的临床依据。

内关对心血管系统功能有调整作用，它能使低血压升高，高血压降低。据动物实验，内关可使血压系统的稳定性提高一倍以上，还可使心率慢者加快，快者减慢。但在一般情况下，内关多引起心率减慢。临床上内关常用于心律失常、休克、高血压等。根据这些资料，可以说本穴具有益心气、宁心神的功效。临床上又以本穴治疗胸闷、气急、恶心、呕吐、胃脘痛等证，表明本穴还具有宽胸膈、降胃逆的作用。因此，后人以"心、胸、胃"来概括内关的主病，其中以心胸部病证为主，以腹部病证为次。

公孙是足太阴的络穴，足太阴络脉从公孙穴处分出，走向足阳明，另一支"入络肠胃"，因此，公孙的主治是以肠胃、腹部为主，而胸部为次（《针灸甲乙经》记载公孙又可以治疗"烦心"之症）。相关实验表明，针刺溃疡病患者的公孙穴，可使胃蠕动减弱，并有抑制胃酸分泌的作用。临床上，公孙以治疗虚寒性腹痛最有效。

说公孙通于冲脉，是由于冲脉起于小腹，通行下肢，与脾经络脉相近的关系。有古代文献记载公孙有治疗产后胎盘滞留之证，而这一病证与冲脉直接相关，这也从另一个侧面佐证了公孙通于冲脉。

评注：
以上资料说明，内关、公孙虽同主心、胸、胃疾患，但两者各有侧重，内关是以心胸疾患为主，而公孙是以胃肠疾患为主，两者有相辅相成的作用。
笔者在临床上常用两穴相配治疗胃肠神经症患者，取得了良好疗效，这正是由于西医所说的胃肠神经症同时覆盖了"心、胸、胃"疾患。

9. 交会穴的运用

一般腧穴只属于某一经，有一部分腧穴除了所属的主经之外，还与其他经脉所交会，故被称作交会穴，其记载始见于《针灸甲乙经》。

交会穴的意义分析如下。

9.1　交会穴体现了经脉之间的联系规律

交会穴绝大多数分布在头面躯干部。它们之间的交会关系，主要是阴经与阴经交会，阳经与阳经交会，表示各经脉之间气血相通；而各阴经又会于任脉，各阳经会于督脉，表明任脉是阴脉之海，督脉是阳脉之海，在十四经中起着总纲的作用。

根据交会穴的分布特点，还体现出"根"于四肢，"结"于头身的联系规律，即在四肢部经

脉关系分明,交会穴少;头身部则经脉错综复杂,交会穴多。

9.2 交会穴表明了奇经八脉的分布部位

奇经八脉中除了任督二脉有本经所属的腧穴外,其余的冲脉、带脉、阴蹻、阳蹻、阴维、阳维六脉交会于十四经中,均只有交会穴而没有本经穴,因而要说明这六条奇经的部位就非交会穴莫属,从交会穴才能弄清楚冲脉并足少阴、带脉合足少阳、阴蹻为足少阴之别、阳蹻为足太阳之别,以及"阴维起于诸阴交""阳维起于诸阳会"的具体含义。任、督脉与各经之间的沟通关系,也可从交会穴得到说明,如督脉与足太阳相通、任脉与足少阴相通等。

9.3 交会穴反映出各经的病证所在

交会穴所在的部位是各经反映病候的主要部位,因此常出现病痛。如"阳维为病苦寒热",其证候与头肩部的交会穴相关;"阴维为病苦心痛",其证候与胸腹部的交会穴相关。这些部位既是阳维、阴维病证的所在,又是其治疗取穴的所在。交会穴是头身部病痛就近取穴的重点穴。位于胸腹部的交会穴,有的还是脏腑的募穴,如中府(肺)、期门(肝)、日月(胆)、章门(脾)、中脘(胃)、关元(小肠)、中极(膀胱)等均是。不属募穴的交会穴,其作用也是与其邻近的脏器相关。

9.4 交会穴表达了各经的主治重点

四肢部经穴对头身部病痛具有远道主治作用,这种主治作用,各经既各有重点,经与经之间又有某种范围的一致性。例如足三阴经共同主治小腹部病痛,共同交会于中极、关元。但它们又各有其重点主治:足太阴经交会于下脘、日月、期门、中府,说明其所属穴位能主治脾胃及胸胁部病证;足少阴经交会于长强及上达廉泉,其所属穴位能主治肾、膀胱、腰脊、肺、喉病证;足厥阴经交会于曲骨、冲门、府舍及上达头顶,其所属穴位能主治肝胆、阴部、胁肋及头部病证。足三阴经在下肢部有一特殊的交会穴三阴交,则是说明此穴作用之广,具有足三阴经的共同主治作用。

10.《四总穴歌》与《八总穴歌》

四总穴最早见于《针灸大全》,是以歌赋的形式记载,原文是:"肚腹三里留,腰背委中求;头项寻列缺,面口合谷收。"

这首简单的歌诀表达了宝贵的经验和深刻的道理。四个穴位分散在下肢和上肢,对头面、躯干部病痛起着远道主治作用。足三里属足阳明胃经,主治肚腹部病痛;委中属足太阳膀胱经,主治腰背痛;列缺属手太阴肺经,与手阳明经相络,主治头项痛;合谷属手阳明大肠经,主治面口病痛。

四个穴位中,足三里和合谷在临床上应用最广,且历久不衰。委中、列缺对于腰背、头项痛,近人就用得较少。穴位的应用似乎随时代而有变异。这种变异,与对刺法的掌握颇有关。如委中用于腰痛,古代多用浅刺出血法,即先伸展腘部或加拍击使浅静脉怒张,随后用三棱针或粗针散刺出血,还可加拔火罐。对于急性腰扭伤此法有显著疗效,而单刺法则效果

不大。列缺位于筋骨之侧,如不能顺利得气,对头项强痛的效果就会不够理想。所以在临床治疗中,除了注意如何选穴之外,还要注意如何选用适当的刺灸方法。一些容易定位又容易掌握针感的穴位常为临床所喜用,否则就少用。近人对列缺等穴的少用,可能就是出于上述原因。

《四总穴歌》是最短的一首针灸歌诀,全身各部,除了"肚腹""腰背""头项""面口"之外,其他部位怎么配穴呢?它没有提。李鼎教授在1974年出版的上海市大学教材《针灸学》中,结合临床实际提出了《八总穴歌》:"头项后溪取,面口合谷收;心胸内关穴,肚腹三里留;小腹三阴交,腰背殷门求;肝胆阳陵泉,胁肋配支沟。"

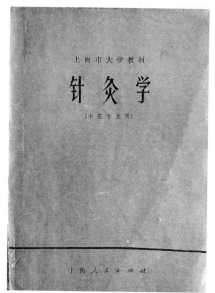
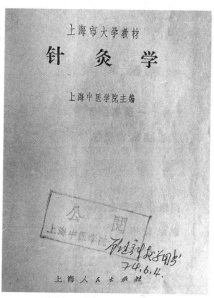

上海市大学教材《针灸学》

远道取穴是针灸临床的取穴大法,特别是对一些急性病痛,临床上不能只是头痛针头、腹痛针腹,而应当优先考虑远取法。

头项不取列缺而取后溪,即因其较易掌握针感,还因后溪属手太阳小肠经,与头项有更为直接的联系,临床上对落枕、头项强痛等多配用。头项疾患当然也可选用其他穴。一般病位偏后者取太阳经,偏外侧者取少阳经,且以手部穴为主。面部则属阳明经,如牙痛、头面痛、鼻塞、眼赤等,均可以取手阳明大肠经的合谷穴。心胸部的病证则取内关穴,如心悸、胸闷、心痛、恶心、吐呕等。上腹部的病痛,则取足三里,如腹痛、胃痛、肠鸣、吐泻等;下腹部的病痛则取三阴交,如小腹痛、痛经、遗尿、小便不利等。

腰背不取委中而取殷门,也是因其较易掌握针感,但须用深刺。本穴同属足太阳膀胱经,能缓解腰背部的强急,治急性腰扭伤还可与后溪上下配用。以上对身前、身后各部都有了相应的配穴,只缺身体侧部,因此补上阳陵泉,这对肝胆和胁部病痛都适用。胁痛还可与支沟下上同用,支沟属手少阳三焦经,常用于利胁、通便。

至此,可以说全身各部的急性病痛大体上都有了相应的配穴了。其选穴是根据经络的联系规律,身前属阳明,身后属太阳,身侧属少阳,胸部和小腹部则配阴经穴。

此后,考虑到上述穴位都位于四肢部,而且多数在肘膝以下,只有殷门位置较高,如用法得当,仍然应该以委中为主;肝胆部位属于胁肋范畴之内,而手少阳支沟没有足少阳阳陵泉运用得广泛;位于前正中线的水沟穴,不仅可以治疗与脑相关的晕厥、昏迷、癫痫等病证,还可以治疗急性腰脊强痛。据此,李鼎教授对《八总穴歌》修改如下(表40):"头项后溪取,面口合谷收;心胸内关穴,肚腹三里留;小腹三阴交,腰背委中求;胁肋阳陵泉,脑脊刺水沟。"

表 40　李氏"八总穴"人体分布一览表

正中		水沟			
前(阳明)		侧(少阳)		后(太阳)	
部　位	总　穴	部　位	总　穴	部　位	总　穴
面口	合谷(手阳明)			头项	后溪(手太阳)
心胸(上焦)	内关	胁肋	阳陵泉(足少阳)	腰背	委中(足太阳)
肚腹(中焦)	足三里(足阳明)				
小腹(下焦)	三阴交				

11. 足三里的治疗作用

足三里是胃经的合穴,又是全身强壮穴之一,临床运用极为广泛。

11.1　调胃肠,降气逆
"肚腹三里留"是《四总穴歌》中的第一句,它简要地指出了足三里穴对胃肠系统疾患的重要治疗作用。只要病在脾胃,无论是阳气有余而表现出消谷善饥的热证,还是阴气有余而表现出肠鸣泄泻的寒证,或是寒热错杂之证,都可以取足三里调治。大量的实验研究表明,针刺足三里对消化系统有明显影响。针刺后,多数病例胃肠蠕动波幅度增加,原来蠕动异常亢进者则可抑制,对胃液分泌的影响也相类似。对胃溃疡,针刺本穴后可以促进其修复和愈合。在患者进行胆囊造影时,相关的实验观察到针刺本穴对胆囊的收缩作用明显。此外,针刺健康人的足三里时,唾液淀粉酶含量可以显著提高。

11.2　泻热,清神
临床上,足三里穴还用于降火、清神、泻阳明经热。《外台秘要》说灸足三里还可以让火气下降而明目,后人据此常灸足三里以防治中风。

11.3　补虚,益气
足三里作为强壮穴,常用于补虚。针灸本穴对白细胞减少症的家兔有升高白细胞的作用,并能增强巨噬细胞的吞噬能力。临床上以此穴治疗急性阑尾炎患者,可以使其白细胞总数下降。实验表明,针刺足三里可以提高机体内各种特异性及非特异性免疫机能,对增进机

体防御能力有重要的作用。此外,针刺足三里可以加速血中乳酸含量的下降,有助于疲劳状态的缓解。

评注:

笔者在临床上对白细胞减少症的患者双侧足三里实施较大幅度的针刺补法和雀啄灸法,升高白细胞的效果十分显著,此外配合内服中药可获得较为满意的长期疗效。

12. 合谷的治疗作用

合谷穴因为其位于手部,取穴方便,针刺感应能弱能强,适应证又广泛,所以在临床上最为常用。

12.1　头面、五官病证

合谷穴的治疗范围以头面、五官部的病证为重点,《四总穴歌》将其概括为"面口合谷收"一语。合谷穴为什么能主治"面口"呢? 主要是由于经络的到达。手阳明大肠经的分布,从手走头,上达颈部、面颊、下齿及鼻部,再加络脉和经筋,其联系范围更广。"面口"是概指其经络所通到的部位,也是其治疗作用所到达的部位。因为合谷是手阳明大肠经的原穴,所以对此经的病证有突出的治疗作用。

12.2　镇痛作用

合谷穴不仅善治头面五官病,而且以镇痛见长,既可治头痛、牙痛、咽喉肿痛,又可治腹痛、痛经。临床上对头、面、颈、项部的针麻手术,合谷是最常用的穴位。关于合谷的镇痛作用,近人做了大量的研究工作。据测痛试验,针刺一侧合谷,可使全身皮肤痛阈有不同程度的升高,针刺期间痛阈逐步升高,40~50分钟时达到最高点,停针后痛阈呈指数曲线下降,约每16分钟下降一半,30分钟后大致恢复到针前水准。一般认为,其镇痛效果依颈部、胸部、腹部、下肢、上肢的顺序递减,如与三阴交同针,则对上臂部最好,腹部次之,颈部更次之。动物实验证明,电针合谷对牙髓刺激(痛)有抑制作用,其镇痛作用比足三里更强。

12.3　发汗解表、祛风散寒

合谷穴常用于治疗感受风寒、寒热、头痛、无汗或多汗等证,对于九窍不利有宣通利窍作用。本穴以发汗解表为主,又可用于止汗固表,如在"热病汗不出"的情况下可以发汗,在"汗不止"的情况下能止汗。这当然还要注意运用适当的刺法,如同样以合谷、复溜治疗汗证,就有无汗补合谷、泻复溜,有汗宜泻合谷、补复溜之说。

12.4　合谷常用配穴

合谷常与太冲配用。合谷、太冲皆为原穴,合谷属阳主气,太冲属阴主血,两穴同用能搜风、理痹、行瘀、通经,因两穴位于四肢歧骨之间,犹如把关之将士,故称为"四关"(这是狭义的"四关")。

合谷与三阴交配伍,则具有理气、活血的作用,常用于妇产科疾患,早在南北朝时就有医家用补合谷、泻三阴交的方法来堕胎。近人对因妊娠过期、胎膜早破等采用电针两穴引产,也收到了良好效果。大量的临床实践证明,针刺合谷、三阴交穴,对临产妇女能增强宫缩、扩张宫口,所以现在也用于引产和无痛分娩等。

13. 列缺的治疗作用

列缺,在前臂桡骨茎突后,当腕上 1.5 寸处,是手太阴的络穴。《四总穴歌》说"头项寻列缺",是因本穴有疏风和络的功能,善治头项诸疾。从手太阴肺经的循行来看,肺经并没有上行到头项等处,那列缺治头项诸疾应当如何解释呢?

一方面,我们可从表里关系上去理解。手太阴肺经与手阳明大肠经表里相合,肺经有一条支脉从手腕后分出,由列缺穴直下走向食指与手阳明大肠经相衔接,而手阳明大肠经的循行从手走头,上达颈项、口齿。列缺因为是络穴,联络着表(手阳明大肠)里(手太阴肺)两经,所以能治疗头项部病证。

另一方面,我们还可以联系到肺的生理和病理来考虑。肺主一身之皮毛,与卫表有着密切的联系。当人体感受外邪时,就会出现发热、恶寒、咳嗽、头项强痛等症状,这就是表证。选用列缺,可以起到疏风、解表、宣肺、通络的作用,头项强痛等症状自然可以消失。

评注:

虽然《四总穴歌》的影响极其广泛,但是我们也不能忽视列缺对其本经病证如"喉痹、咳、上气、喘"(《针灸甲乙经》)等症的主治作用,这些才是列缺穴的"本职工作"。

14. 水沟穴的急救作用

水沟穴又称人中,位于上唇人中沟上三分之一与中三分之一交点处,是手、足阳明与督脉的交会穴,具有醒脑开窍、升阳通气、舒筋利脊的治疗作用,常用于急性病证。

14.1 醒脑开窍

对于猝然晕倒、不省人事、牙关紧闭或神志不清、哭笑无常的病证,临床常取用本穴以醒脑开窍。在紧急情况下,当身边无针时,可用指甲掐人中,或用笔尖点刺人中亦可取效,此法在中国的广大群众中已成常识,被广泛使用。本穴临床常用于中风闭证昏迷、癫痫抽搐、晕厥、癔症发作等。本穴位于口鼻之间,督脉从巅入络脑,故主醒脑开窍。此外,本穴还主鼻塞、呼吸不利等,这也属于开窍(鼻窍)的作用。

14.2 升阳通气

在四肢厥冷、血压下降、脉搏沉细、呼吸微弱的情况下,可用本穴来升阳通气,临床上有用以治疗一氧化碳中毒、中毒性休克、药物过敏性休克等。据动物实验,针刺本穴能暂时地使呼吸增强,当动物呼吸暂停时,常可使呼吸恢复。针刺治疗失血性休克的动物实验结果表

明,针刺人中组在失血时血压的降落比对照组缓慢,进入休克期则需要较长的时间和较多的失血量。失血停止后,针刺组死亡率比对照组低、死亡时间延长。假如予以输血来使血压恢复正常,则针刺组所需要的输血量远较对照组少。上述资料提示,针刺人中确实具有预防和治疗休克的作用。

14.3　舒筋利脊

本穴对于急性的闪腰、落枕等证还具有舒筋利脊作用,这体现了督脉的循经远道主治作用。督脉与其旁的足太阳、手太阳脉气相通,在治疗头项、腰脊不利时可根据病痛部位辨证选穴,互相配合。如手太阳经的后溪、足太阳经的委中等均具有舒筋利脊的作用。项强配取后溪,闪腰配取委中,针时嘱患者多做屈伸转动,能取到明显的治疗效果。

评注:

本穴在急证的应用中主要分三个方面,其作用原理是相通的。因其位于口鼻之间,为手足阳明与督脉之会。阳明经布于面部,督脉上颠、入脑,旁合于手足太阳,行于脊背之中,故本穴的作用,近则能醒脑开窍,远则能舒筋利脊,大的方面则能升阳通气,总的都离不开身为阳脉之海的督脉。

15. 膏肓穴的运用

膏肓俞的名称是从"病入膏肓"的典故来,"病入膏肓"是用来形容疾病极为严重,"膏肓"则是指心下膈上邪气深藏之所,针药效力都难以到达的地方。唐代医家孙思邈最早记录了作为经外奇穴的此穴,并对此穴实施灸法,以治疗各种虚劳病证,后世的《铜人腧穴针灸图经》将其归入足太阳膀胱经。

膏肓俞的临床应用以治虚劳证(五劳七伤)为主。当久病不愈而见虚弱、羸瘦时,最适宜取用本穴施灸,可以扶阳固卫,宣利肺气,并调和全身气血,从而使身体康复,所以它是治疗一切慢性疾患的要穴。根据古代文献记载,此穴最适宜灸治慢性喘咳。近代用化脓灸法或用药物敷贴法治疗哮喘,其用穴即以大椎、肺俞、膏肓俞为主,一般对虚寒性哮喘疗效较好。此外,膏肓俞还可以治疗局部的菱形肌劳损。

根据临床研究,针刺膏肓俞等穴能使血红蛋白增加,红细胞数上升,纠正贫血。此穴用化脓灸法,对淋巴细胞转化率及玫瑰花环形成率偏低者均有较明显的提高。由此可知,化脓灸法对肾上腺皮质功能和机体细胞免疫功能均有良好作用。此为膏肓俞补虚劳提供了一些实验依据。

评注:

笔者在临床上常用此穴作为治疗慢性疲劳综合征(Chronic Fatigue Syndrome)的主穴,对其实施灸法,并配合皮肤针沿膀胱经第一侧线进行由上而下的叩刺,或采用较为柔和的走罐方法以振奋位于皮肤中的卫阳之气,在长期的临床实践中取得了较好的疗效。

针灸医道传承 ·········

16. 至阴穴的运用

　　至阴穴是足太阳膀胱经的井穴,具有正胎位、下胎衣的功效。《太平圣惠方》记载有唐代针灸家张文仲艾灸本穴矫正胎位的经验:"救妇人横产先手出……灸妇人右脚小趾尖三壮,炷如小麦大,下火立产。"《类经图翼》载,独阴(一云即至阴)"主治干呕吐、小肠疝气、死胎、胞衣不下"。其卷十又载,"子鞠不能下,至阴三棱针出血,横者即转直"。

　　近代的研究证明,艾灸或针刺至阴穴,可使子宫和膀胱活动加强,胃常见舒张,血压见短暂下降。临床将此穴用于矫正胎位(横位或臀位),多采用艾条灸法,每日 1 次,每次 15 分钟。据观察,艾条灸后除了增强子宫活动以外,同时胎儿活动也增强,胎儿心率因此加快,这些均有利于胎位的矫正。子宫及胎儿的活动幅度、频率在灸后 1 小时或当晚达到高峰,异常胎位常在达高峰前后自动倒转。其效果以腹壁紧张度适中者较好,腹壁紧张者较差(因其不利于胎儿转动),腹壁松弛者则在胎位矫正后又易回复原位。一般以第一、第二次艾灸时效果最为明显,第三次以后效果较差。江西省艾灸矫正胎位研究协作组以每次 20 分钟、每天 1 次、9 天为 1 个疗程的方法,艾灸至阴穴,共治疗胎位不正 100 例,经 1 个疗程后,成功率达 71%,其中妊娠超过 34 周的 41 例,成功率为 61%,证实了艾灸至阴穴对于矫正胎位是具有一定疗效的。

17. 风池、风府、风门三穴的治疗作用异同

　　风池、风府、风门三穴分别位于后项及上背部,"伤于风者,上先受之",这些部位都易于为风邪所袭,所以这些穴都以"风"字为名。在治疗上,这些穴位可以祛除风邪、清热解表,为治疗内、外风证的要穴,临床上常用于外风侵袭、夹寒夹热所致的发热恶寒、鼻塞流涕、头项肩背痛,或内风妄动、痰浊蒙窍之头目眩晕、抽搐昏迷、中风不语、癫、狂、痫等神志病。

　　现笔者对三穴的治疗作用异同分析如下。

17.1　风池
　　本穴位于风府两旁的项部凹陷处,如同"池",风邪易侵此处,故名风池。

　　风池是手足少阳与阳维之会,具有祛风清热、清脑开窍、明目聪耳之功效。无论是外感寒热、外风内风引起的头痛,还是头面五官病证,皆可取本穴治之。本穴临床常用于高血压、血管性头痛、偏头痛等多种疾患。另外,风池还可作为平肝息风的主穴,用于治疗头晕目眩。

17.2　风府
　　本穴是督脉、阳维与足太阳之会。府是聚藏的地方,风府即是形容此为风邪聚藏之处,因此此穴能主治各种风证。轻症如伤风、感冒、头痛、眩晕等,重症如中风、舌缓、失音、项强、目反视、半身不遂等,都可用它来祛风清热。因其功用与风池相类,故常两穴合用以加强疗效。又因风府更接近于脑,内连舌本和目系,故多用于治疗脑部和舌咽部的病证。临床上对

神志昏迷、舌强不语、呕吐不止、四肢抽搐、角弓反张等,一般可选取风府,配以百会、水沟等督脉经穴以清神、醒脑。《备急千金要方》说其"治头中百病",并将其列作治癫狂的十三穴之一。

17.3　风门

风门在肺俞之上,是肺气出入与风邪犯肺之门户,故名风门。

本穴为足太阳与督脉之会,又名热府。其深部为肺脏,所以有疏风泄热、宣肺平喘的作用。本穴可主治外感寒热、咳嗽气喘,是治疗感冒、急慢性支气管炎、肺炎的常用穴。此外,风门还可用于治疗胸背疼痛等症。

评注:

上述三穴,虽同为治"风",但各有侧重:风池可以用以治疗内风、外风以及头面五官诸疾,尤善明目、通利鼻窍;风府的主治同风池,也可以治疗内风、外风以及头面五官诸疾,但风府更偏向于治疗内风,有清脑和利舌咽的功效;风门则以治疗外风为主,即风邪犯肺之证以及胸背疼痛和热证。

此外,足少阳胆经的风市一穴也与风密切相关。风市的"市"是集市的意思,意指此处是风邪汇聚的地方,其穴可用于祛风,但临床上仅局限于下肢的风病,可祛风湿、利腿足。

18. 膈俞与血海的主治异同

治疗血病,在临床上常取膈俞和血海两穴,两者之间又有什么异同呢?

膈俞为血会,有宽胸膈、清血热的功效,古代记述其可以治疗血热妄行、吐血等出血病证。血海因能治疗血证而得名,有调血清血、宣通下焦的功效,古代记述其可以治疗月经不调、闭经、崩漏等妇科血证以及各类淋证。

有人说:膈俞属于太阳经,太阳经多阳而少阴,多气而少血,因此膈俞功能偏于行血、活血;而血海属于太阴经,太阴经多阴而少阳,多血而少气,因此血海功能偏于补血。

上述说法失之偏颇,膈俞位于上焦和中焦之间,其作用取决于施用方法:针膈俞可以推动上焦和中焦的气血运行,而灸膈俞可以补气血,如古代治疗肺痨病就采用灸膈俞的方法。

一般来说,关节部位的穴位都不用灸法,以免灸后活动时产生疼痛。血海位于膝关节旁,一般也不用灸法,因此很难说血海可以补血,但针刺血海可以活血。在临床上,血海常与地机配合治疗下焦妇科病,可以行血、活血。此外,血海还可以用以治疗风证,如癫痫、中风、皮肤病等,因为"治风先治血,血行风自灭"。

评注:

谈到补血,我们还是要着眼于冲脉,因为冲脉为血海,而关元为冲脉所起,因此关元为补(气)血之要穴。当然在临床具体运用时,补血还要考虑到气血生化之源的脾胃,如脾俞、足

三里等穴。

19. 太溪和复溜的主治异同

足太阴肾经的太溪和复溜两穴在临床上均可以滋阴,用以治疗肾阴虚诸症,两者之间又有什么不同呢?

太溪的"太"意思是盛大,足少阴肾经脉气出于足底,通过然谷,汇成大溪,与动脉相应,故称为"太溪"。

主治:益肾、降火。太溪是原穴,补肾为主,可以补肾阴肾阳。

复溜的"复"又作"伏"意,为潜伏,"溜"通"流",足少阴之脉至此深入流行,故名。

主治:益肾、理肠、利水、止汗。

复溜的主治偏向于补肾阴,治疗阴虚火旺。

评注:

除了太溪和复溜外,肾俞和命门也都有补肾的作用:肾俞为背俞穴,作用类似于原穴太溪,可以补肾阴和肾阳。背俞穴是脏腑在背部的代表穴,原穴是脏腑在四肢部的代表穴,治疗上近取背俞(脏病)或募穴(腑病),远取原穴(脏病)和下合穴(腑病),这是治疗脏腑病的临床选穴原则。命门的治疗作用偏于补肾阳,在身前与其对应的穴位便是关元(丹田),两穴都与阳气密切相关,可用灸法,前后配合可以回阳救逆。

20. 急性腰扭伤的远道取穴

在治疗急性腰扭伤时,远道取穴比局部取穴更为重要,与治疗效果密切相关,现对不同的远道取穴论述如下。

20.1 腰痛穴

"腰痛穴"又称"腰腿点",是手背上的一对经外奇穴。从名称看,我们就知道它是专用来针治腰痛和腰腿痛的。腰痛有急性和慢性之分,其发病原因又各有不同,腰痛穴主要是用于治疗急性腰扭伤。一般来说,针治急性腰扭伤,临床上先采用远道取穴,在取得针感的同时,让患者试行伸动腰部,加深呼吸,反复做些屈伸、下蹲、起立的动作,这样多数能使僵板疼痛的症状很快缓解;假如还有些僵板,可适当再在腰部压痛部位选穴针刺,或拔火罐,或配合推拿,疗效会很满意。

"腰痛穴"一边手背上有两穴:一是在第二、三掌骨之间,当指总伸肌腱的桡侧,指掐时有较强的酸胀感;一是在第四、五掌骨之间,与前者水平。

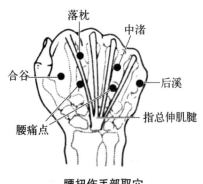

腰扭伤手部取穴

落枕
中渚
合谷
后溪
指总伸肌腱
腰痛点

有的书上把两穴的位置定得太靠近腕部，针感不好，治腰痛效果就差。针刺时可坐位取穴，避开浅表静脉和肌腱，向骨缝间直刺，进针 0.5～1 寸，捻转，使其出现明显的胀重感，留针 10～20 分钟，间歇运针，并让患者伸展转动腰部，即见效果。

20.2　落枕、中渚穴

除了腰痛穴外，我们还可以取腰痛穴前边的两个穴位——"落枕"（奇穴，又名"项强"，是以治疗项部伤筋而得名）和手少阳三焦经的中渚，也能取得很好的疗效。

20.3　八邪

由落枕、中渚穴向前，从食指至小指的四个指缝间，有四个奇穴，叫八邪穴，也可以用于治疗腰扭伤。针刺时患者手指分开或屈指，针体与掌骨平行，当指缝纹头处进针 1.5 寸。如刺二、三指间，可透到落枕和腰痛穴的下方来加强针感。

20.4　后溪、养老

小指后外侧的手太阳小肠经后溪穴，由于其通督脉，更是常用来治疗落枕和腰扭伤。取穴时嘱患者轻握拳，在第五掌骨头后与中渚相平处进针，针向掌骨下，透过中渚，进针 1 寸许，捻转时有明显酸胀感。

较之后溪穴，笔者在临床上更为常用的是同属手太阳小肠经的养老穴，由于此穴位于尺骨小头近端桡侧凹陷中，关节骨缝之间，周围没有神经干，针刺胀重感觉极为强烈，而且稳定，较之后溪穴产生更少的痛觉，也不会引起出血。需要注意的是，针时应让患者手掌心向胸取穴，留针期间，患者应该保持原有姿势，以免弯针。

20.5　合谷穴

选取手阳明大肠经原穴合谷穴配合手少阳三焦经中渚穴，也可治疗腰扭伤。取合谷穴，要靠第二掌骨侧进针，这样会出现较强的酸胀感（在肌肉丰富处多产生酸感，近关节处多胀重感）。合谷穴的浅层为桡神经浅支的手背支，深层为正中神经的指掌侧固有神经，因此针刺感觉丰富，其主治也十分宽泛。

为什么上述穴位都能治疗腰扭伤呢？穴位的作用有局部作用和远道的整体作用，针刺手部的穴位，特别是掌腕关节附近的一些穴位，都能取得明显的酸胀感，那种胀重沉紧的针感对于缓解腰脊部的痉挛有着显著的远道治疗作用。上述三个经穴分别属于手三阳经，而阳经主治外经病证，因此对躯体部急性病痛可选用阳经相关穴位，这里特别推重"输"穴，因为"输主体重节痛"，后溪、中渚就属于"输"穴。

此外，除了上述经外奇穴和手三阳经的三个代表性穴位外，临床治疗急性腰扭伤还可以选用足阳经穴位，主要是足太阳经的穴位，因为太阳行身之后，可以选用殷门、委中、承山、飞扬等穴。

评注：
从以上各例说明，针刺治疗急性腰扭伤的远道取穴是灵活多样的，远远超出了《四总穴

歌》中的"腰背委中求",也并不一定非要选用"腰痛穴",上述各穴都有一定的治疗作用。从针灸治疗急性腰扭伤的临床实际,我们可以看出穴位的治疗特异性常常是相对的,有时共性往往大于个性,所谓经验穴的效果也是局限的。外国学生在针灸临床学习的过程中,经常急于求成,想抛弃针灸理论,而盲目追求和相信众多的故弄玄虚的经验穴,事实证明,这是得不偿失的。只要针灸医生理论功底扎实,针刺手法得当,很多疑难杂症都可以被一些"朴素"的穴位所治愈,这才是针灸的本质所在。

最后需要说明的是,针对急性腰扭伤,不论是何种远道取穴法,都要在取得针感的基础上,让患者配合缓慢运动腰部来获得疗效。

21. 标本根结的运用

标本根结理论始见于《灵枢》。什么是"标本"呢? 木之末梢称"标",木之根本称"本",经络学说中的标本概念,是借"标""本"两词来形容经气集中和扩散的一定部位,以阐明四肢与躯干之间气血运行的升降关系。梢与根,其位置有高下之分,即"标"在上而"本"在下。人体头面胸背等部位与四肢部位相对来说,前者位置较高,后者位置较低,因此,十二经中,"标"都在头面胸背等上部,而"本"则在四肢下部,具体如下表(表41)。

表 41 十二经标本部位表

经 名		本部相应穴位	标部相应穴位
足	太阳	跗阳	睛明
	少阳	足窍阴	听会
	阳明	厉兑	人迎、地仓
手	太阳	养老	攒竹
	少阳	中渚	丝竹空
	阳明	曲池、臂臑	扶突
手	太阴	太渊	中府
	少阴	神门	心俞
	厥阴	内关	天池
足	太阴	三阴交	脾俞、廉泉
	少阴	交信	肾俞、廉泉
	厥阴	中封	肝俞

何谓"根结"呢?"根"有根源的意思,"结"有结聚意思。经气所起为"根",所归为"结"。具体说来,"根"指四肢末端的井穴,是经气的发起;"结"指头面躯干的有关部位和器官,为经气之所结聚(表42)。

元代窦汉卿《标幽赋》将根结概括为"四根三结":十二经根于四肢末端,称为"四根";结于头、胸、腹三部,称为"三结"。"四根三结"强调了阳经与头部的联系,阴经与胸腹部的联系。

表 42　足六经根结部位表

经　名	根	结
足太阳	至阴	命门(目)
足阳明	厉兑	颡大(鼻咽部)
足少阳	足窍阴	窗笼(耳中)
足太阴	隐白	太仓(胃)
足少阴	涌泉	廉泉(舌下腺)
足厥阴	大敦	玉堂,络于膻中

四肢(根) { 手三阳经 → 头部 、足三阳经 、手三阴经 → 胸部 、足三阴经 → 腹部 } 三结

四根三结

如上图所示：足三阴经结于腹部,由于结是一个脏腑器官的概念,这里的腹部便是指位于腹腔的肝、脾(胃)、肾、三脏,而上表足少阴结于廉泉,足厥阴结于玉堂,均高于腹部,这是由于足少阴经从肾脏发出的脉上行过横膈,沿着喉咙到达舌根部,而足厥阴经从肝脏发出,同样上行过横膈,到达肺,联系玉堂和膻中。

"标本"与"根结"有其一致性,都是论证四肢与头面躯干的密切联系,以四肢部为"根"、为"本",头身部为"结"、为"标",从而突出了四肢穴位的重要性。

"标本"与"根结"的区别如下：首先从部位上来看,标本范围较根结为广。标本,十二经都有具体论述；根结,传统上以足六经为代表(手六经的根为相应井穴,结与同名足经相同)。"根"是井穴,"本"指肘膝以下一定部位；"结"的部位在头、胸、腹,"标"的部位除头胸腹外,还有背俞。再从具体含义来看,根结是表示经脉循行两极相连的关系,即"根"是经脉在四肢循行会合的根源,"结"是经脉在头胸腹部循行流注的归结,其性质是为了突出经脉径路的联系；标本是说明经气集中与扩散的关系,即"本"是经气汇聚的中心,"标"是经气扩散的区域,其性质着重于经脉之气的弥散影响。两者同中有异,相互补充,共同阐明了经气上下内外相应的道理,既着重于经络循行路线,又不为循行路线所局限,从而说明了气血升降,贯彻上下内外的现象。两者区别具体如下表(表43)。

表 43　标本根结区别表

"标本""根结"	分布部位	概念范围	特　点
根	四肢	较小	仅限于井穴
本		较广	有时含根(窍阴、厉兑)。泛指肘膝关节以下五输穴、原络穴、郄穴、六腑下合穴及八脉交会穴。手阳明之本还可上至臂臑
结	头面躯干	较小	主要指脏腑器官
标		较广	指经气弥散的部位,手足三阴之标还扩布到胸前(中府、天池)和背俞穴(心俞、肝俞、脾俞、肾俞)

标本与根结理论共同阐述了经气在四肢与头身内脏之间的两向关系,这对于针灸临床取穴有着重要的指导意义。就脏腑器官来说,"本"远而"标"近。临床取穴,以远取为主还是以近取为主,或是远近同取,这可说是针灸中的标本论治。

21.1　本部取穴

头身脏腑的病证取用四肢肘膝以下的腧穴,包括五输穴、原穴、络穴、郄穴等特定穴。五输穴中的井穴,也就是根结理论中"根"的部位。其临床应用最为典型的便是《四总穴歌》"肚腹三里留,腰背委中求,头项寻列缺,面口合谷收"。其他例子如治疗疝气灸大敦、胎位不正灸至阴、乳少针少泽等,都是本部取穴的具体应用。

21.2　标部取穴

头身脏腑的病证取用其邻近部的腧穴来治疗,这就是标部取穴的应用。如风伤项急,取风府;头晕目眩,取风池;耳聋气闭,取听会、翳风;口歪,取颊车、地仓;咳嗽,取肺俞、天突等。

此外,标部穴还可用于四肢病证。根据标本理论,上下内外经气相互贯通,上病可取下,下病也可上取。如取神庭治疗四肢瘫痪;取浮白治疗腿足痿软;取风府医治腿脚疾患;灸肾俞治四肢瘫痪等。

21.3　标本同取

本部穴可以和标部穴配合运用,也就是远取与近取相结合,这在临床上应用最广。如古代文献记载的针刺承山和长强治疗便血,针三阴交和气海治疗遗精,针合谷和天府治疗鼻出血等都是一远一近互相配合,标本同取的例子。

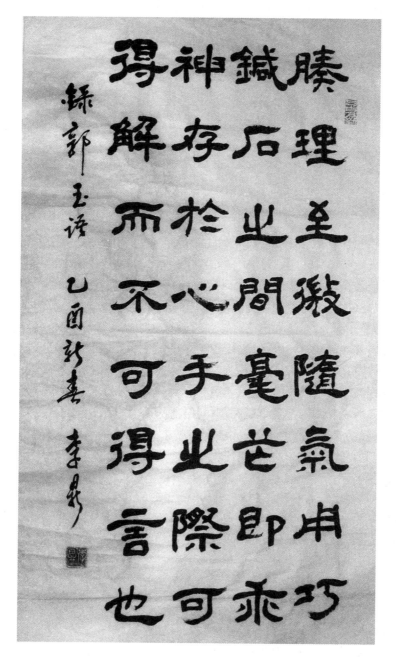

李鼎教授诗词书法作品之七

此作品内容引自东汉名医郭玉语。

"腠理至微,随气用巧,针石之间,毫芒即乖。神存于心手之际,可得解而不可得言也。"意思是:人的肌肤腠理十分精微,调整气血的方法也非常巧妙,针刺艾灸,关键在于手法,失之毫厘,谬以千里,毫芒之间,一不经心,就会发生差错。施针时必须凝神用意,手脑并用,其中的奥妙是很难用语言来形容的。

第二章　临床刺灸

1. 临床治疗总则——"调气治神"

笔者的外国学生在针灸临床学习阶段最常问的一个问题便是："为什么在上针灸治疗学时,老师讲得头头是道,但在针灸临床实习时,却很少用到辨证论治?"笔者将这一尖锐的问题转而问李老,李老答曰："由于针灸的自身特点,我们不能将针灸临床的规范简单地方药化。"我追问道："是否在针灸临床上,辨证论治不再是核心,那取而代之的又是什么呢?"李老答曰："针灸总属于外治法,与作为内治法的方药不完全相同。针灸讲辨证施治,着重在辨经络脏腑、寒热虚实各证,而施行针灸治法,调气治神才是针灸临床治疗的总则。"

针刺中的感觉和反应(简称感应)称为"气"。现在有人把针刺取气、得气的概念局限化了,以为针刺出现酸、麻、重、胀的感觉就叫"得气",这种说法并不全面。李老根据临床实际和经典理论,把人体的"气"分为各个层次,不同层次的感应是不相同的:针刺皮肤层有轻微的痛感,不会出现酸、麻、重、胀的感觉,如针刺四肢末端的井穴,多数是刺痛感觉,又如透过皮肤,沿皮下浅刺的"腕踝针"刺法,再如针刺耳郭部穴位,这些都是以痛感为主,并无酸胀等感觉,但这也是得气,是得浅层的"卫气";七星针叩得轻些得微痛,叩得重则出血,这也是得气,是得较深层的"营气";而我们一般所说的得气主要是指更深层的"谷气",谷气是指"分肉"或称"筋肉"中间的气,针下出现的沉紧感便是由此而来。在临床中,虽然我们将得谷气作为主要的得气,但也不应忽视得卫气和得营气,只要随证施用,都能取得疗效。

在李老的悉心指导下,笔者从 1998 年起应诊于上海市府大厦门诊部针灸推拿科,现结合临床病例,将"调气治神"理论论述如下。

1.1　调浅深之气

"病有浮沉,刺有浅深,各至其理,无过其道。"

人体不同部位气血分布不同,同一穴位,不同浅深,气血分布亦不相同。浅刺皮肤和肌肉层可调卫气和营气,刺及深层筋肉间可以调谷气。如临床针刺百会穴,应浅刺而非沿皮深刺。针刺腰臀诸穴,应深刺而非浅刺。而针刺合谷,既可以浅刺,也可以深刺:如治疗手背局部皮肤麻木,应浅刺以取其卫气,正如《太素》说的"卫气虚则不仁而不用",麻木不仁正是卫气虚的表现;如治疗面口疾患,则应刺入穴位的中层,以取其营气;如治疗中风后手掌不能展开,则应向劳宫方向深刺合谷穴,以取其谷气,正如《灵枢·官针》所说:"已入分肉之间则谷气出。"

针刺治疗便在于通过刺卫、刺营、刺谷气而达到调气治神的主要目的。

李氏针灸病案一

毛女士,73 岁,2004 年 8 月 31 日初诊。

主诉:手足及舌持续性麻木不适 30 余年。

病史:患者手足及舌持续性麻木不适始于血吸虫病服药后,多方求治无任何疗效。

治疗原则:调节卫气。

针灸处方:百会、风池、廉泉、曲池、外关、合谷、足三里、太冲。

针刺方法:除风池、廉泉深刺取谷气外,其余各穴均浅刺取卫,对一般常规深取的曲池、足三里亦深穴浅刺。浅刺诸穴后行快速提插捻转法,针后局部皮肤行火罐。

疗效:治疗 2 次后,患者持续性麻木转为间歇性麻木,时作时止,后续治疗 1 个月,间歇期逐渐拉长,情况稳定,虽未最终根除,但生活质量已大为提高。

1.2　调远近之气

"近气不失,远气乃来。"

李氏针灸病案二

万先生,51 岁,2009 年 5 月 19 日初诊。

主诉:突发左耳内上部蚁行感,伴麻木 2 年。

病史:患者于 3 年前无明显诱因突发左耳内上部蚁行感,伴麻木,时作时止,入夜尤甚,甚则夜不能寐,多方求治,花费数万,始终无效,十分痛苦。

治疗原则:调手少阳三焦经远近之气。

针灸处方:左侧耳门、翳风、中渚。

针刺方法:局部耳门、翳风浅刺取卫。远端中渚深刺取谷气,以感觉酸胀向前臂传递为度。

疗效:治疗 2 次后,患者诸症痊愈,近日复诊,未复发。其诊疗费共计人民币 14 元,患者感激不尽。

1.3　调呼吸之气

"欲调营卫,须假(借助)呼吸。"

针刺治疗是否要配合呼吸,如何配合呼吸,历来有不同的看法。李老对此有自己独到的见解:"人体深呼吸时,随着肺脏的一张一弛、横膈的一升一降、腰脊的一伸一屈、胸腹的一起一伏,其影响范围是很广的。"由此可见呼吸对调整全身生理功能的重要性,笔者现结合临床病案分部位论述如下。

1.3.1　肺部疾患

李氏针灸病案三

郑女士,58 岁,2004 年 1 月 15 日初诊。

主诉:频发干咳 1 周,伴胸闷气短,苔薄白,脉缓。

治疗原则:调气止咳。

针灸处方:天突、大椎、定喘。

针刺方法:患者干咳时透皮进针天突穴,此时嘱患者配合深呼吸,当患者呼气时,沿胸

骨柄后缘向下刺入。

疗效：患者即刻干咳停止，复诊 1 次，痊愈。

1.3.2 膈肌疾患

李氏针灸病案四

王先生，52 岁，2009 年 1 月 20 日初诊。

主诉：无明显诱因，频发呃逆 2 周。

病史：患者呃逆之声洪亮，间歇时间只有数秒，夜不能寐，痛苦不堪，辗转多家医院多个科室(包括针灸)治疗，无效。

治疗原则：调气理膈，降逆止呃。

针灸处方：膻中、内关、太冲。

针刺方法：患者呃逆(吸气)时进针上述三穴，此时嘱患者尽最大可能配合深呼吸，双手在两侧内关和太冲穴上分别行呼吸泻法：患者吸气时进针，呼气时出针。

疗效：当天治疗后，患者呃逆间隔时间拉长至数分钟，3 次治疗后痊愈。患者是国家级篮球教练，平素心肺功能良好，体格十分健壮，正邪相争尤甚，这正是其临床表现如此剧烈的原因，如不配合自身的呼吸以调节膈肌运动，光凭借外力，实难收效。

1.3.3 肠胃疾患

李氏针灸病案五

高先生，35 岁，1998 年 6 月 16 日初诊。

主诉：腹胀如鼓 2 年，伴嗳气、便秘。

西医诊断：浅表性胃炎，慢性结肠炎。

治疗原则：调气和胃，降逆除痞。

针灸处方：膻中、天枢、关元、足三里、行间。

针刺方法：足三里进针后，嘱患者配合深呼吸，虽然患者已经腹部膨隆，但仍然要求其最大限度地使用腹式呼吸，与此同时，在双侧足三里行呼吸泻法，10 次呼吸后，留针。患者 3 年前调入法院工作，工作压力陡增，平素抑郁，故加行间以平肝降逆。

疗效：针刺 4 次后，患者腹部明显平复，2 个月后诸症消失，直至 2005 年由于工作紧张诸症再作，遵循上法，配合中药，3 个月后痊愈。

1.3.4 腰脊疾患

李氏针灸病案六

邓先生，46 岁，2001 年 2 月 27 日初诊。

主诉：急性腰扭伤 1 天。

病史：患者腰部弯曲不能直伸，不能平卧，咳唾引痛；被人扶入病室，面容苦楚。

治疗原则：调太阳督脉之气。

针灸处方：养老、水沟。

针刺方法：由于患者痛甚，不能坐下，因此嘱其取站立位，双掌心向胸。当患者吸气时进针，得气后嘱患者用力吸气并向上伸展腰部，呼气时放松，恢复原位，如此反复，使患者腰部活动范围渐渐扩大，直至可以坐下。之后加针水沟以通调督脉，同时嘱其深吸气时进一步后仰伸腰，重复数次。其后嘱患者站立，带针进行小范围内的蹲起动作，配合深呼吸：吸气

时起立,呼气时下蹲。

疗效:15 分钟后,患者伸展已基本如常,后随呼气出针。患者连声称奇,满面笑容自行步出病室,后续治疗 1 次,痛已不甚,去水沟,针加足太阳膀胱经之委中,震颤浅刺取之,以舒展腰腿经气,病遂痊愈。

评注:

以上病案从不同侧面反映了调气在针灸治疗中的重要性。"气"的概念,既有针下的浅深之气、远近之气,又有呼吸之气。在临床中,只有随证将调卫气、营气、谷气和调远近之气、呼吸之气有机灵活地结合起来,才能很好地发挥针灸的整体作用。为取得更好的临床疗效,李老在必要时常配以方药,正如古人所说:"汤药攻其内,针灸攻其外,则病无所逃矣。"

2. 关于"得气"

"得气"一词,在针刺中很常用。我们常引《灵枢·九针十二原》"气至而有效"一语来强调气至与疗效的关系。气,现在都解释作针刺引起的感觉,或说感应,既说是感应,那就随个人的体质、病情和具体部位的不同而有若干差异,并无一个统一的标准。

有些部位感觉灵敏,有些部位感觉迟钝,这可说是气有阴阳和多少的不同。例如四肢末端属阳,感觉最为灵敏,俗语所谓"十指连心"。相对而言,头身脊背正中和深部内脏则属阴,所以感觉迟钝。四肢末端之所以感觉灵敏,还由于这些部位是阴阳经脉会合处,同理,任、督脉的衔接部——口唇和肛门周围也十分敏感。四肢末端的井穴以及水沟和会阴等穴,常用于急救和治疗精神类疾病,能发挥回阳救逆、通调阴阳的作用。在头脊正中的督脉经穴,针刺则不如灸法能取得较好的感应,故多用灸法才有利于振奋阳气。

感觉因各人阴阳气质的不同而有所差异(相关内容参见本书五行学说之"五行之人与五态之人")。疾病和衰老都会影响气血的功能,从而导致针刺感觉的不同:久病和老年,气血运行不够通畅,所以感觉迟钝,如慢性风湿病和糖尿病患者,对针刺的感应就较差;新病和小儿,气血运行较快,故感觉灵敏,对针刺的感应也较强。此外,一般而言,过敏体质和神经症的患者对针刺的感应也较强。

如上所述,针刺得气,既要辨部位特点,还要辨患者的气质和病情。其中辨部位的特点是最为基本的,应结合组织结构加以理解和掌握:针刺皮肤只会出现单纯的痛感,刺到肌肉层可以出现酸胀感,刺及血管壁会出现痛感,刺及神经支会出现麻感,触及神经干时则出现麻电感。作为得气的"气"应是包括这多种感觉,而且要分析以何者为主。

古人提出的"卫气""营气""谷气"都属得气的内容,而以"谷气"为主。皮肤的感觉不会有酸麻等细微感觉,透皮时只有痛,这痛是卫气的反应[临床应用皮肤针、皮内针(包括耳穴埋针)以及皮下留针的刺法都属此类];透过皮肤刺及血管壁导致出血,由此产生的痛感则属于营气的反应(临床应用粗针和三棱针浅刺出血或皮肤针重叩出血等泻络刺法都属此类);针到肌肉层,如不碰上血管一般不会有痛感,而是酸或胀以及一种沉重的感觉,关节附近的筋间胀重感尤为明显;刺及神经组织则出现麻感,甚至出现较为剧烈的麻电样的放射性感觉。对这些感觉,在临床治疗中一般以患者能够忍受为度,不宜过量。

对于施行补泻手法,主要在于掌握"谷气"。《灵枢》将比较和缓的、患者能够耐受的针下感觉称为"谷气";相反,强烈的、患者难以耐受的针下感觉则称为"邪气"。针刺手法讲求的是和缓而持久的"谷气",而不是强烈而短暂的"邪气",因而触电般的刺激神经干的针感,古人是不把它作为得气要求的,我们在临床上针刺环跳等穴时尤其要注重这一点,点到为止,不可反复刺激,以免对人体造成伤害。《灵枢》在论浅、中、深"三刺"时说:先刺皮肤层的卫气部分,使"阳邪出";再刺入皮下层的营气部分,使"阴邪出";三刺入"分肉之间"的谷气部分,自然可祛除深部的邪气而守住谷气。

针刺补泻的全过程都离不开"气"。《难经·七十八难》指出,早于进针之前就要运用压、按、弹、捏等手法以促使"气"来,随后进针以"得气",再行具体的补泻手法。《灵枢·终始》要求医生集中思想于用针,由此来调动患者的"神"和"气",随后医生的用针必须既坚定用力,又谨慎掌握,这里强调医生的"神"与"针"的关系、患者的"神"与"气"的关系,只有两者相互配合,才能获得最佳疗效。

后世针灸著作描写针刺得气情况最为生动的,要数窦汉卿《标幽赋》中的一段话:"气之至也,如鱼吞钩饵之沉浮;气未至也,如闲处幽堂之深邃。"当患者接受针刺治疗时,局部会有酸胀等感觉,随之出现肌肉反应,这时医生持针的手下才会有沉紧的感觉,如患者针下无反应,则医生手下只有空松的感觉。严格来说,得气的标准包括两个方面,一是患者对针刺的直接感觉,二是医生施针手下的间接感受,两者缺一不可。有些病证,患者虽有酸、胀、重、麻等感觉,但医生手下并无沉紧的感觉,如小儿麻痹症的患肢,医者所感受到的只有空松感,这仍不能算是得气。这是由于小儿麻痹症的病损部位在脊髓前角灰质,传出神经元受损,而位于后角的传入神经元正常,这种病况造成有感觉而无反应的"软瘫"。假如是截瘫患者,造成病位以下的感觉完全消失却存在不自主的肌肉收缩反应(硬瘫),这时医生针刺的手下可有紧涩感而不是空松感,这仍不能算是得气,这种紧涩感是由病气或者邪气导致的。

评注:

得气并非针刺穴位所专有的感应,在针灸临床实践中,有时针刺一些穴位旁边的非穴位,得气感应亦会产生,只是产生的概率往往没有直接针刺穴位来得高,产生得气感应的强度也往往没有直接针刺穴位来得强罢了。而无论针刺在穴位上还是非穴位上,只要有针感得气,临床上便会有一定的效果。而如何界定穴位和非穴位,换句话说,穴位到底有多大?这便是一个十分复杂的问题了,答案因部位和穴位特性的不同而不同,如穴位在体表的投影可以小到米粒,如睛明穴,也可以大到直径1寸甚至以上,如环跳穴。因此,对这一问题并没有统一的答案,在临床上需要灵活掌握。

3. 针刺深浅的客观依据

针刺的深度主要根据穴位所在的解剖特点而定,一般来说,位于头面、胸背、手足等肌肉浅薄或邻近重要脏器的穴位应浅刺,而腰腹、四肢等肌肉丰厚处的穴位可适当深刺。但这只是一般的原则,在临床上还应当结合患者体质强弱、病位深浅、证候虚实和时令冷暖等情况同时考虑,适当调节针刺深浅和手法强度,以期取得良好的效应。

3.1 体质强弱

人的体质有强弱,体型有肥瘦,年龄有老幼,性别有男女,气血有盛衰,在生理功能上各有所异,因此针刺的深浅也必须适当变通。如肥人大多"血浊而气涩",宜深刺和留针;瘦人大多"血清、气滑",宜浅刺疾出;常人则"血气和调",可照一般的深浅施治;婴儿肌肤薄,血少气弱,宜用细小的毫针浅刺而疾出针。关于人体体质与针刺关系请参见本书五行学说之"五行之人与五态之人"。

3.2 病位深浅

病位浅的,不能针刺太深,否则会损伤正常组织;病位深的,不能针刺太浅,否则病邪不得散泄,起不到治疗效果。《黄帝内经》刺法中所列举的浅刺皮肤的扬刺、半刺,刺筋的恢刺、关刺,刺肌肉的合谷刺,刺骨的输刺、短刺等,都是根据病位差异而施用深浅不同的刺法。

3.3 证候性质

疾病证候的性质,无外乎阴阳、表里、寒热、虚实之八纲。临床上,一般对阳证、表证、热证、虚证宜浅刺,相反,阴证、里证、寒证、实证宜深刺。

3.4 时令冷暖

四时季节,春夏暖而秋冬寒。人体受气候的影响,生理状况也随着有所不同。《灵枢·终始》说:"春气在毛,夏气在皮肤,秋气在分肉,冬气在筋骨,刺此病者,各以其时为齐。"说明随时令冷热的不同,人的气血有深有浅,针刺深浅也应该相应调整。春夏时,阳气浮于上,腠理开疏,气浅故刺宜浅;秋冬时阳气潜于下,腠理固密,气深故刺亦较深。

4. 针刺中的"三才"

天、人、地,称为"三才",用来说明针刺时进针的深度。其法就是以皮内为"天",肉内为"人",筋骨间为"地"。这种分层的名称在烧山火、透天凉等分层补泻法中常常提到。"三才"实际上就是浅、中、深三部。临床应用时,如针刺深度为 1.5 寸的穴位,即以 0.5 寸(上 1/3)为天,1 寸(中 1/3)为人,1.5 寸(下 1/3)为地。而肌肉浅薄的穴位就不适合分层补泻。

早在《灵枢》中已有分层次进针的论述,称作"三刺"。《难经》又从皮肉筋骨与五脏相应的关系对"三刺"进行阐述,现将两者结合列表如下(表 44)。

表 44 针刺中的"三才"

刺	部 位	气	五脏相应	三才
一刺	皮	卫气	心肺之部	天
再刺	肌肉	营气	脾胃之部	人
三刺	筋肉间	谷气	肝肾之部	地

评注：

皮肤为阳分，主要是卫气所行，刺之可出阳邪；皮下肌肉为阴分，主要是营气所行，刺之可出阴邪；筋肉间则为谷气所行，是针刺调气的主要部位。卫气、营气、谷气分布于不同的深度，但这只是相对的区分，其间并没有绝对的界限。在临床实践中，针刺可以停留在不同的深度以候相应之气。此外，对针刺深度的分层也要灵活掌握，对较深的穴位，仍可分天、人、地三层，但对一般的穴位，分天、人两部即可。

5. 针刺补泻法的组合及其运用

各种补泻法的组合运用，概念上常会混淆不清，笔者现就两种常用的补泻法组合论述如下。

5.1 徐疾补泻与开阖补泻的组合（表45）

表45 徐疾补泻与开阖补泻的组合

补 泻	进 针	运 针	出 针	开 阖
补	徐	徐	疾	按压针孔
泻	疾	疾	缓	不按针孔

5.2 提插补泻与捻转补泻的组合（表46）

在讨论这一组合之前，有一点需要指出的是：捻转补泻法并非指单方向地连续捻转（这样有可能会导致肌纤维缠绕针身而滞针），而是指在特定方向上用力轻重和速度快慢的比较。实际上无论是补法还是泻法，顺时针和逆时针捻转针的角度都是一样的，只不过在实施补法时，顺时针捻转时的力度较大，速度较快，而在逆时针捻转时则力度较轻，速度较慢，反之则为泻法。

表46 提插补泻与捻转补泻的组合

补泻	插	提	捻 转				
补	重/快	轻/慢	顺时针	重/快	逆时针	轻/慢
泻	轻/慢	重/快		轻/慢		重/快

5.3 关于捻转补泻

《黄帝内经》并无关于捻转方向分补泻的记载，到了金元时期，后世医家认为顺时针捻转为补，逆时针捻转为泻，针灸临床一般也以此为最基本的捻转补泻法。除此基本方法以外，还有一些不同的认识，现分述如下。

无论左手还是右手持针，顺时针捻转，可使气向下以及朝远心端运行，逆时针捻转，可使气向上以及朝近心端运行。补泻是以顺人体之气行方向为补，逆其气行方向为泻。至于具体朝什么方向重而快地捻转为补，什么方向为泻，在古代有许多学说，现结合临床实际，参考《神应经》《金针赋》《医学入门》等文献具体介绍如下。

5.3.1　以经脉的循行方向为依据的捻转补泻法(表47)

表47　捻转补泻法与经脉循行方向关系表

经　　脉	循行方向	补　法	泻　法
手三阴、足三阳、督脉	降(远心方向)	顺时针重/快	逆时针重/快
手三阳、足三阴、任脉	升(近心方向)	逆时针重/快	顺时针重/快

注：上表经络循行方向的升降是一个相对的概念,这取决于患者的姿势。此处的升降是以站姿或坐姿,双手下垂为标准姿势,因此手三阴从胸走手为降,手三阳从手走头为升。这不同于明代《金针赋》所提到的经络循行的基本规律"阴升阳降",它是以双手举起为标准姿势的,具体内容参见本书经络理论之"任督脉与营气的运行方向"。

在临床具体运用时,只要医生清楚了解经脉走向,无论患者采取什么姿势,医生取何种站位,医生是左手持针还是右手持针,上表的补泻方法都是适用的。

5.3.2　以"左升右降"为依据的捻转补泻法(表48)

表48　捻转补泻法与"左升右降"关系表

患者左右	阴阳属性	气之升降	补　法	泻　法
左	阳	升(近心方向)	逆时针重/快	顺时针重/快
右	阴	降(远心方向)	顺时针重/快	逆时针重/快

注：关于"左升右降"相关理论请参见本书阴阳学说之"关于左为阳右为阴"。

5.3.3　以男女性别为依据的捻转补泻法(表49)

表49　捻转补泻法与性别关系表

性别	经　脉	补　法	泻　法
男	任脉	逆时针　重/快	顺时针　重/快
女		顺时针　重/快	逆时针　重/快
男	督脉	顺时针　重/快	逆时针　重/快
女		逆时针　重/快	顺时针　重/快

注：男性符合表5.3.1规律,女性相反。

5.3.4　以男女性别和针刺时间为依据的捻转补泻法(表50)

表50　捻转补泻法与性别和针刺时间关系表

性　别	针刺时间	补　法	泻　法
男	午前	顺时针　重/快	逆时针　重/快
	午后	逆时针　重/快	顺时针　重/快
女	午前	逆时针　重/快	顺时针　重/快
	午后	顺时针　重/快	逆时针　重/快

注：一般意义上的捻转补泻以顺时针为补法，逆时针为泻法。男性相对于女性而言，午前阳气尤其旺盛，顺应这一阳气渐盛的变化则为"补法"，具体操作应以顺时针捻转的补法来补益其阳气，以补为"补"；午后阳气渐衰，顺应这一变化则为"补法"，具体操作应以逆时针捻转的泻法泻其阳气，以泻为"补"。女性则补泻方法相反。

针刺补泻法的组合远远不止上述两种基本组合，经典的复式补泻手法有"烧山火"和"透天凉"补泻法等。无论是何种补泻手法，在针灸临床上都是从进针到出针的一整套手法，各个方法之间不能相互割裂，任何单一的手法都无法取得好的临床疗效，这也是中医的整体观念在刺灸法中的具体体现。

评注：

我们应该避免过度地采用西医的分析类方法和排列组合方法去研究中医，因为这会人为地使中医复杂化和玄化。笔者认为：在使用捻转补泻法时，基本的捻转补泻方法（顺时针为补法，逆时针为泻法）足矣，上述 4 种古代捻转补泻方法都太过理论化和复杂化，失去了《黄帝内经》针灸质朴的本色，均为后世医家的发展，临床可仅作参考之用。

6. "烧山火""透天凉"手法

"烧山火""透天凉"是明代针灸家提出的综合的针刺补泻手法，它是以徐疾、提插（或捻转）为主，结合呼吸、九六数、开阖等补泻方法，分天、人、地三层进行。"烧山火"组合了针刺的补法，目的要引"阳气"深入，使产生热感；"透天凉"组合了针刺的泻法，目的要引"阴气"浅出，使产生凉感。

本法的记载始见于徐凤所述的《金针赋》（1439 年），现结合《针灸大成》等古籍的记载分析说明如下（表51）。

表51 "烧山火"和"透天凉"手法比较表

手法名称	基 本 组 成	操 作 法	作 用	适应证
烧山火	徐疾补泻、提插（捻转）补泻、九六补泻、呼吸补泻、开阖补泻	三进一退；重插轻提，快插慢提；行九数；呼气进针；出针按压针孔	温阳	寒证
透天凉		一进三退；轻插重提，慢插快提；行六数；吸气进针；出针不按压针孔	泻火	热证

"烧山火"是因其能产生热感而名，热以治寒，故主治"顽麻冷痹"等证。其法"先浅后深"，意欲引阳气深入。按穴位的针刺深度，"烧山火"分成三等分。当进针透皮后，在"天部"用提插补法（重插轻提，快插慢提）或结合捻转补法，共 9 次（阳数）；之后进入"人部"重复此法；再后深入"地部"重复此法；然后从地部一次提退到天部。之后再如上法"三进一退"，反复操作，至患者觉针下有温热感为止，出针时应快速按闭针孔。如果结合呼吸补泻的补法同用，可在患者呼气时进针，吸气时退针、出针。

"透天凉"，是因其能产生凉感而名，凉以治热，故主治"肌热骨蒸"等证。其法"先深后浅"，

意欲引阴气浅出。按穴位的针刺深度,"透天凉"分成三等分。当进针透皮后,继续深入,直达"地部",在"地部"用提插泻法(轻插重提,慢插快提)或结合捻转泻法,共6次(阴数);之后退至"人部"重复此法;再后退至"天部"重复此法。之后再如上法"一进三退"反复操作,至患者觉针下有凉感为止,出针时摇大针孔,不闭其穴。如配合呼吸补泻,则在患者吸气时进针,呼气时退针、出针。

评注:

上述两法的应用要先分清病证的虚实、寒热,才能起到补虚泻实、寒者热之、热者寒之的作用。寒热效应的出现与否,理论上虽然取决于手法,但实际上与不同机体的反应性密切相关,血管的舒张收缩反应是产生凉热感的一种依据。

7. "龙、虎、龟、凤"四法

徐凤的《金针赋》记载了针对关节阻涩,经络之气不能通过而采用的四种针刺手法,现分别论述如下。

7.1 青龙摆尾法

行针时,以针尖斜向病所,然后向两边慢慢摆动针尾,一左一右,摆九次或三九二十七次,以加强感应的传导,达到催气、运气的目的。

7.2 白虎摇头法

行针时,扶起针尾,以肉内针头轻转,像摇铃样振摇六次,或三六十八次,主要借摇动来加强感应。气行后可结合按压法:欲气前行,按之在后;欲气后行,按之在前。

7.3 苍龟探穴法

行针时,斜倒针头,向上、下、左、右的不同方向实施"三进一退"的针法,即在深浅不同部位,向不同的方向进行探导,以获得感应。

7.4 赤凤迎源法

行针时,先进针插至地部,后提至天部,使针得气摇动,复插入人部,随后上下左右快速提插捻转,一捻一放,手指形状犹如"展翅"。病在上部,当吸气时逆时针捻转并提针;病在下部,当呼气时顺时针捻转并插入。也可配合刮针柄法,以达到催气的目的。

上述四法,一是浅部摆动,一是深部摇振,一是四周探导,一是上下飞旋,用这些方法驱运气血,在临床上还须配合循、按、刮、弹等辅助手法以促使气行,故这四法也被称为通经接气四法。

评注:

如同"烧山火"和"透天凉"针法,上述青龙摆尾法和白虎摇头法均使用了九六补泻方法,我们对此应该有一个客观的认识。从数字来看,九是奇数,属阳,六是偶数,属阴,九六数代表阴阳,出于《易经》,直到元明时期,才运用到针刺手法之中。在临床实际中,我们只要能够

根据不同的人、不同的证采用不同的针法,并得到相应的针感,便可达到疗效,完全不必拘泥于任何形式,正如杨继洲所说:"治法因乎人,而不因乎数。"

8. 子午流注针法

子午流注针法是一种以时间条件为主的配穴法。"子午流注"名称中的"子午"分别是十二地支中阴支与阳支的代表,"流注"一名则是从"所流为荥、所注为输"的用语而来。此法产生于宋金之际,早期著作为金代阎明广编著的《子午流注针经》,其将子午流注配穴法画成圆图及编成歌诀介绍,后也医家在此基础上又有所补充和修改。

关于按时配穴法的理论渊源,可以追溯到《黄帝内经》。《黄帝内经》多处阐述了"人与天地相应"的思想,还从营卫气血的运行说明了针刺应当与时相应。子午流注就是以这一理论为指导,以五输穴为基础,结合日时干支的运算而创立的具体的按时配穴法。除了以五输穴为基础外,记载于徐凤《针灸大全》的灵龟八法和飞腾八法,则是以八脉八穴为基础的按时配穴法,但临床中仍以子午流注针法应用较多。

评注:

传统的子午流注针法虽然有其朴素和系统的理论内核,但其将时间作为唯一的选穴条件,过分强调了"因时施治"的重要性。如在同一时间里,即使患者病情完全不同,也使用相同穴位,抑或等待特定时间针刺特定穴位,这显然是失之偏颇的。当然,我们并不否定人体生物节律的周期性变化,但刻意地将其细化到具体时刻和具体穴位,这显然是有悖于科学常识的。

9.《黄帝内经》刺法的运用

古代九针参见下图。

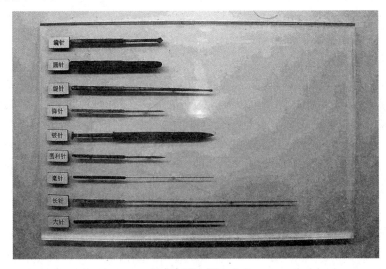

古代九针

《黄帝内经》中记载了多种集合成类的刺法,包括九刺法、十二刺法和五刺法等,现分别论述如下。

9.1 九刺法(表52)

表52 九刺法一览表

名 称	方 法	分 类
输刺	"输刺者,刺诸经荥输,脏俞也。"取荥穴、输穴以及背俞穴	取穴方法
远道刺	"远道刺者,病在上,取之下,刺府输也。"上病下取,取府输,即六腑在足三阳经上的下合穴。大肠:上巨虚。小肠:下巨虚。三焦:委阳。胃:足三里。膀胱:委中。胆:阳陵泉	取穴方法
经刺	"经刺者,刺大经之结络经分也。"刺经脉所经过处有结聚现象的地方,如硬结和压痛等	刺法(循经深刺)
络刺	"络刺者,刺小络之血脉也。"刺皮下血络	刺法(浅刺出血)
分刺	"分刺者,刺分肉之间也。"刺肌肉	刺法(深刺肌肉)
大写刺	"大写刺者,刺大脓以铍针也。"外科切开引流、排脓	刺法(排脓)
毛刺	"毛刺者,刺浮痹于皮肤也。"皮肤浅刺	刺法(浅刺皮肤)
巨刺	"巨刺者,左取右,右取左。"左右交叉取穴,刺健侧	取穴方法
焠刺	"焠刺者,刺燔针则取痹也。"烧针后刺,随痛处取穴,亦可外科用于治疗瘰疬、阴疽	刺法(火针)

9.2 十二刺法(表53)

表53 十二刺法一览表

名 称	方 法	主 治	分 类
偶刺	也叫"阴阳刺",一刺前(胸腹),一刺后(背),直对病所。偶刺最为典型的临床运用便是腹募和背俞穴的配合运用	心痹	取穴法
报刺	"报刺者,刺痛无常处也。上下行者,直内无拔针,以左手随病所按之,乃出针,复刺之也。"刺而再刺(刺后不马上拔针,以左手按压寻找痛处,然后出针再刺)	痛无常处	刺法
恢刺	"恢刺者,直刺傍之,举之前后,恢筋急,以治筋痹也。"从拘挛的肌腱侧旁刺入,运针时以提针为主,以松懈肌腱拘挛	筋痹	刺法(深刺肌腱)
齐刺	"齐刺者,直入一,傍入二,以治寒气小深者。或曰三刺,三刺者,治痹气小深者也。"三针同刺(正入1针,旁入2针)	寒痹小深者	刺法(多针刺)
扬刺	"扬刺者,正内一,傍内四而浮之,以治寒气之博大者也。"五针同用(正入1针,旁入4针),后世的梅花针刺法效法于此	寒痹广大者	刺法(多针刺)
直针刺	"直针刺者,引皮乃刺之,以治寒气之浅者也。"直:直对病所。把皮肤提起后沿皮刺	寒痹之浅者	刺法(浅刺皮下)

名　称	方　法	主　治	分　类
输刺	"输刺者,直入直出,稀发针而深之,以治气盛而热也。"提插深刺,以疏通经气	气盛而热者	刺法(深刺)
短刺	"短刺者,刺骨痹,稍摇而深之,致针骨所,以上下摩骨也。"进针后摇动针身深刺直达骨骼,在骨骼旁上下提插。短:接近的意思,意为近骨刺。	骨痹	刺法(深刺骨骼)
浮刺	"浮刺者,傍入而浮之,以治肌急而寒者也。"在肌肉旁边斜向进针,向肌层横卧透刺	肌急而寒	刺法(深刺肌肉)
阴刺	"阴刺者,左右率刺之,以治寒厥,中寒厥,足踝后少阴也。"原指同时刺左右两侧太溪,后世将左右两穴同刺称为阴刺	寒厥	取穴法
傍针刺	"傍针刺者,直刺、傍刺各一,以治留痹久居者也。"两针同用(正入1针,旁入1针)	留痹久居者	刺法(多针刺)
赞刺	"赞刺者,直入直出,数发针而浅之出血,是谓治痈肿也。"多针浅刺出血	痈肿	刺法(浅刺出血)

评注:

十二刺之浮刺,一般都翻译成 superficial puncture,这是有待商榷的。这一翻译容易误导读者,使读者误以为这是一种浅刺皮肤或者皮下的刺法,其实不然,相对而言,它也是一种深刺法。这里的"浮"并不是形容词"表浅"的意思,而是作为动词"浮动"的意思,意为在肌肉旁边斜向进针,向肌层横卧透刺后,使针感上浮的意思,故笔者认为翻译成 floating puncture 更加妥当。

9.3　五刺法(表54)

表54　五刺法一览表

名　称	方　法	内应五脏	分　类
半刺	"半刺者,浅内而疾发针,无针伤肉,如拔毛状,以取皮气,此肺之应也。"浅刺,疾出,以取皮气	肺(主皮毛)	刺法(浅刺皮肤)
豹文刺	"豹文刺者,左右、前后针之,中脉为故,以取经络之血者,此心之应也。"多次针刺,中脉出血	心(主血脉)	刺法(浅刺出血)
关刺	"关刺者,直刺左右,尽筋上,以取筋痹,慎无出血,此肝之应也,或曰渊刺,一曰岂刺。"刺关节附近的肌腱	肝(主筋)	刺法(深刺肌腱)
合谷刺	"合谷刺者,左右鸡足,针于分肉之间,以取肌痹,此脾之应也。"肉之大会为谷,故称合谷,也称合刺。刺分肉间,一针多向斜刺	脾(主肌肉)	刺法(刺肌肉)
输刺	"输刺者,直入直出,深内之至骨,以取骨痹,此肾之应也。"直入直出,深刺至骨	肾(主骨)	刺法(深刺骨骼)

评注：

参见上面三表，九刺、十二刺和五刺中均有"输刺"，虽然中文一样，但是含义不同，因此翻译也应该有所不同：九刺中的"输刺"是一个选穴概念，"输"指五输穴中的"输穴"，因此这里的"输刺"应该翻译成 shu-point puncture；九刺中的"输刺"概念较为笼统，选穴并不仅限于输穴，针对不同的疾病，其他穴位亦可选用；十二刺和五刺中的"输刺"其实为同一刺法（深刺），两者的"输"均指疏通经气的意思，所以应该统一翻译成 dredge puncture。

10. "子母补泻法"的运用

子母补泻法是根据五行理论选用五输穴以治疗各经虚证和实证的配穴方法。根据《难经》所述，井、荥、输、经、合五输穴各有五行属性。阴经的五输穴，依次为木、火、土、金、水，如下表（表 55）。

表 55　阴经五输穴一览表

阴　经	井穴（木）	荥穴（火）	输穴（土）	经穴（金）	合穴（水）
肺（金）	少商	鱼际	太渊	经渠	尺泽
心包（火）	中冲	劳宫	大陵	间使	曲泽
心（火）	少冲	少府	神门	灵道	少海
脾（土）	隐白	大都	太白	商丘	阴陵泉
肝（木）	大敦	行间	太冲	中封	曲泉
肾（水）	涌泉	然谷	太溪	复溜	阴谷

阳经的五输穴，依次为金、水，木、火、土，如下表（表 56）。

表 56　阳经五输穴一览表

阳　经	井穴（金）	荥穴（水）	输穴（木）	经穴（火）	合穴（土）
大肠（金）	商阳	二间	三间	阳溪	曲池
三焦（火）	关冲	液门	中渚	支沟	天井
小肠（火）	少泽	前谷	后溪	阳谷	小海
胃（土）	厉兑	内庭	陷谷	解溪	足三里
胆（木）	足窍阴	侠溪	足临泣	阳辅	阳陵泉
膀胱（水）	至阴	足通谷	束骨	昆仑	委中

疾病分属于十二经，各配属五行，这样每一经都能定出一个与其同一五行属性的穴位。如肺经属金，其金性穴为经渠；又如肾经属水，其水性穴为阴谷。此外，每一经都可以定出一对母穴和子穴。如土生金，肺金母穴为则为太渊；金生水，肺经子穴则为尺泽。

在了解上述情况后，我们就可以运用子母补泻法了。如肺经虚证，根据"虚则补其母"的

五行治疗原则,可补其母穴太渊;如肺经实证,根据"实则泻其子"的五行治疗原则,可泻其子穴尺泽,这便是本经子母补泻。

因为经与经之间也有子母关系,所以还有异经子母补泻。如肺属金,肺经的母经属土,为脾经;肺经的子经属水,为肾经。如肺经虚证,同样根据"虚则补其母"的五行治疗原则,可取脾经的穴或脾经土穴太白,这便是取其母经母穴;肺经实证,同样根据"实则泻其子"的五行治疗原则,可取肾经的穴或肾经水穴阴谷,这便是取其子经子穴。

评注:

上述理论,尤其是异经子母补泻法,绝不可生搬硬套,更不可按照五行理论环环相扣地推理下去,故弄玄虚,选穴的标准应该以临床实际疗效为主。临床上,一般以本经子母补泻为主,同时也需要与其他穴位相配伍使用。如《针灸大成》卷八所载:唾血振寒,取穴太溪、三里、列缺、太渊。分析这一处方,我们可以看出太渊为肺经母穴,为补本经母穴之法;足三里为土经土穴,为补母经母穴之法。两穴合用以补土生金。除了子母补泻法外,配合本经络穴列缺、水经原穴太溪,同用以清虚热而益肾阴,起金水相生的协同作用。

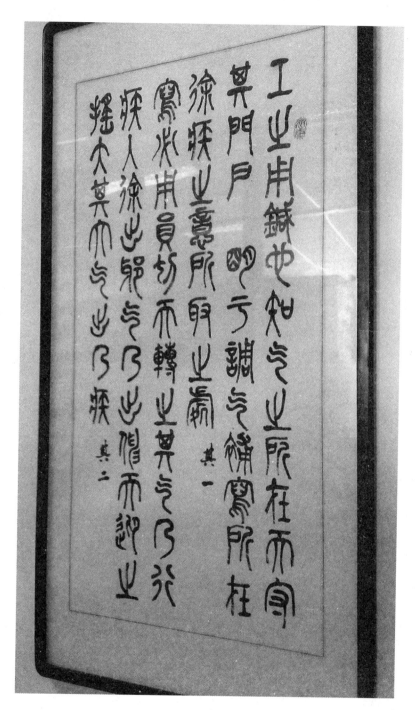

李鼎教授诗词书法作品之八

此作品内容引自《灵枢》。

"工之用针也，知气之所在，而守其门户。明于调气，补泻所在，徐疾之意，所取之处。""泻必用员，切而转之，其气乃行，疾入徐出，邪气乃出，伸而迎之，遥大其穴，气出乃疾。"

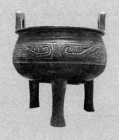

下篇 传承篇

· ·

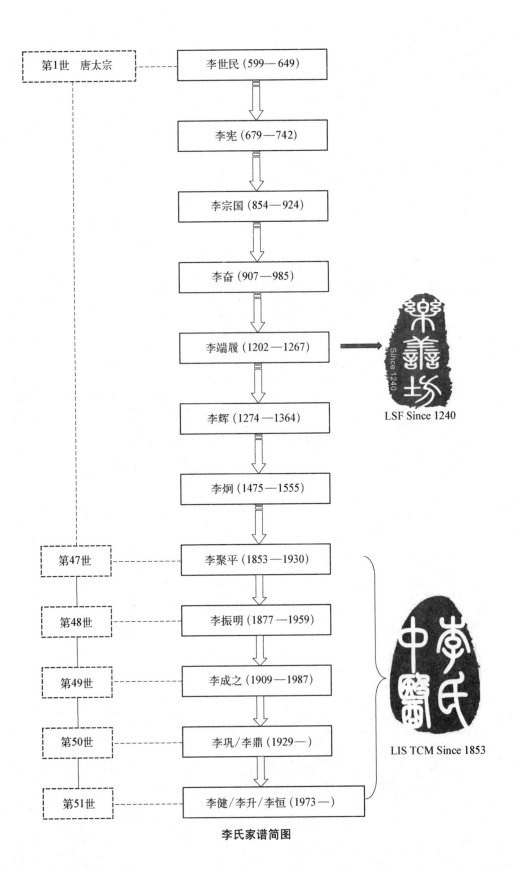

第1世　唐太宗	-----	李世民 (599—649)
第47世	-----	李聚平 (1853—1930)
第48世	-----	李振明 (1877—1959)
第49世	-----	李成之 (1909—1987)
第50世	-----	李巩/李鼎 (1929—)
第51世	-----	李健/李升/李恒 (1973—)

李宪 (679—742)

李宗国 (854—924)

李奋 (907—985)

李端履 (1202—1267)

李辉 (1274—1364)

李炯 (1475—1555)

LSF Since 1240

LIS TCM Since 1853

李氏家谱简图

第一章　厚仁李氏家史

　　笔者的父亲李巩先生以及伯父李鼎教授,祖籍浙江省永康市厚仁村。厚仁村依山(石城山)傍水(南溪江),风景秀丽,今有金温高铁穿越而过。《山海经·海内南经》"三天子鄣山"条下注文引《张氏土地志》说:"东阳(郡名,指金华地区)永康县南四里有石城山,上有小石城,云黄帝曾游此,即三天子都也。"山上至今还留存有三天子庙的遗迹。

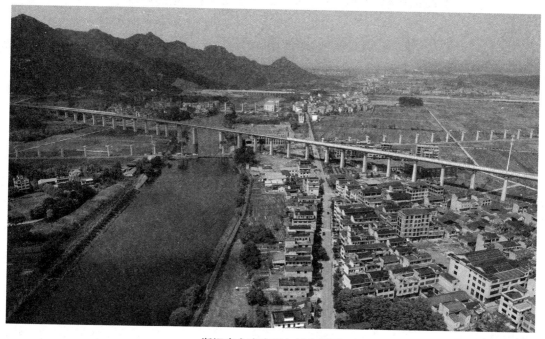

浙江省永康市厚仁村鸟瞰图

　　永康原来是金华地区的一个县,近年发展成市。根据清康熙五年(1666)浙江永康李氏宗谱(木活字本,李如琳等纂修)记载,永康李氏的先祖可以一直追溯到唐太宗李世民。

　　极为幸运的是,经过千年的历史变迁,光绪己卯年(1879)修订的《厚仁李氏宗谱》最终被保存了下来,并在20世纪80年代末公之于众。它保留了近1400多年可以具体考证的家族历史,并详细记载了从李世民开始的每一代祖先的生卒年月,对其中有成就者,还记载了他们的生平事迹。1994年,在上述老版本的基础上,新版《厚仁李氏宗谱》得以修订完成。

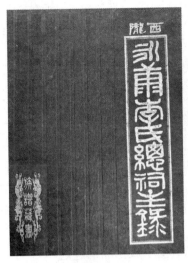

永康李氏宗谱

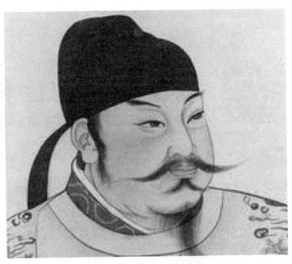

唐太宗李世民(598—649)

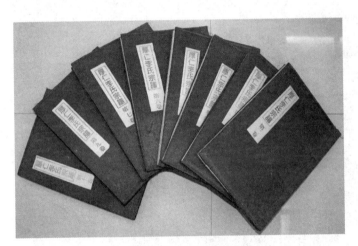

厚仁李氏宗谱(1994 年重修版)

1. 唐宁王李宪(679—742)——"让皇帝"

李世民的曾孙唐宁王李宪(679—742),为国家社稷考虑,主动将本应传给长子即自己的皇位让给了他的弟弟李隆基(685—762),李隆基即位后称为唐玄宗。后世颂扬李宪的谦让美德,尊称他为"让皇帝"。

永康李氏总祠的正厅就是树立"让皇帝"这一尊号的直头匾额,而建于大明正德元年(1506)的厚仁村李氏家庙亦彰显出与其相应的皇家气派:家庙占地一千一百多平方米,门内侧有水池,水池里的水是活水,与外界水系相互贯通,正中跨一石拱桥,引向正厅,这种"泮池"形制,与普通的宗祠有显著的等级之别。

笔者儿时被祖父成之公告知自己是唐朝皇室的子孙时,曾心存疑问:"唐朝皇室原本居住在当时的首都长安(西安),祖辈们是如何来到浙江永康厚仁村的呢?"长大后,笔者查阅宗

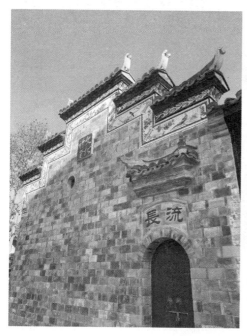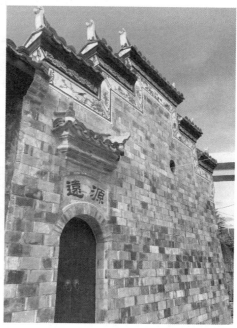

厚仁李氏家庙(1506 年)

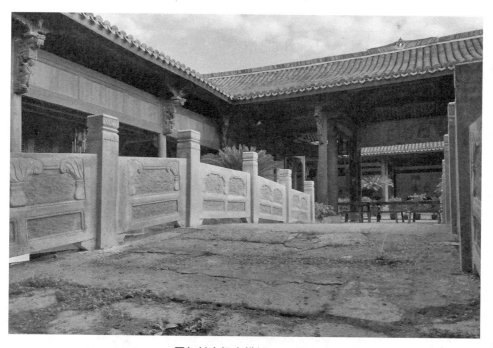

厚仁村大祠堂拱桥(1506 年)

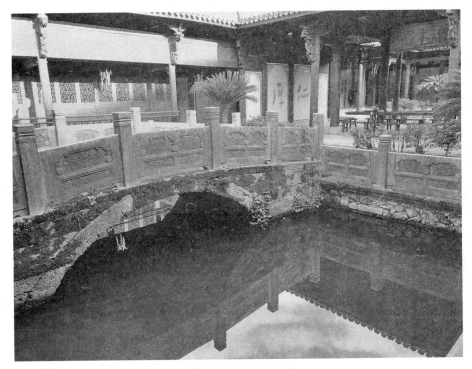

厚仁李氏家庙泮池(1506 年)

谱并核对历史,才发现先祖们从公元 880 年到 1294 年的 400 多年时间里,一路向东,跨越千里,经历了三次大的迁徙。

2. 李宗国(854—924)—迁浙江杭州(880)

据宗谱记载,"让皇帝"的九世孙,曾担任殿前防御使(禁卫军首领)的李宗国(854—924)在唐末黄巢之乱(878—884)中战败,带领一支军队渡过长江向南迁徙到浙江杭州,广明元年(880)被封为浙江行营招讨使(镇压叛乱的军队首领),之后迁徙金华。我们从下面的黄巢起义军作战路线图上也可以得到一些佐证,起义军曾经经过杭州、金华等地。

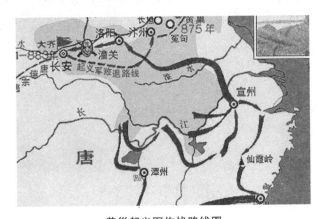

黄巢起义军作战路线图

3. 李奋(907—985)二迁缙云稠门

公元 907 年,唐朝灭亡,唐睿宗十二世孙,李宗国的曾孙李奋(907—985)从金华移居处州(今丽水市)缙云县稠门村,因此地属于山区,相对闭塞,一般战乱不会受进犯。

4. 李端履(1202—1267)——乐善坊始祖

李奋成为稠门李氏的始祖,那时已是后梁到宋朝时期,李氏在这山村里买田置地,以农业兴家。李奋的孙子李资,因发谷救活一乡饥民,被表彰为"一乡善士"。1240 年,当南宋时,浙江全境饥荒,京城(杭州)附近的浙西平原到处有人饿死,"流民充斥"道途。缙云县属浙东处州地区,处州府太爷号召当地富户发

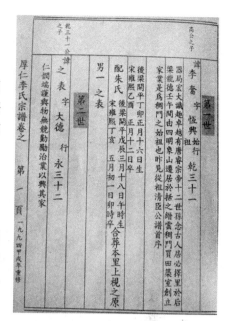

家谱中李奋的记载

粮救荒,当地大户无人响应,结果还是并不算最富的稠门李家开仓发粮救济,让全地区七个县的饥民全都活下来,府太爷进行嘉奖,为稠门村建立一座"乐善坊"牌坊,并报请朝廷封赏。

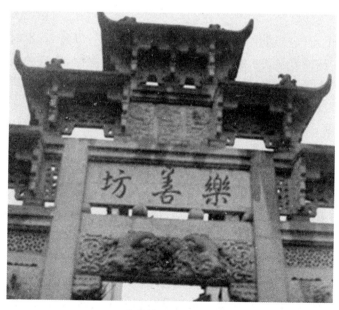

乐善坊(原物已毁)

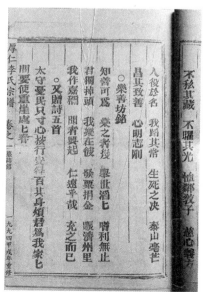

乐善坊铭

李宗国的第十四世孙李端履公受封,任温州乐清县主簿(文书之职),莅职 14 个月后即辞归乡里事亲养老。民颂其德,又荐举为"乡贤"。端履公赈饥七县和救建乐善坊一事就成为稠门李氏传家的美称。

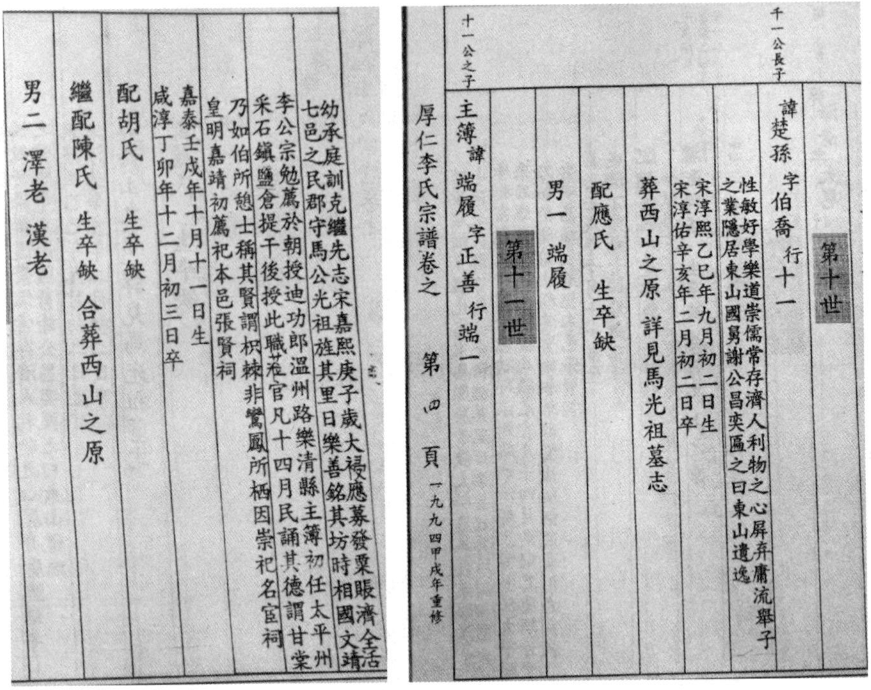

十一公長子

第十世

諱楚孫 字伯喬 行十一

性敏好學樂道崇儒常存濟人利物之心屏弃庸流舉子之業隱居東山國舅謝公昌奕匾之曰東山遺逸

宋淳熙乙巳年九月初二日生

宋淳佑辛亥年二月初二日卒

葬西山之原 詳見馬光祖墓志

配應氏 生卒缺

男一 端履

十一公之子

第十一世

主簿諱端履 字正善 行端一

厚仁李氏宗譜卷之 第四頁 一九九四甲戌年重修

幼承庭訓克繼先志宋嘉熙庚子歲大祲應募發粟賑濟全活七邑之民郡守馬公光祖旌其里曰樂善銘其坊時相國文靖李公宗勉薦於朝授迪功郎溫州路樂清縣主簿初任太平州采石鎮鹽倉提干後授此職莅官凡十四月民誦其德謂甘棠乃如伯所憩士稱其賢謂枳棘非鸞鳳所栖因崇祀名宦祠

皇明嘉靖初薦祀本邑張賢祠

嘉泰壬戌年十月十一日生

咸淳丁卯年十二月初三日卒

配胡氏 生卒缺

繼配陳氏 生卒缺 合葬西山之原

男二 澤老 漢老

李端履赈饥七县的历史记载

5. 李辉(1274—1364)三迁永康厚仁

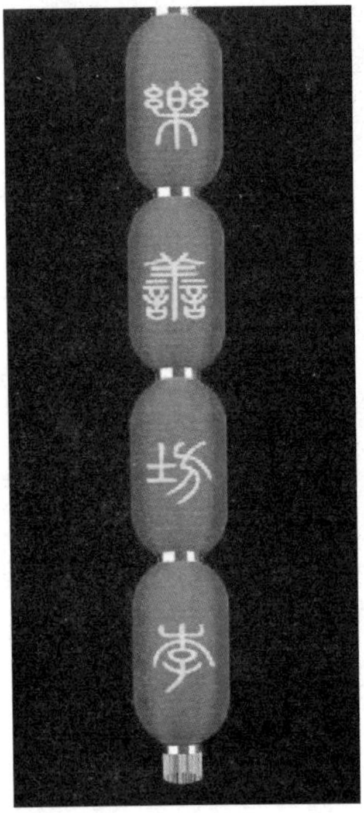

李家灯笼

到了元代，李端履公的曾孙李辉(1274—1364)公 20 岁时(1294)，从缙云来到永康地方，经过黄碧塘应公家时，为应公所赏识，公无子，因入赘为上门女婿。10 余年后移居到厚仁村，辉公成为厚仁李氏始祖。厚仁村先后建造成几处大宅院(厅)，于南溪之滨，聚族而居。近溪边先有上马石厅，其东边后建成东宅厅及吊马厅，再东边前后建成前宅厅和后宅厅。各厅都有高大的台门和前中后三进的厅堂，配以东西两边的厢房，组合成整套的大宅院。

稠门李氏迁到永康县厚仁村后，过年时挂起大红灯笼，还是标上“乐善坊李”。

辉公长子李继孙(1295—1370)及幼子李行同(1320—1394)均为二世祖。继孙公以“明经”(通晓经学)学历，担任了永康的“教谕”(相当于现代的教育局长)官职，曾经从学于东阳许白云先生，是朱熹学派的传人。

这时他们建起厚仁最初的大宅院上马石厅，其正规的名称应该是“九睦堂”，这有继孙公所写的《九睦堂序》为证。“九睦堂”这一堂名就是希望一家祖孙九代都能和睦相处，聚居一堂而

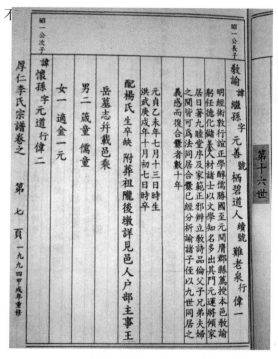

李继孙生平　　　　　　　　　　李继孙墓志铭

分家。后来行同公继承这一家风，将本已分炊的大家庭又重新聚合过了40余年。这时的厚仁李家已成为武平乡的首富（富甲一乡），同时又继承了"乐善坊"的家族传统"好礼能施"。

明代初期到1391年，当行同公72岁时，有了曾孙李杰（1391—1465），他长大后秉承九睦堂家风，注重家庭教育，延请名儒教导子孙，子孙均颇有成就。

李杰（希俊公）有三子（名海、汀、演），均以"水"旁字命名；其孙辈则以"木"旁字命名。那时在九睦堂之后建成了东宅厅及吊马厅（是指大宅院外边的马房、马厩），可见大户人家的人马兴旺。笔者的父辈儿时在村里旧屋基还能看见明代留存的超过大型浴缸的石马槽，现在只能找到小型的石马槽、石水缸和小孩用的石浴盆以及锻炼身体用的石锁了。

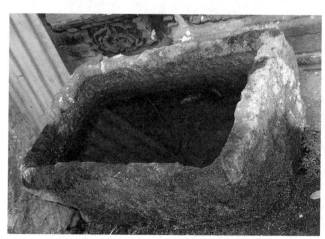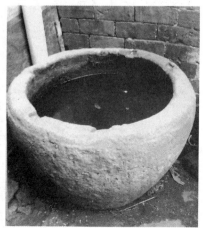

石马槽(左)与石水缸(右)(明代)

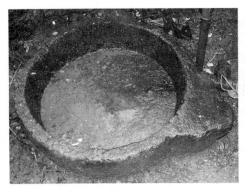 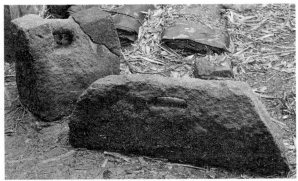

石浴盆(左)与石锁(右)(清代)

6. 李鸿(1484—1570)南昌府太守——前宅厅始祖

李海公之孙李鸿,生于明成化二十年甲辰年(1484),1513 年 30 岁时中举人,出任南昌府太守,朝列大夫。

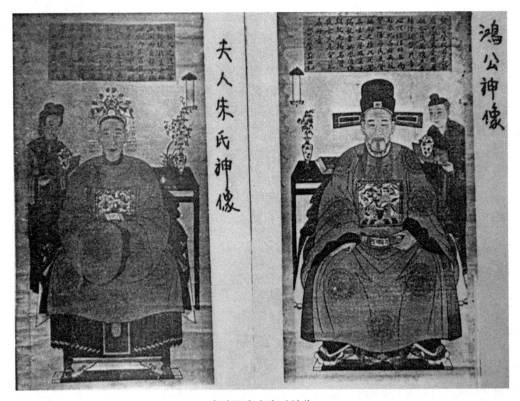

李鸿及夫人朱氏神像

李鸿于明嘉靖二十二年癸卯(1543)建成前宅厅,是建前宅厅之祖。前宅厅又被称为"大夫第",这是规模最大的府宅,1862 年被太平天国烧毁,仅存大台门,后又在 1966 年"文化大革命"期间被破坏,现亟待抢救性修复。

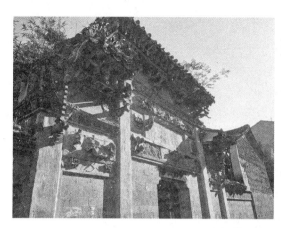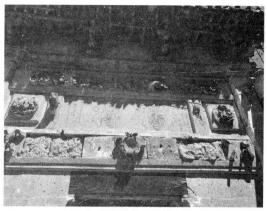

厚仁前宅厅大台门（1543年）

原来大门两旁的大石鼓和门上的砖雕狮子及木雕等建筑物都已经作为"四旧"被彻底破除了，幸好台门上的"鹏抟"等题字能被保留下来，这里可约略看出鸿公的胸怀和业绩。

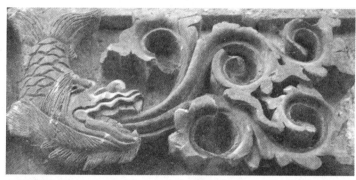
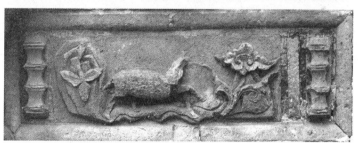

前宅厅明代石雕

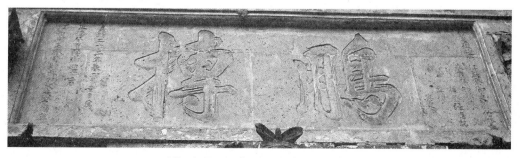

鹏抟（永康知县嘉靖二十二年春二月题）

7. 李炯(1475—1555)——后宅厅始祖

　　李演公之孙李炯(字用彰,号松川),生于明成化十一年乙未(1475),卒于明嘉靖三十四年乙卯(1555),是笔者直系家族的明代祖宅——后宅厅之祖。他不像鸿公有"大夫"的官职,只能说是"处士"。嘉靖乙未(1535)建成后宅厅时,永康县官龚寒泉给他题赠"鹤姿豹隐"四字的匾额,意指清秀的姿态像有文采的花豹隐藏在云雾山中,赞扬炯公的处士境况。炯公和鸿公是堂房兄弟,一为处士,比拟为"豹隐",一为大夫官,比拟为"鹏抟",这种提法出自唐朝骆宾王所写的赠友人诗句:"我留安豹隐,君去学鹏抟。"骆宾王原是本地区的义乌县人,以撰写声讨武则天的檄文出了名,他的诗句自然地就为我们这里的同乡赏用了。

　　2001年,永康市文物管理委员会对后宅厅进行重修,李鼎教授写了一首"西江月"词,词中再次提到了"鹤姿豹隐":

> 五百年前祖宅,
> 　数千里外乡情。
> 铜锣金鼓似闻音,
> 　爆竹声声相应。
>
> 送月迎曦过往,
> 　飘风骤雨曾经。
> 画梁犹在记前铭,
> 　同仰"鹤姿豹隐"。

　　根据《永康县志》记载,明嘉靖年间,松川公曾参与创办并捐赠修建永康方岩的"五峰书院",一时间四方学者云集于此,文风鼎盛。五峰书院的所在地是南宋永康学派的发祥地,朱熹和永康人陈亮曾讲学其中,也是明代王阳明倡道处所。抗战时期,浙江省政府曾在此办公,1997年8月五峰书院被公布为浙江省级文物保护单位。

　　松川公于明嘉靖年间,公元1533年始建后宅厅,后宅厅现在是中国文化遗产、浙江省及永康市文物保护单位。

　　前宅厅和后宅厅的前后对应,是厚仁村一大特色,以往每年春节时都要在厅堂挂起老祖宗的画像,供子孙瞻仰叩拜。前宅厅挂的鸿公遗像是纱帽朝服,是明代府太爷的官服;后宅厅悬挂的炯公遗像,也是纱帽红袍,这是明代封赠"寿官"的礼服。明代人到了70岁可以请封"寿官"。炯公父亲极公寿达89,炯公寿达81,都是"寿官"。

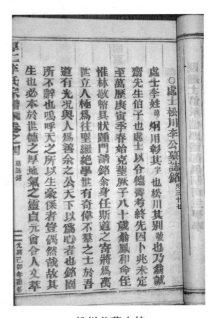

松川公墓志铭

1535年后宅厅建成时,炯公年61,极公年已85,厅上原挂有"国老"的匾额,应是属于极公的封号。

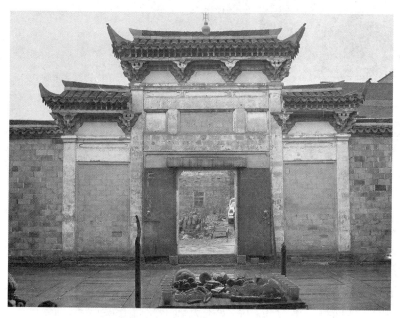

笔者祖宅:明代后宅厅大台门(1533年)

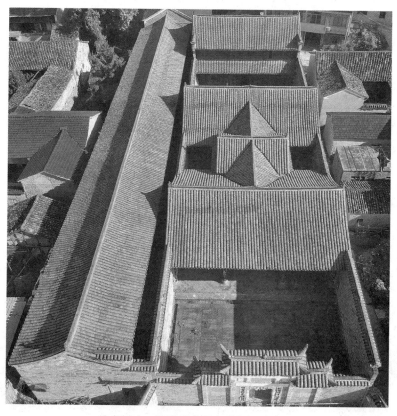

笔者祖宅:明代后宅厅鸟瞰图(1533年)

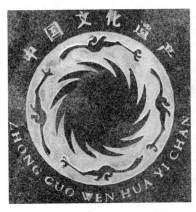
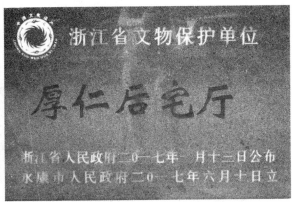

中国文化遗产、浙江省文物保护铭牌

8. 安俊公(1821—1893)——"义利号"始祖

明代的五厅三宅是厚仁村的兴盛时期,清代并没有大的建筑。1859年,笔者的天祖(五世祖),也就是高祖之父安俊公(1821—1893)在石柱镇开设店铺,名曰"义利",一家务农的同时开始兼营商业。清同治元年(1862年)太平天国军开始进攻永康,到处杀人放火,无恶不作,农村里都说是"长毛造反"。由于厚仁村民奋起反抗,作为报复,四月二十九这天,"长毛"几乎将全村烧毁殆尽。"长毛"进入后宅厅,对松川公的木制牌位(约70厘米高)连砍三刀,但当"长毛"士兵要烧后宅厅时,突然都说肚子痛,结果全村只有后宅厅被奇迹般地保留住了,大家都说这是老祖宗显灵。笔者的祖父李成之先生,晚年凭借1949年以前浏览《厚仁李氏家谱》的记忆,并经多方考证,将这一段历史转录保留了下来,写成了《天国恨》。

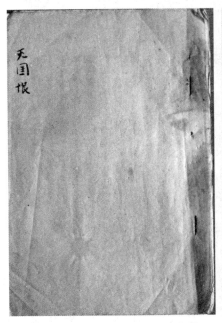

祖父李成之先生手迹《天国恨》

9. 李聚平公(1853—1930)——"道生堂"李氏中医始祖

虽然后宅厅得以保留,但是不幸的是安俊公的长子聚钦被长毛贼所俘,不知所终;太婆陈氏以骂贼不屈致死;次子聚平,字克均(1853—1930,笔者的高祖,也就是祖父的祖父)助父持家,以便让小弟聚礼专心攻读到县学,最终成为秀才。按清朝旧例,其父安俊公可享受"太学生"的礼遇,这样我家自然也就成为书香门第了。

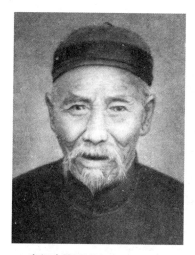

高祖李聚平公(1853—1930)

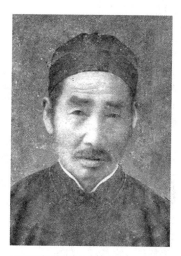

曾祖父李振明公(1877—1959)

9.1　道生堂(1908)

聚平公和他的次子振藩公及长子振明公(笔者的曾祖父)在农事之余,均研习"医卜星相"的知识,家族在石柱镇上的"义利号"店铺也逐渐做起了中药生意,1908 年在原址将"义

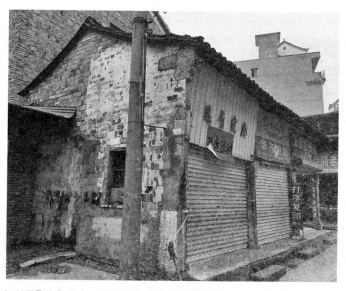

"义利号"及李氏中医"道生堂"遗址(1859 年建,抗战期间被毁,后重建)

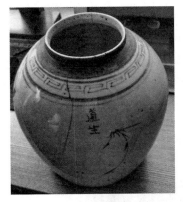

利号"改名为"道生堂"（源自孔子《论语·学而》"君子务本，本立而道生"，这里的"本"是指仁义道德），家族正式以中医药为业。

聚平公父子既自己坐诊，还带领家人配方发药。每逢集市，当地老医生也常来坐诊，诊务十分忙碌。笔者的祖父李成之先生和伯父李鼎教授，早年就是从这里学到许多中医药知识，从而走上从医治学的道路。

"道生堂"药罐

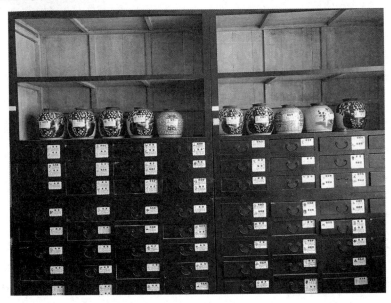

"道生堂"药柜

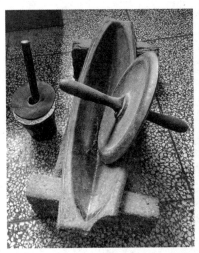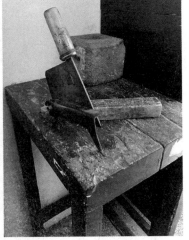

"道生堂"药碾及中药铡刀

9.2　穀贻堂

在太平天国动乱之后,重建家园,终于获致小康,这是安俊公父子辛勤一生的结果。早期安俊公先在后宅厅的北边建成了一排八间向东的楼房,名"怀德堂";后来聚平公父子和聚礼公父子又在"怀德堂"东边分前后建成"穀贻堂"(7间楼房)和"耕心堂"(13间楼房)两座四合院。

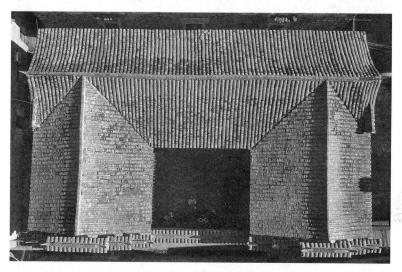

笔者父辈诞生地——穀贻堂(1908年)俯瞰图

笔者祖宅"穀贻堂"始建于清光绪末年(1908),由聚平公3个儿子振明、振藩和振品合造而成。"穀贻堂"建造的木材和石料均采伐自石城山自留山林,时至军阀混战年代,李氏兄弟在经营"道生堂"的同时,自力更生,克勤克俭,宅院整体结构建筑费时7年才得以完成。"穀贻堂"墙头壁画及四门题词——南大门"听雨""观风",东大门"迎曦"和西大门"送月"均由李氏兄弟亲自完成。这也正是李鼎教授所写"西江月"中"送月迎曦过往"的来历。

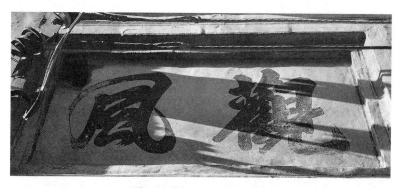

"穀贻堂"南大门"观风"题词

民国壬戌年(1922),由家族世交,时任宣平县(今武义)知县,清末秀才王亮熙亲自为"穀贻堂"题写堂名。

"穀贻堂"这名称有双重意义。《诗经》上有句,"君子有穀贻孙子"。"穀"的字面意义是指稻谷,具有农家特色,另一层意义是"善"。积善德留给子孙,这便是聚平公题名的用意,这也是李氏乐善坊的传统美德。

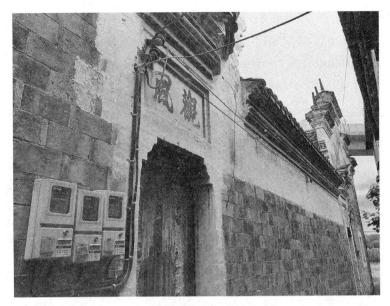

"穀贻堂"南大门

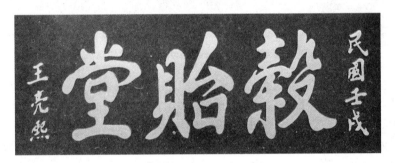

"穀贻堂"牌匾（1922 年）

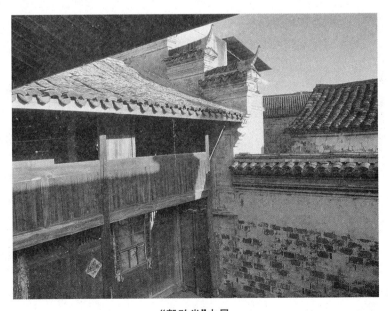

"穀贻堂"内景

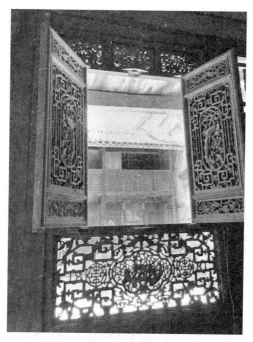

"穀贻堂"木雕花窗（清末民初）

9.3　八角凉亭

笔者祖父李成之先生在《厚仁李氏家谱》中的《克均公传略》中记载了笔者高祖李聚平公，在经历太平天国战乱之后，忠厚仁义，振兴家业的历史故事。

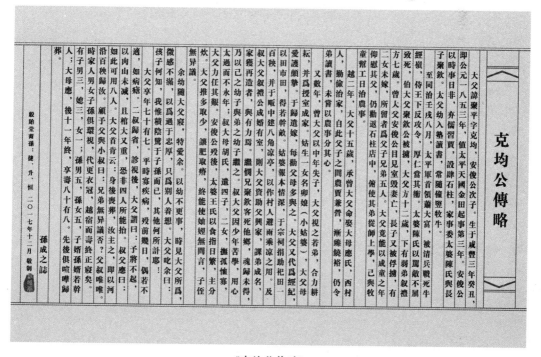

《克均公传略》

157

文中提到聚平公的同父异母的妹妹卯娘,为了感谢聚平公的抚育之恩,在村里田间修建了两个八角凉亭(一为新建,一为重修),供村人避雨乘凉之用。八角凉亭经历百年风雨,至今仍然屹立田间,成为李氏乐善好施的又一历史见证。

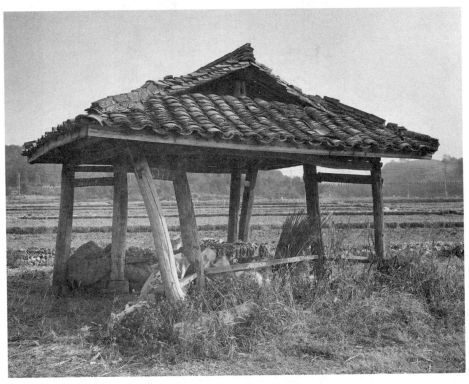

八角凉亭遗迹(嘉庆甲子1804年建,1924年重修)

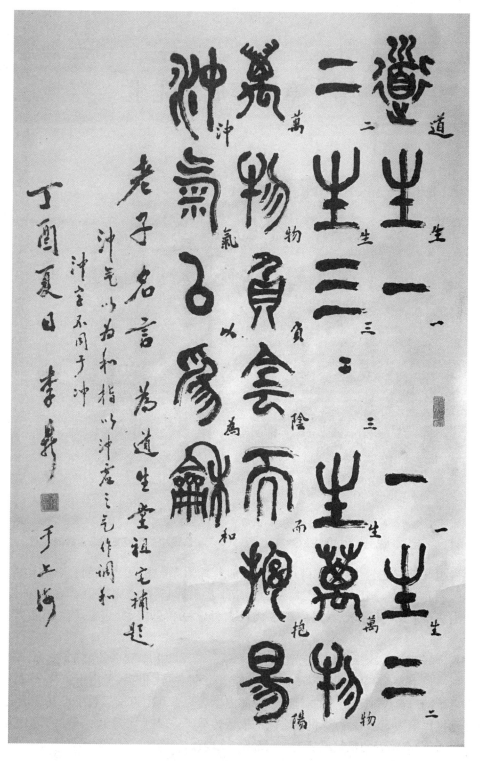

李鼎教授诗词书法作品之九

老子名言（李鼎教授为"道生堂"祖宅"穀贻堂"补题，2017年）

第二章　李成之先生

李成之先生——道家学者,李氏中医第三代。

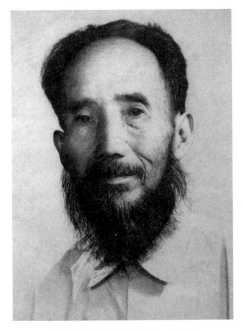

祖父李成之先生(1909—1987)

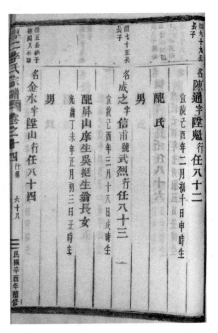

家谱中关于祖父祖母生辰的记载

　　笔者祖父李成之先生(字信甫,号武烈,别名纯),系曾祖父李振明公(李氏中医第二代)长子,根据《厚仁李氏宗谱》记载,从唐太宗李世民算起,成之先生是第49世孙。

　　唐太宗李世民,自称李唐,是中国古代伟大哲学家和思想家、道家学派创始人老子的后代。

　　根据《厚仁李氏宗谱》世系表记载,老子李耳是李氏鼻祖李利贞的第17世孙,李世民是第57世孙(见下表57)。由此算来,李世民则是老子的第41世孙,但由于年代久远,李世民是否为老子的后裔还缺乏严格的考证,一说此因李唐为了利用道家思想维护其统治而为之。但如果李世民确为老子后裔,李世民之后的家族传承历史以《厚仁李氏宗谱》的记载为佐证,那么从老子算起,笔者的祖父成之先生则是第89世孙,笔者为91世孙。

表 57　李氏世系表

时次	1	2	3	4	5	6	7	8	9	10
祖名	利贞	昌祖	彤德	庆	承	硕宗	显	爽	环鼎	爵
时次	11	12	13	14	15	16	17	18	19	20
祖名	寅龙	熙宠	尧性	辉	连顺	乾	耳	宗	同	兑
时次	21	22	23	24	25	26	27	28	29	30
祖名	跻	恪	洪	兴族	昙	崇	瑶	信	超	仲翔
时次	31	32	33	34	35	36	37	38	39	40
祖名	伯考	尚	广	敢	禹	丞	先	长宗	君况	本
时次	41	42	43	44	45	46	47	48	49	50
祖名	次	轨	隆	艾	雍	柔	弇	昶	暠	歆
时次	51	52	53	54	55	56	57	58	59	60
祖名	重耳	熙	天赐	虎	昺	渊	世民	治	旦	宪

1. 道家学者

　　祖父李成之先生自永康中学毕业后,在乡村小学任教,同时研习医书和儒道各家著作,并拜清末举人徐理夫先生为师,深入钻研中国古代传统文化,还开办国学专修班,带领青年学生学习国学,受众甚广。抗战后期,徐理夫先生推荐祖父前往上海明善书局担任出版编辑工作。明善书局业务及图书目录参见下图。

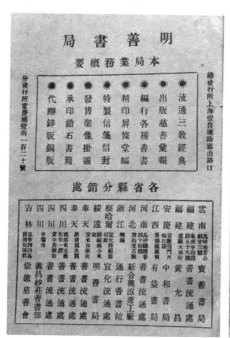
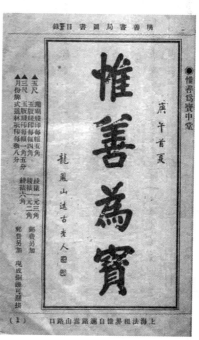

明善书局业务及图书目录

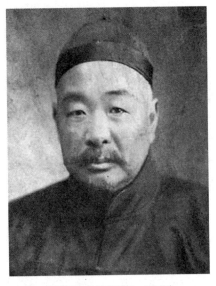

张载阳省长(1873—1945)

明善书局为民国时期浙江省省长张载阳(1873—1945)创办,张载阳退职后不问政治,热心慈善事业并研习道家著作。祖父拜其为师,钻研道学,并投身编辑工作,出版了一些三教经典著作及相关印刷品。在此期间祖父曾撰写过一些道家学术文章,后成为先生晚年得意门生。

1953年祖父蒙冤入狱,进行了长达7年的"思想改造"。1960年出狱后,祖父返回浙江老家,谦称自己为"永康老农",在务农和义诊之余,仍然潜心钻研道教学问,并长期修炼气功。

祖父在世时,并非只崇尚道教,而是兼收并蓄,在理论上他强调儒家、佛家和道家的三教合一:"用儒教礼节,做道教工夫,而证释教果位。"在实践中,他强调内功与外功同修,只有内外同修,才能得到佛教正果。内功指的是通过气功修身和修心,外功指的是广结善缘,多做好事。祖父一生与人为善,在他的葬礼中,绵延数里的送葬队伍很好地印证了这一点。

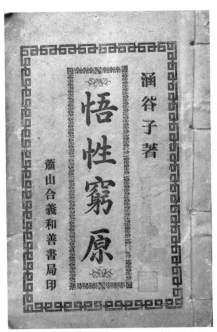
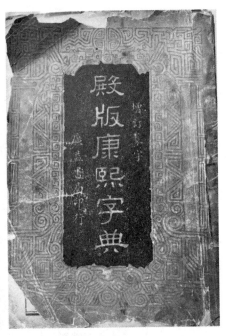

祖父的道教藏书《悟性穷原》及工具书《康熙字典》

2. 儒医

2.1 李氏中医第三代

成之先生早年在家族开办的"道生堂"随其祖父、父亲和二叔学习中医药知识,是李氏中

医的第三代。中华人民共和国成立后,成之先生秉承李家的传统美德,乐善好施,长期为当地贫苦百姓免费诊治疾患,甚则送医送药上门,分文不取。

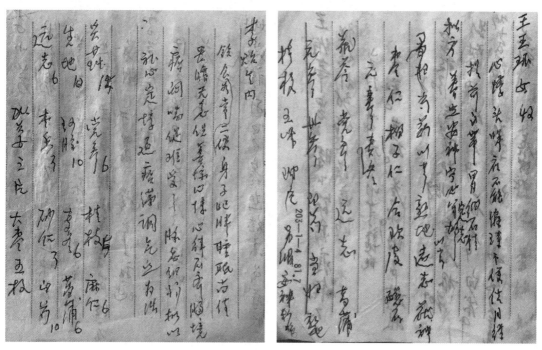

祖父成之先生临床病案手迹:心悸、心律不齐

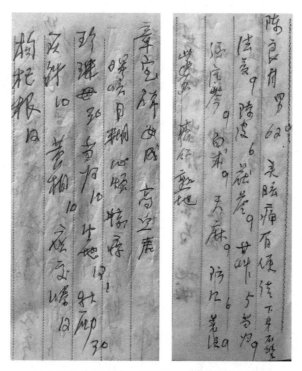

祖父成之先生临床病案手迹:高血压、头痛头晕

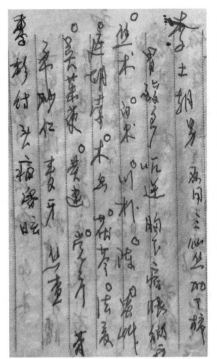
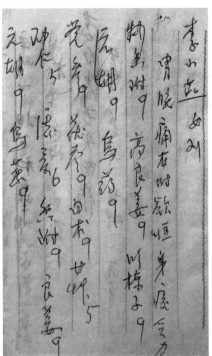

祖父成之先生临床病案手迹：胃酸过多、胃脘痛

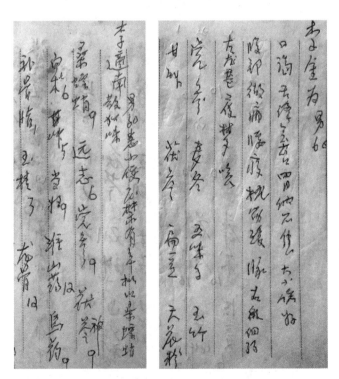

祖父成之先生临床病案手迹：小便不利、口渴

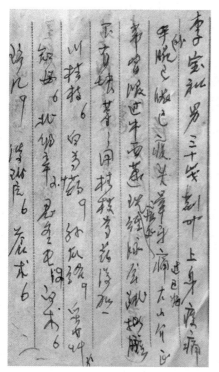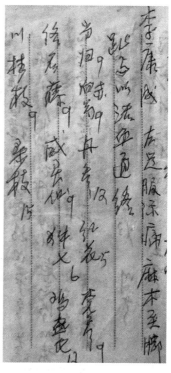

祖父成之先生临床病案手迹：肢体疼痛麻木

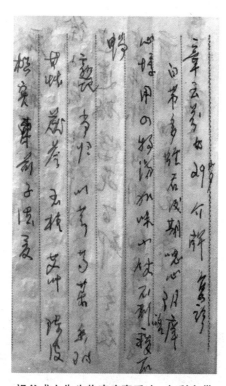

祖父成之先生临床病案手迹：妇科白带

针灸医道传承

　　祖父晚年在乡间诊治病患众多，所涉疾病包括内、外、妇、儿各科，在诊疗病患的同时他还在不断地学习中医药知识。

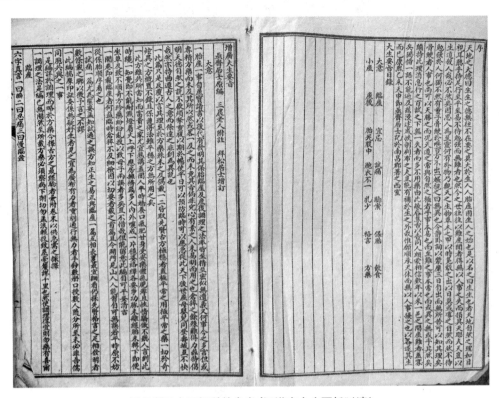

祖父学习中医妇科的参考书《增广大生要旨》（清）

2.2　古体诗人

李成之先生也是一位诗人，擅长作古体诗。

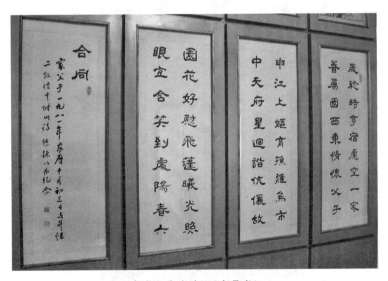

李成之先生诗词（李鼎书）

　　笔者小时候常收到附有诗句的家书。如下面的家书就对上页的诗句("李成之先生诗词"一图)的诗句进行了解释。诗句描写了人到晚年的成之先生,已经没有什么思想负担,但仍然感慨两个儿子一个在繁华的大上海(笔者伯父李鼎教授),一个在艰苦的祖国西北边疆(笔者父亲李巩先生)。笔者后来考入上海中医药大学,全家也随之由新疆迁回上海,算是了结了祖父成之先生的遗愿。

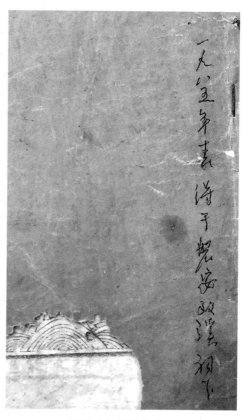

祖父写给笔者兄弟的家书　　　　　　　祖父晚年收集的古书

　　李成之先生的国学和诗词功底,来自饱读家中藏书,李氏家族在历史上藏书颇丰,经史子集、医卜星相无所不收。抗日战争期间,上海商务印书馆避乱搬迁,搬迁者将整卡车的书籍抛弃在乡间公路旁,祖父成之先生得知后,率李鼎和李巩兄弟悉数连夜搬运回"穀贻堂"二楼书房收藏。可惜的是到了"文革"期间,家中所有历史藏书均被洗劫一空。祖父嗜书如命,在晚年还不断收集一些古本书籍,一有所获,便欣喜若狂,并题字留存。

2.3　知史老人

　　祖父晚年在乡间对村史和家史记录下大量的资料,他不但记录下他听到的前辈所经历的历史故事,而且还借阅邻近各村的宗谱作为参照,甚则徒步前往百里之外的稠门查阅李氏宗谱,为日后《厚仁李氏宗谱》的修订做了大量前期整理和研究工作。

　　同时,祖父为新修的《永康县志》积极提供稿件,是修志的主要采写人员和顾问,被编委会表彰为"知史老人"。

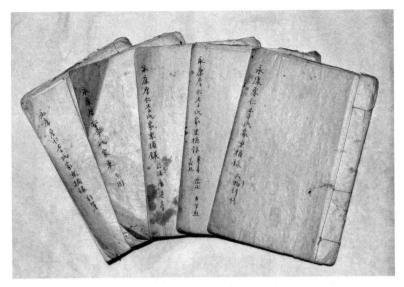

李成之先生手稿《厚仁李氏宗谱》

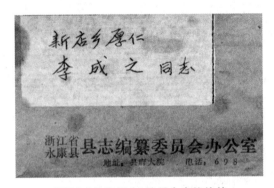

祖父与《永康县志》编委会来往信件

3. 乐助冠军

中华人民共和国成立后，厚仁村村民来往南溪江两岸都靠一座简易的石板桥，李成之先生回乡后看在眼里，急在心里，然而修建新桥耗资不菲，于是先生一面缩衣节食，一面主动承担起了筹措资金的重任。无论酷暑寒冬，老人在耕读和诊治疾患之余，一有空就背起干粮四处募捐，一出门就是整整一天，抑或几日不归。由于先生乐善好施，名声在外，加之弟子众多，每次拖着疲惫的身躯回到家里，老人的记帐本上总能多出一些款项。

经与村民的共同努力，1985年11月，集资建造的"厚仁桥"终于完工。这是座七孔大型石拱桥，它的

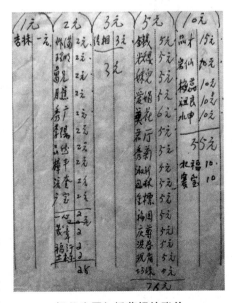

祖父为厚仁桥募捐的账单

建成和通车彻底解决了当地居民来往南溪江两岸的交通问题,是厚仁村历史上的大事,成之先生因此也获得了"乐助冠军"的奖状。

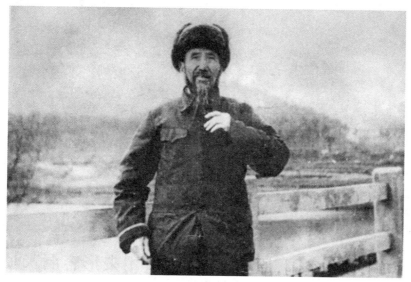

祖父在新建成的厚仁桥上留影(1985 年)

1987 年祖父去世时,方圆百里的乡亲和学生都前来吊唁,送葬队伍长达数里,当地的《永康报》和浙江省最大的官方报纸《浙江日报》都在头版对此进行了报道,这也算是对一个善良老人蒙受 7 年不白之冤的平反。前来采访的《浙江日报》记者拍摄了下面这幅照片。

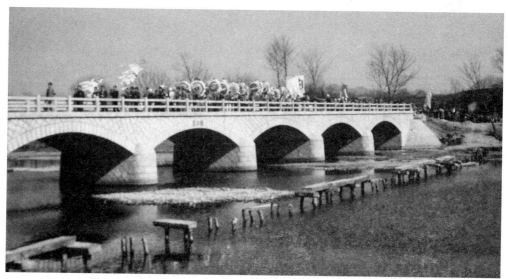

祖父的送葬队伍走过由他募捐而建的厚仁桥(厚仁桥的前面是老石板桥遗迹)

下图为 1998 年拍摄的厚仁桥图片。

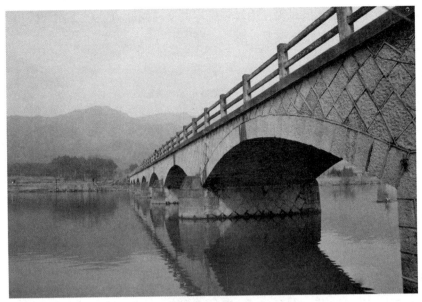

厚仁桥(1998 年)

4. 道家与养生

　　祖父终其一生研修道家与中医学,对道家与养生有着独到的见解,现述如下。

　　中医养生学在历史上是由道家养生家推动而不断发展和完善的。李约瑟博士说:"道家思想一开始就有长生不死的概念,而世界上其他国家没有这方面的例子。这种不死思想对科学具有难以估计的重要性。"并说:"道家思想乃是中国的科学和技术的根本。"(李约瑟《中国科学技术史》第二卷"科学思想史")

　　神仙思想和长生不死观念是道教的本质内涵和基本特征。道教认为人应该对自己的身体和性命倍加爱护,并通过不同的方法主动地养生,以求长寿。这与佛教轻视肉体,把肉体视为臭皮囊,宣扬灵魂不死、生死轮回、四大皆空完全不同。

　　道家养生主要运用如下几个方法,其间既有精华也有糟粕。

　　精神修炼:具体方法有内观、坐忘、存思等。内观又称内视,闭目而在心中想象自身五脏之形,从而达到收心入境的效果;坐忘之法起源于庄子,是一种通过安坐来达到忘物、忘己甚至物我两忘的境界,最终忘却世间一切,从而进入虚无境界;存思,即闭合双眼或微闭双眼,想象某一个具体事物,以集中意念,排除妄想。

　　形体修炼:主要通过导引(包括五禽戏、八段锦、易筋经等)、按摩和武术等形体运动来疏通经络,调理气血以达到养生的目的。

　　呼吸修炼:是指有意识地控制和调节呼吸,以改变呼吸的节律和深浅,从而达到养生的目的。呼吸修炼可分两个层次,基本的是行气法,行气法又可以分为行外气和行内气两种。行外气是指吐故纳新的方法,即吐出胸中浊气,吸入天地间的清气。行内气是指在呼气的同时,集中精神以意念引导气下行至丹田,从而使气在丹田得以凝练。呼吸修炼的最高境界便

是胎息,达到这一境界可以做到气息极其微弱,若有若无,甚或不用鼻口呼吸,犹如婴儿在胞胎之中,故名。

房事修炼:东汉时的张道陵开始将房中术作为道家修炼方法之一,其强调节欲保身、房事禁忌及正当的交合方法,隋唐的孙思邈对房事养生也颇有见解,当然,其中也不乏糟粕。

药食修炼:除了通过服用常规的药物和食疗祛病延年,道家还有两个独特的方法——辟谷养生和外丹养生。辟谷是指不吃谷物,以饮水和服用中草药为主的养生方法。外丹是指用炉火烧炼云母、丹砂等矿石药,甚至铅、汞等金属而制成的丸药,道教相信通过服用外丹可以长生不老而成仙。外丹的盛行,客观地促进了中国古代化学的发展,如中国古代四大发明之一的黑火药,便是在唐代道教炼丹家的化学实验中孕育出来的,又如豆腐这一食物的发明也与炼丹有关。豆腐最终成为中国人最为喜爱的食物,而外丹却毒死了很多炼丹家和祈求长生不老的帝王,后来这一养生方法逐渐衰败。

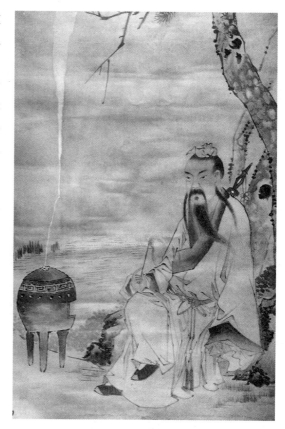

纯阳(吕洞宾 798—?)炼丹图

内丹修炼:内丹的概念是相对于外丹而来的,外丹的失败经验启发人们不能靠外丹,应当靠修炼人身内部的内丹来养生,这是道家养生的精华和最高境界。内丹家把人体比作是一个炉鼎,以人之三宝精、气、神为"药物",循行一定的经络,经过一定的修炼步骤,使精、气、神在体内凝聚成"类如鸡子"的"大丹",这便是内丹。内丹养生属于气功养生范畴,一般而言,气功可分为动功和静功,其中动功古称"导引",而静功包括上述的精神修炼和呼吸修炼,而内丹则是静功的最高境界。宋朝,内丹又分为南宗和北宗两派。南宗以张伯端为代表,主张先"命"(即气,元气)后"性"(即神,意念),而北宗(全真道)以王重阳为代表,主张先性后命。后来两派合流,内丹学说的发展一直延续到清朝末年。

5. 气功与奇经八脉

祖父李成之先生早年先后跟随清末举人徐理夫和民国时期浙江省省长张载阳修炼内丹,对中医养生,尤其是气功养生与奇经八脉的关系认识十分独到和深刻,并在他的晚年审定了伯父李鼎教授和伯母王罗珍研究员编著的《奇经八脉考校注》,1990年由上海科学技术出版社出版,之后又被翻译成日文在日本出版,对日本针灸学界影响颇大。

现将祖父关于气功与奇经八脉的学术思想和实践经验总结归纳如下。

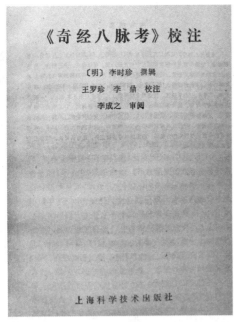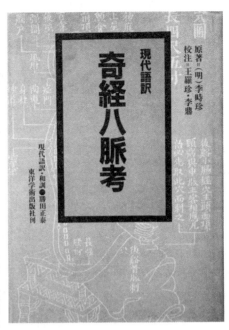

祖父审定的《奇经八脉考校注》(左为中文版,右为日文版)

5.1 奇经八脉

讲奇经八脉,一般都会举出李时珍的牌子,李时珍除编写《本草纲目》这部巨著之外,还有一本书《奇经八脉考》,与《濒湖脉学》合刻。后来讲奇经八脉的人就以这个作为权威性著作,实际上李时珍此书带有汇集性质,将不同材料都收到一起,考证分析做得还不够。祖父认为我们的研究要追本求源,不能以《奇经八脉考》为准,要超过他那个程度。那怎么考呢?奇经八脉主要以《黄帝内经》《难经》的最初文献为据,还必须结合《明堂孔穴》有关经穴的记载,讲经脉要联系穴位,就经络讲经络、就穴位讲穴位,那是片面的、割裂的做法,只有将经络与穴位结合起来才能全面了解古人的本意。十四经各有本经直属穴,奇经八脉主要是通过十四经的交会穴。奇经八脉的部位就是根据交会穴,离开了交会穴,就说不清经脉的具体部位,所以我们的工作首先是把《黄帝内经》《难经》原文结合《明堂孔穴》记载的有关交会穴,综合起来搞清楚奇经八脉的部位关系,在此基础上才能说清它的循行、分布和作用特点,其作用特点就体现在导引、行气中的生理功能,这就是我们所要探究的道理,也就是养生之道。

奇经八脉这一名称,实际上是在《黄帝内经》之后的《难经》中才提出来的,《黄帝内经》本身,《灵枢》《素问》中还没有"奇经八脉"这总的名称,只有分散的如督脉、任脉、冲脉等这些单独名称。最早提出"奇经八脉"这总的名称的是《难经》。《难经》原先不算经典,是就医经提出八十一个疑难问题,书名因称《八十一难》。书中二十七、二十八两难专门讲奇经八脉,一开头提出这样的问题:"脉有奇经八脉者,不拘于十二经,何谓也?"意思是说脉当中有叫奇经八脉的,它跟十二经脉的关系是"不受十二经脉的拘限"。"不拘于",即不受限制于,指超出十二经脉的作用。其间的关系、层次是这样的:脉,是一个大的系统,其中十二经脉是主要的,《黄帝内经》中最先加以论述,即最先被认识;之外还有奇经八脉,出现在十二经脉之后,即后来才被认识的。"奇经八脉"这一名称的构成就很特别,照字面次序解释,奇特的经有八

条脉,这话不通;照理讲,应该是八条奇特的经脉,字面应该作"八奇经脉",但汉语的构词,一般都是以两个字音作节段进行组合,"八奇经脉"不符合汉语的习惯,故把"经脉"二字拆开,叫奇经八脉。英语翻译时,我们也讨论过,就按照八奇经脉的意思来翻译。奇经八脉的"奇",意为奇特、特别、特殊。怎么特殊? 意指不同一般,异乎寻常。十二经脉被看成是"正经""常经",这个就称作"奇经"。它不受常经的限制,而是在十二经脉之外,起到超常的作用。十二经脉是常经,十五络脉可说是常络,其外围还有十二经筋、十二皮部;头身内部另有十二经别是经脉别支,以上这些内容,各分属于经脉或络脉,而奇经八脉既可说是经脉又可说是络脉,介于经脉和络脉之间,这样的特点,能说不奇吗?《难经》讲奇经八脉的性质就是从"络脉"来讲,这个络是大络,是"内络"。怎么比拟呢? 十二经脉是主流、干流,好像江河,"经水"。奇经八脉是湖泊,湖泊调节水位的盛衰。另外还有小的作沟渠,下水道,没有这个,下大雨就要泛滥成灾了。水流最大的是海,八脉中的督脉、任脉和冲脉就是比拟作"海",众脉所汇,有如百川归海。奇经八脉既称作"经"又说成"络"。"络"是什么意思呢? 叶天士有过高见:"初病在经,久病入络。"久病入的什么络呢? 这不是指一般位在浅部的十五络,而是指内部、深部之络,主要是以奇经八脉为络。经脉络脉的分合关系示意如下表(表58)。

表58 经脉和络脉关系表

```
      ┌─ 十二经脉 ── 经脉主体,内属脏腑,外络肢节
   经 ─┤
      │  十二经别 ── 经脉别支,内行
脉 ─┤ ┌─ 奇经八脉 ── 亦经亦络,通内达外
   络 ─┤  十五络脉 ── 络脉外行
      └─ 三百六十五络(穴) ── 外络肢节
```

5.2 内视

李时珍曾说"内景隧道,唯返观者能照察之",这话是很有道理的。"内景"指身体内的景象,古人是通过"收视返听"闭目静坐的方法而领悟出来的。

魏晋时期有本讲内丹的书,名《黄庭内景经》。"黄庭"原意是指黄土地面的中庭,南方人就称"明堂"。正规的三进堂屋,门前的场地称门庭,中堂之前称中庭,后堂之前称后庭。以此来比拟人体,黄庭主要是中庭,指中焦、脾胃部。通过内视之后,感觉体内有"气"的活动、运行。此前,东汉魏伯阳的《周易参同契》一书也是内丹经典,两书均强调了内视对于修炼内丹的重要性。

汉魏时期盛行的"返观内视"到底是什么意思呢? 因为平时人们眼睛是向外看的,养生则要求收心静养,内观、内视、内照,实际上都是要求静下心来,闭目领会体内的感觉。体会生理现象,先得意念集中,最主要的意守部位是丹田,穴

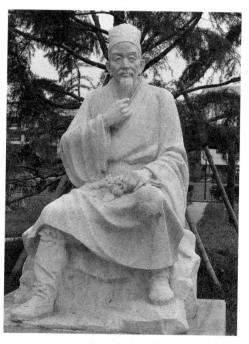

李时珍(1518—1593)雕像
(上海中医药大学)

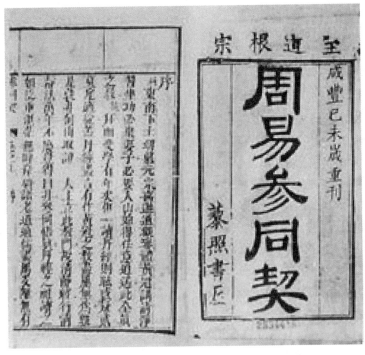

《周易参同契》

位的话名石门,在脐下 2 寸,《针灸甲乙经》明确记载石门一名丹田。气功意守不是那么确定,高一点脐下 1.5 寸的气海,或 1 寸的阴交,低一点脐下 3 寸的关元都可以。丹田这个部位概念一般中国人都知道,如唱歌时会说气是从丹田里发出的,打太极拳时也是要求气沉丹田,这是一个在腹部的丹田。另外还一个点在头上,或称"上丹田"。上面当眼睛闭合内视时出现什么情况?眼睛是向内侧向上方轻微靠拢,有些沉紧的感觉,这就起到意守的作用。两眼之间的鼻根部,一般称"山根",古代称"頞中"。足阳明经脉起于鼻旁,上交于頞中,又与起于目内眦的足太阳经脉会合,可见頞中位置很重要。上方两眉之间的印堂,《抱朴子》称此处为"明堂"和上丹田,表明印堂和山根间是督脉上的一个重点部位——上丹田,是内丹的发动点,七孔八窍中的一窍。七孔没有问题,眼、耳、鼻、口,共有七孔;还有一个是内通于脑的窍,八窍,这是很主要的一个窍,有称此为祖窍。静坐法中有一句话"眼观鼻",眼睛看鼻端,"鼻观心",这是内守意念,其下方正对心口和丹田。上面鼻根部是入门的窍,发动内丹的点主要是下面的丹田。有些人说:上丹田主"性",下丹田主"命"。命是命门的命,下部是命窍;性是天性的性,上部是性窍。这两个意守点,上部的属督脉,下部的属任脉。以下丹田为主,这就是《难经》所说"脐下肾间动气"的所在。后世气功书还将丹田比作《老子》所说的"玄牝之门,是谓天地根。绵绵若存,用之不勤"。这似指意守丹田的一种气功状态。"玄牝"既可指下丹田,又可分指上"玄"下"牝",一阳一阴,分别为天地之根。这种借《老子》的话来讲气功,说起来不无道理。

5.3 任督二脉与气功

督脉的循行部位,一般都知道是在后背正中线,但引证经典文献《黄帝内经》《难经》的原文却多数没有讲正中单行线,而是讲的旁开双行线,唯一讲到督脉行于头背部正中的文字仅见于

《灵枢·营气》,说营气从肺经传至肝经之后,又从肝上注于肺,沿喉咙上入颃颡,上额,到颠顶,再下项,循脊,入骶——此后特别点明一句"是督脉也",表明其运行方向是下行的,即主降的。

李鼎教授根据《灵枢·营气》的记载绘制了营气运行图:营气起源于中焦,从肺到肝,表示十二经脉中的运行,到肝后又上注于肺,经过"颃颡",上行到"畜门",再上到头顶,跟着督脉往后下行,经过项中(玉枕关)、脊背(夹脊关)、骶骨(尾闾关),往下走向前,通过任脉上行,又下注于肺,再出于手太阴进行再度环流。

正常营气运行,督脉是由上往下,任脉是由下往上。气功的运行则是反过来,有句话"顺则生人(生男育女),逆则成仙",意指通过"炼精化气,炼气化神"的转化过程可以达到延年益寿。

专论督脉的一篇《素问·骨空论》指出"督脉者,起于少腹以下骨中央",意指督脉起始于骨盆中央,后来称此处为"丹田"。《素问·骨空论》既论述督脉的起源及分布于前后两阴之间,于臀腿部又与足少阴、足太阳经会合,上部头背则与足太阳经会合,从少腹直上的则与任脉会合,唯独没讲到背部正中的直行线。一般我们引用经文都以《难经·二十八难》所述为据。这里说的是上行,即主升的,这种逆行的走向,当是来源于气功。

气功静坐经过长时意守丹田之后,于少腹部会产生热感,逐步把热气引向下方,通过尾骶部的长强穴所在(尾闾关)、腰脊部的命门穴所在(夹脊关),到后项部的风府穴所在(玉枕关),上达脑部,后人称此为通三关。此法实即营气运行所说"下项,循脊,入骶"的倒叙法,表示气功的逆行。

营气运行说的是平常情况,修道练功的人就是反其道而行。唐代著名道士张果老被列入中国神话故事八仙之一,传说中他出入常乘一匹驴,每倒骑之,日行万里。

这种逆督脉而上的功法有好多名称,都是强调上升、倒转作用的,如后世针灸书将长强穴记上许多异名,"河车路""朝天巅(岭)""上天梯"等,都是

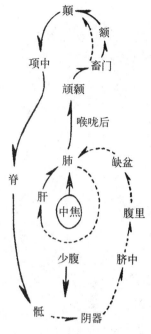

营气运行图

注释:颃颡:颃就是引吭高歌的"吭",指项;颡指声带部位;颃颡统指喉头及鼻咽腔。

畜门:鼻后孔。营气从鼻后孔通山根(鼻根)之后入脑。

营气循行均在人体深部,图中虚线代表省略

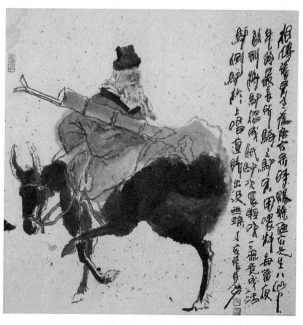

八仙之一张果老

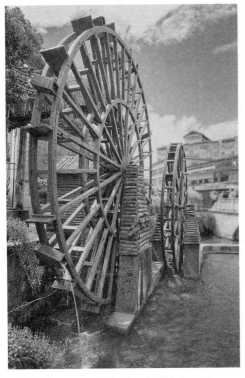

中国水车

来自气功。"辘轳""紫河车",原意是引水向上的水车,一节一节的辘轳比拟脊椎运气的提升、灌溉,因称河车倒转。而"北方河车"一语则首见于《周易参同契》,可见渊源有自。

督脉旁边是足太阳经,足太阳跟督脉的关系最为密切。十二经之中,以太阳的阳气最大,称为巨阳。太阳与督脉很接近,各阳经归入于督脉,这是阳脉之海。督脉在头上部,从睛明向上,和足太阳一起走,下向背到达肾,与足少阴会合。足太阳经上属于脑,属脑的经脉很重要,地位很高。督脉与足太阳同属脑,即上部联系脑,下部联系肾,前边则由任脉联系心。任、督脉的相通就是与气功活动有关系。督脉、任脉的相通关系,将前后上下心、脑、肾的作用都调动起来。气功打坐时,下肢部会有气动的感觉,从足少阴肾经到肾;上面项背部则由足太阳经下到肾,肾部成为上下会合的重点。所以督脉与各经脉的关系,主要是通过足太阳与各阳脉相通,成为阳脉之海;其次是通过任脉、足少阴与各阴经相通,故成为督领全身经脉之海。《素问·骨空论》所论之督脉,是广范围的,是广义的督脉。脊背正中和头脑是督脉的本部,两边是与足太阳、足少阴的联系,前面是与任脉的联系,总的来讲都属于督脉。这种情况只能从导引行气去理解,表明其间可分可合,合之是一气贯通,分之则成前阴后阳,各有所主。

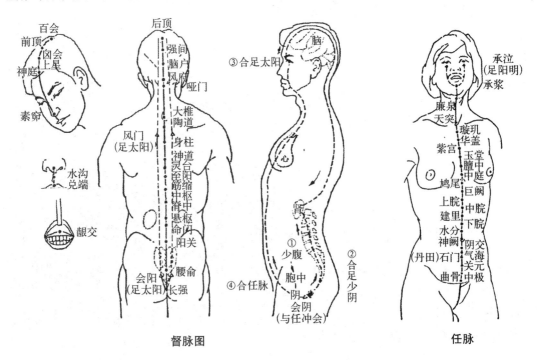

督脉图   任脉

任督二脉的上下分界,上部以口唇分,下部以肛门分。气功打坐时要求闭口收肛。《周易参同契》说:"内照形躯,闭塞其兑。""兑"意指口,上唇尖端一穴名叫"兑端"。再看上齿龈正中龈交穴的位置关系,正对人中,外面是人中,上唇里面相对的牙龈上方是龈交,气功中有一个关键性的体位要求叫"搭鹊桥",意指舌尖抵着上颚对龈交处,这样任督就接通了。通过"搭桥"这一措施之后,舌下津液滋生,更显见"搭桥过渡"这一说法的妙处。龈交作为任督二脉交会穴,不懂气功的人就会莫名其妙。通过气功意守之后,收视返听,眼、耳、鼻、舌、心、意都要归向体内。佛家的寺庙里总要营造一个一心归向佛的清静环境,进门先有四大金刚坐镇两边,这就是代表眼、耳、鼻、舌的四大天王都守卫着如来佛;道教的道观,守门则有两大金刚,叫哼哈二将,一个哼一个哈,代表着呼和吸。

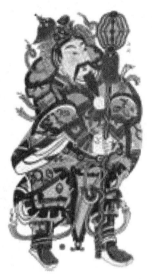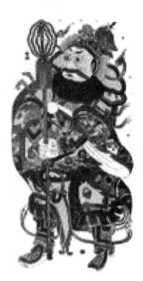

哼哈二将

道家练气功就是讲究呼吸,深呼吸,潜呼吸,一呼一吸叫一息。《庄子》说的"真人之息以踵,众人之息以喉",踵就是脚跟。深呼吸,深沉到达脚跟,这应当是指意气到达脚跟。到脚跟的话,也就与阴跷、阳跷的循行部位有关系了。

5.4 "小周天"

气功中将任督二脉的运行称作"小周天",这种名称见于唐以后的气功书,但它的起因则很早。《灵枢》论营气、卫气的运行就引证"天周二十八宿"的天文现象,唐代孔颖达在《礼记·月令》中注说:"凡二十八宿及诸星,皆循天左行,一日一夜一周天。"唐代题名钟离权、吕纯阳问答成书的《钟吕传道集》中有说"用周天则火起焚身",这就是用"周天"来表示热气的运转。此前《周易参同契》有"关楗有低昂兮,周气遂奔走"一语。原书"周"字误作"害","气"字有写作"炁",再误作"天",变成了"周天",这是不足为据的。早期彭晓的注解没有作"害气",也不作"周天"解,而是注成"周运元气奔腾……"证明原文的"害"字正当作"周"。周运有周转的意思,但不等于说周天。《周易参同契》说气通督脉的最重要一句话不是"周气"而是说"北方河车",此语一直影响到后世的气功家。"北方"意指脊背部,当督脉所在,人体一般采用面背北的体位,故"背"字从"北"得声。"河车"形象地用踏水车来形容引水上行的气功搬运,此后又有大小河车和紫河车等种种说法。清代李西月专门编写成一本《三车秘旨》,专论"三车"及大小周天,作为内丹法的入门书。究其渊源,上溯到"丹经之祖"魏伯阳的《周易参同契》,明清间的气功编著是集内丹法的大成,总结这些理论并将它系统化和图像化了。

清代初期,清宫如意馆彩绘成一大幅《内经图》,以一侧身坐像构图,纵分为头、胸、上腹和下腹各段落,绘列任督脉内气运行过程的有关景象。它不称"内景"而称"内经",用意似乎注重

其经行的感受过程,而不是静态的景象(后来有的版本改名《修真图》)。图中将任督脉上的后三关、前三田的重要关窍都有了生动的描绘。如将"北方河车"画成一对童男童女在踏水车,眉间"明堂"画成脑内有日月照明。上下各段落,图旁还配上道家的诗句,读之更富有趣味。

祖父李成之先生在上海明善书局担任编辑期间,编辑出版了一些三教经典书籍和印刷

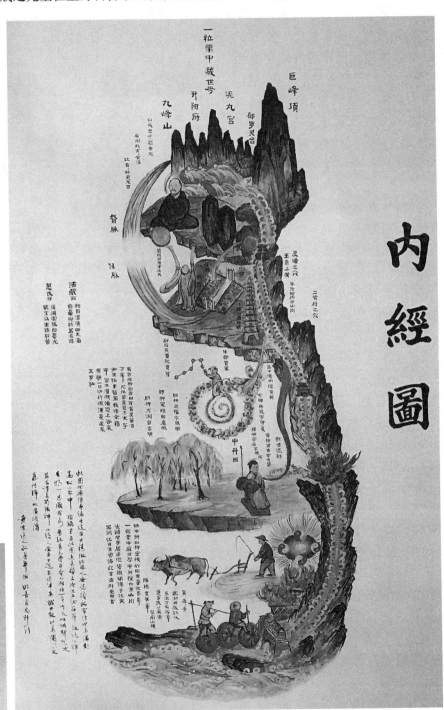

明善书局版《内经图》

品,其中就有明善书局版的《内经图》,照片摄于伯母王罗珍研究员工作的上海市气功研究所内。

　　彩绘的《内经图》及其复制的不同版本,都是属于气功内气运行的理想图;在清初柳华阳(1736—?)《金仙证论》内所载的则是一张出自亲身体会的有实证意义的小插图。这个图很重要,现从原书里复制过来。"小周天"的图画出来,说明什么呢? 表明任督脉的感传不是在体表,而是在深部层次。古人对奇经八脉的体会,是从气功锻炼中体会到各种有规律的生理现象,这些感觉现象出现在气功锻炼的全过程,运行全身,故比拟为"周天"。

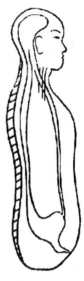

《金仙证论》图

5.5　冲带二脉与气功

　　任督二脉可分可合,督脉行于身后正中,是阳脉之海;任脉行于身前正中,是阴脉之海。冲脉行于任督脉之间,是"十二经之海",又称"血海"。相关内容请参见本书经络理论之"冲脉的别称"。"冲"字原文写成"衝",两边是"行"字,当中是"重"字,"行"本意是大路、行道、行动、行列,加了一个"重"字是标音,是个形声字。冲动,要冲,通道,"衝"和"動"都是从"重"得声。这表明冲脉的字义首先与动脉有关,动脉所在,有动脉搏动的地方都可看成是冲脉功能的呈现。丹田这部位《难经》就说成是"脐下肾间动气",脐下正中的"动气"不能说与腹主动脉没

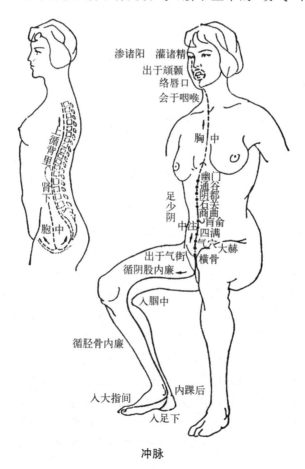

冲脉

有关系。这里的体外正当关元穴(脐下 3 寸),所以《素问·举痛论》说:"冲脉起于关元。"作为"脐下肾间动气"的"胞中",初时可能是气功意守的部位概念,范围较大。脐下的气海、石门、关元各穴都属于"丹田"。关元就成为与冲脉关系最大的穴,后世针灸家的灸丹田以培补元气,

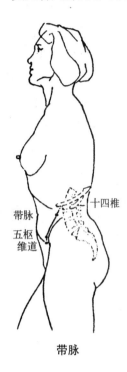

带脉
五枢
维道
十四椎

带脉

就是灸关元穴。《资生经》说"若要安,丹田、三里不曾干",是指要身体安康,就得常灸关元和足三里,让灸疮化脓不干。这两穴都与冲脉有关。关元是冲脉的起源,而足三里是冲脉下行之处。

灸关元,意在温通冲脉之源,培补元气以健运全身的血气;气功意守丹田之后也是能起到相似的作用。何谓意守丹田?其要旨是凝聚心神之"火"于下腹部,以锻炼肾精之"水",先要"炼精化气",再达到"炼气化神",即内丹术中说的"火从脐下发,水向鼎中符"的用意。腹内热气逐步向周围扩展,以至出现"夹脊如车轮,四肢如山石,两肾如汤煎,膀胱入火热"的感觉,进而"用周天则火起焚身",全身透热,起到充皮肤、温肌肉的效应,这可看成是冲脉和带脉发动的结果。冲脉既是与任督二脉同源同行于头身上下,又与十二经脉通行于肢体外周,故称为十二经之海和血海,其本源则在下腹部。

带脉从十四椎命门穴部分出,横腰束腹,"回身一周"以利收引和屈伸活动,在气功中一般少有出现特殊的感应,只有蒋维乔所写的《中国的呼吸习静养生》中说他有过在腰部出现"向左转动 36 次,向右也一样转 36 次"的由静变动的经验。这种体验或许是以意引气的结果,练气功者不应片面追求这种动感,以免失于误导。

5.6 阴阳蹻脉与气功

阴阳蹻脉的运行与卫气的运行以及睡眠密切相关,相关内容请参见本书经络理论之"阴阳蹻脉、卫气与睡眠的关系"。

人体前面属阳明,后面属太阳,侧面属少阳,手足三阳都是从眼睛周围开始,意指阳气从上向下散布到手足,回来则通过三阴经,主要是足少阴肾经,枢转关系就在"肾"。阴蹻是足少阴的支络,意思是通过足少阴和阴蹻的交接。晚上入睡时,卫气从阳入阴,经过"肾"而运行于五脏和阴分;白天睡醒后,卫气又经过肾而从阴出阳,由目而分布于各阳经。阳蹻是足太阳的支络,随同三阳经从头走足,阳蹻穴申脉与阴蹻穴照海,分别在外踝、内踝下方分出,阴升阳降,下达涌泉,上通于目。阴蹻从照海上行,入阴部之后,行于胸内(五脏),出人迎之前,交贯冲脉,上达目部,与阳蹻会通于风池、风府(督脉);阳蹻则从目下、口旁,经肩、髋下行至申脉,通于至阴、涌泉,与阴蹻相接。阳蹻、阴蹻运行途径,按《难经》的说法,是属于络脉性质。阳蹻是阳络,阴蹻是阴络,这与阳脉之海的督脉和阴脉之海的任、冲脉,其地位有深浅、大小的不同。

对蹻脉的升降运行,我们可以结合气功中的呼吸来理解:《庄子·大宗师》:"真人之息以踵,众人之息以喉。"说明古代有道之士呼吸深沉,送气到脚跟(踵),这里就是阴阳蹻脉所起之处。

祖父李成之先生于静坐或睡眠前练习静功时,总是先合目静心,意守涌泉或脚跟,随着吸气把气送到足心(呼气时不用以意引气),这一从目至踵的呼吸法,在于导气下行,能起到沟通阴阳蹻脉,安神顺气的作用,这应是在通任督之前先要有的功夫。

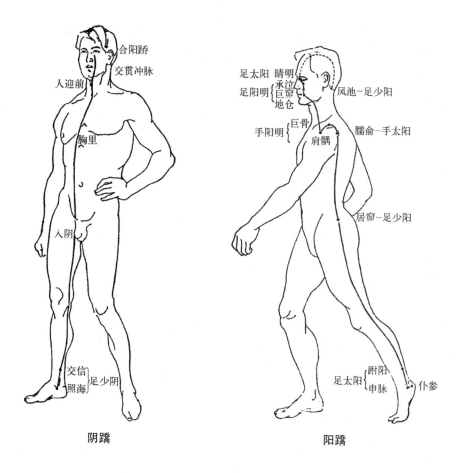

阴蹻　　　　　　　　　　　阳蹻

5.7　阴阳维脉与气功

《难经·二十八难》说:"阴维阳维者,维络于身……"意指阴阳维脉是像网络样散布在身体内外,阳维脉散布在头、肩部,联络三阳经,归于督脉;阴维脉散布在胸腹部,联络三阴经,

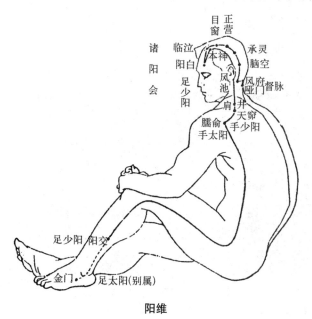

阳维

针灸医道传承

归于任脉。这种"维络"不同于正经。《难经》还说明，这种"维络"起到"溢（满出）""畜（蓄入）"气血，调节盛衰，并不像十四经那样"环流"，因而对维脉不讲"流注"关系。阳维联合各阳经，主持全身的表证（如寒热等）；阴维联合各阴经，主持全身的里证（如心腹痛等）。其在气功中则不指病证，而是指生理现象。气功中有出现身热、面红、耳赤、汗出、泪流等现象，说成是"三阳脉发动"，这种现象也可以说是阳维脉的作用。但气功中一般不说"三阴脉发动"，因为三阴脉属五脏，五脏求安宁，不求发动，"是动则病"，五脏过于变动则成病，气功于静态中求安宁，要从三阴脉通调达到脏气安宁，其中自然包括有阴维脉的作用。"阳维主一身之表"，"阴维主一身之里"，这话既是指病症，也包括属于正常的生理现象。

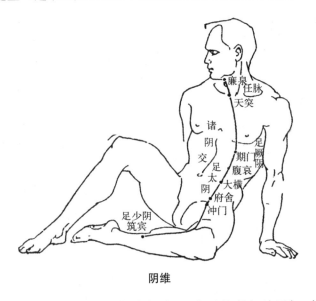

阴维

笔者记得祖父在世时，每日必打坐修炼气功，而当时笔者年幼无知，每每在旁肆意嬉闹，祖父丝毫不为所动，这给笔者留下了极其深刻的印象。

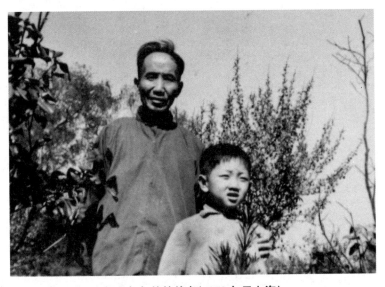

祖父与年幼的笔者（1978 年于上海）

祖父的一生,是由信奉儒家、道家,进而研习医药的一生,这一特点还可以从《厚仁李氏宗谱》中找到渊源:据统计,自明代以来,李氏"医道寿世类"人物以李汀为首,共记录有12人。可以说李氏的中医药事业是有着悠久的历史传统的,作为李氏子孙,我们会继续为之而努力,弘扬先人遗愿。

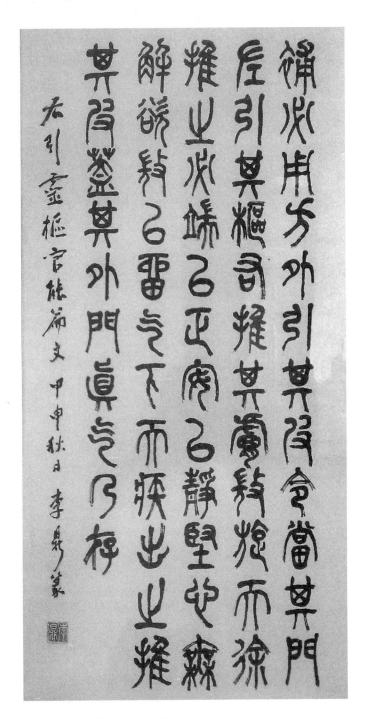

李鼎教授诗词书法作品之十

此作品引自《灵枢·官能》。

"补必用方,外引其皮,令当其门,左引其枢,右推其肤,微旋而徐推之,必端以正,安以静,坚心无解,欲微以留,气下而疾出之,推其皮,盖其外门,真气乃存。"

第三章 李鼎教授

李鼎教授——李氏中医第四代。

李鼎教授,字养元,号养园,1929 年 12 月 18 日出生于浙江永康厚仁村,为上海中医药大学终身教授、国家级非物质文化遗产针灸项目代表性传承人、国家中医药管理局全国名老中医药专家传承工作室导师、国家中医药管理局针灸理论与方法学研究室学术委员会副主任委员、世界针灸学会联合会传承工作委员会顾问、上海市名中医、上海中医药大学名师、上海市中医药研究院专家委员会委员、博士研究生导师、北京中医药大学国学院特聘教授,自 1992 年起享受国务院政府特殊津贴。

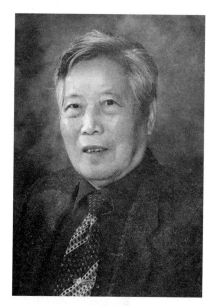

李鼎教授

根据《厚仁李氏宗谱》记载,从唐太宗李世民算起,李鼎教授是第 50 世孙,从老子李耳算起,李鼎教授是第 90 世孙。

1. 家学传承

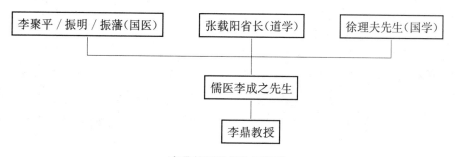

李鼎教授家学传承简谱

如前所述,李鼎教授祖上从清朝末年起三代行医,家族在浙江永康石柱镇开设了一间名为"道生堂"的药店,自小跟随其父儒医李成之先生研习中医学以及中国传统文化。李成之先生早年自永康中学毕业后,先后拜清末举人徐理夫先生和浙江省省长张载阳为师,深入钻研中国古代传统文化,并利用其所学开办国学专修班,带领李鼎教授以及青年学生学习国学,同时也研习医书,李鼎教授在此期间打下了扎实的家学、国学和国医基础。

2. 国学及国医传承

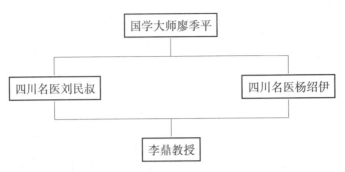

```
        ┌─────────────────┐
        │  国学大师廖季平  │
        └────────┬────────┘
      ┌──────────┴──────────┐
┌───────────────┐   ┌───────────────┐
│ 四川名医刘民叔 │   │ 四川名医杨绍伊 │
└───────┬───────┘   └───────┬───────┘
        └──────────┬──────────┘
            ┌─────────────┐
            │  李鼎教授   │
            └─────────────┘
```

李鼎教授国学和国医传承简谱

国学和国医相互根植,密不可分,李鼎教授自小跟随笔者的祖父儒医李成之先生在浙江永康老家研习中国传统文化和中医学,抗战胜利前夜随祖父移居上海,自 1945 年起师从在沪的四川名医刘民叔。

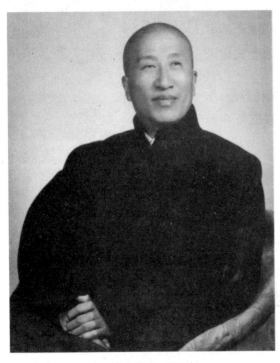
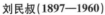
刘民叔(1897—1960)

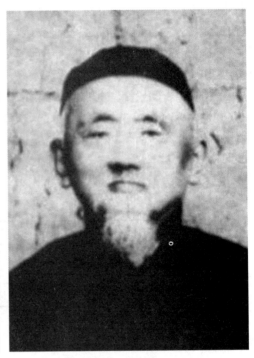
廖季平(1852—1932)

刘民叔(1897—1960),名复,四川成都人。刘氏少时就读于成都府中学堂、四川存古堂,课余从其祖父、外祖父习医,并从学于国学大师廖季平(1852—1932),入刘师之门的李鼎教授也就成了国学大师廖季平的再传弟子。李鼎教授退休之后,依然运用自己深厚的国学基础,不断为《中医药文化》杂志投稿,为杂志的创办和中医药文化的传承立下了汗马功劳。李鼎教授的国学底蕴在国内影响甚广,应邀担当北京中医药大学国学院特聘教

授一职。

　　1926 年刘民叔移居上海行医，他联合各家办了一所华阳中医专科学校，既讲课又临诊。作为刘民叔的弟子，李鼎教授曾经跟诊刘师于上海南京东路的保安坊。

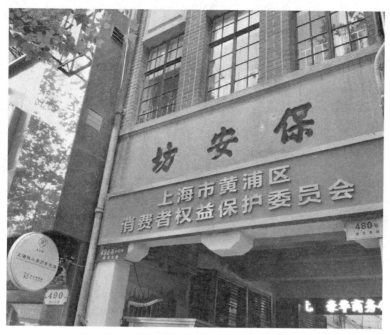

刘民叔诊所旧址：上海市南京东路保安坊

　　作为刘民叔的得意门生，李鼎教授 1952 年和 1954 年分别协助其整理出版过《华阳医说》和《鲁楼医案》两本医书。在出版《华阳医说》时，刘民叔没有邀请名家题字，而是请自己的学生李鼎教授题写书名，由此可见刘师对李鼎教授的器重。

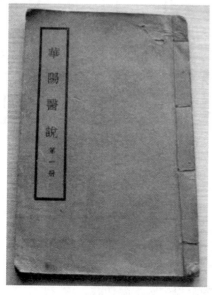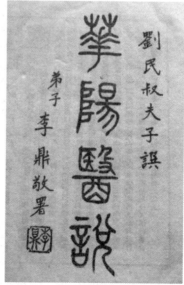

《华阳医说》

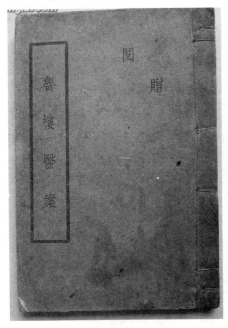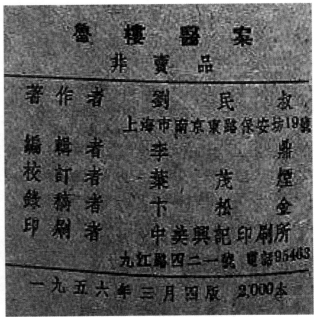

《鲁楼医案》

早在刘师专著出版之前的 1948 年,李鼎教授协助另外一名恩师——刘民叔的同学,同样师从廖季平先生的杨绍伊(1888—1948)先生校勘考订出版了《汤液经》一书,李鼎教授同样受杨师邀请,题写了书名,李鼎教授时年只有 19 岁。

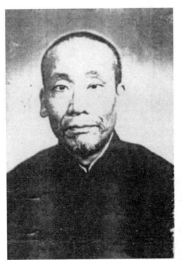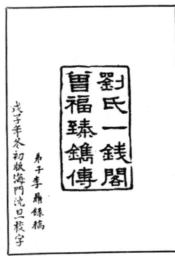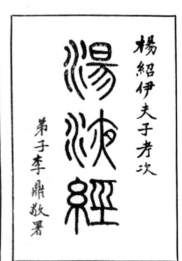

杨绍伊(1888—1948)　　　　　　　　　　　　　《汤液经》

3. 当代针灸教育的一代宗师

1956 年,李鼎教授应邀率先进入刚成立的上海中医学院任教。

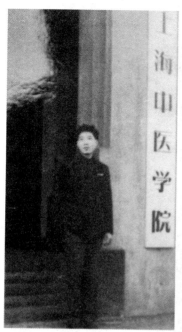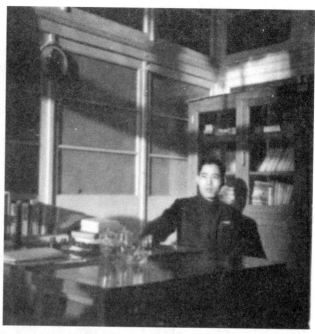

李鼎教授在刚刚成立的上海中医学院(1956 年)

当时,李鼎教授和凌耀星教授二人最先向教务长章巨膺报到,时年 27 岁的李鼎教授成为上海中医学院的第一位应邀赴任男教师。在此之后,赵锡庠、沈仲理两位教授亦前往报到,五人组成了上海中医学院的第一批中医专业教师队伍。

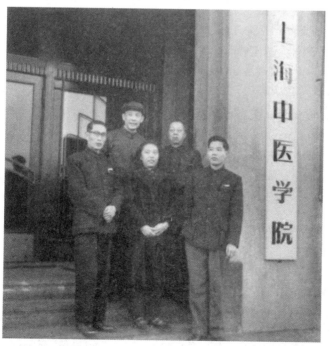

上海中医学院第一批中医专业教师(河滨大楼,1956 年)

右起:李鼎,章巨膺,凌耀星,赵锡庠,沈仲理

2016年,李鼎教授作为建校元老参加上海中医药大学60周年校庆典礼。

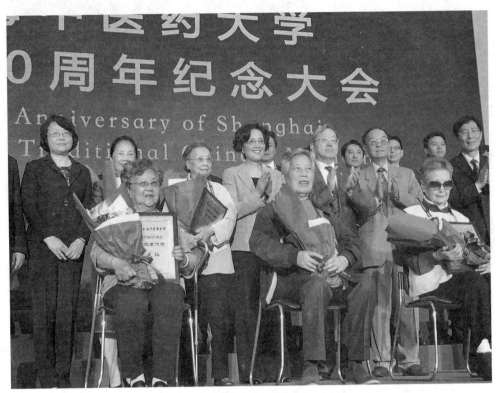

上海中医药大学60周年校庆典礼(前排正中为李鼎教授)

李鼎教授参与并见证了上海中医药大学60余载的发展,从教40余年里共计培养研究生30余名,桃李满天下,为学校教育事业、中华人民共和国针灸学科理论体系的形成和发展以及针灸的海外传播做出了卓越的历史性贡献。

3.1 上海中医学院第一本著作的编著者和学科分化的倡导者

1959年李鼎教授和裘沛然教授两人合著《针灸学概要》,李鼎教授负责书的前半部分,国医大师裘沛然(1913—2010)教授负责书的后半部分,经针灸前辈陆瘦燕题写书名,由人民卫生出版社出版,这是上海中医学院成立以来出版的第一本著作。在那个强调集体的年代里,作者没有个人署名,而是署名上海中医学院针灸教研组。

1960年,上海中医学院在国内率先成立针灸系,中华人民共和国第一批针灸学专业大学生入学,李鼎教授和国医大师裘沛然一起,在学科建设和教材编写方面起到了重要的作用,《针灸学讲义》于1960年由上海科学技术出版社出版。

之后,李鼎教授和同事们将《针灸学讲义》分化为《经络学说》《腧穴学》《刺灸法》和《针灸治疗学》4本教材,分别于1962年、1963年和1965年由人民卫生出版社出版。自此,中国针灸专业教育的学科分类框架得以确立,日后中国各个中医院校均以此为范例开设针灸专业,直到当今的全国统编教材编写亦是按此分类,这一创新使得当代针灸教学走向系统化和科学化,影响极其深远。

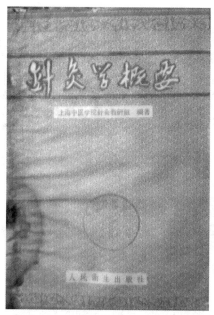
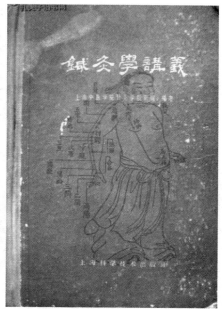

《针灸学概要》　　　　　　　　《针灸学讲义》

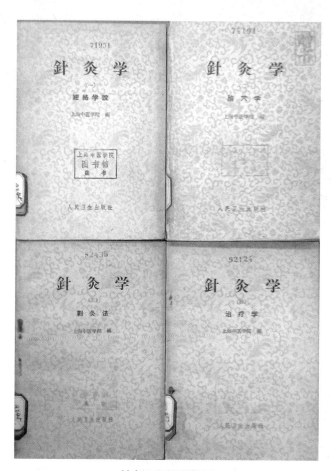

针灸 4 门课程教材

3.2　国际通用教材《中国针灸学》的统稿、审定

3.2.1　《中国针灸学》第一版——《中国针灸学概要》初版　1959年,为庆祝中华人民共和国成立10周年,响应毛主席关于"中医药是一个伟大的宝库,应当努力发掘,加以提高"指示,原卫生部决定编写对外针灸培训教材,由北京程莘农、上海李鼎和南京袁九棱3人组成编写小组,并由老一辈针灸家李春熙担任主审。由于当时仅成初稿,1963年春,编写组成员再次集合于北京,完稿后,李鼎教授接受全书统稿任务。

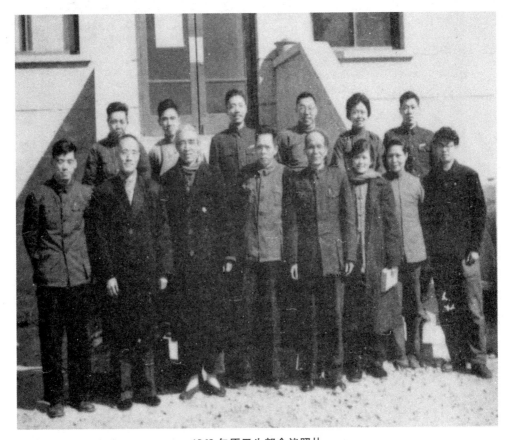

1963年原卫生部会议照片

后排右一为李鼎教授,后排左一为程莘农,后排左三为袁九棱,前排左三为李春熙

1964年,由李鼎教授全书统稿的《中国针灸学概要》(即《中国针灸学》第一版),最初以"编辑小组"作为署名,由人民卫生出版社出版发行。此后,北京、上海、南京三地中医学院即以此书为教材,开展国际针灸培训工作。

3.2.2　《中国针灸学》第二版——《中国针灸学概要》修订版　1975年,在周恩来(1898—1976)总理的关心下,中国国际针灸培训中心(北京、上海、南京三中心)正式成立,继续使用这一教材,1977年卫生部组织三中心教师对《中国针灸学概要》进行修订,李鼎教授仍担任全书统稿和审订。此书署名改为北京中医学院、上海中医学院、南京中医学院,后加中医研究院针灸研究所。这是本书的第二版,于1979年出版。

3.2.3　第三版——《中国针灸学》　在前两版《中国针灸学概要》的基础上,第三版改

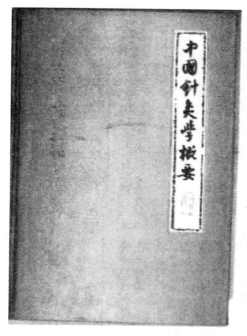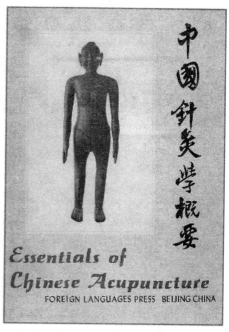

《中国针灸学概要》修订版及其英译本

名为《中国针灸学》,于 1987 年出版,开始由程莘农教授担任主编,李鼎教授仍担当全书统稿和审订的重任。在审订者名单中,他的排名在国家中医药管理局陈佑邦之后,但在当代名医如邱茂良、杨甲三之前,由此可见程莘农教授对老友李鼎教授为此书做出巨大贡献的肯定。

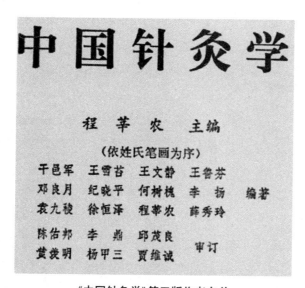

《中国针灸学》第三版作者名单

第三版的英文版在海外广泛发行,成为海外针灸教学的金标准,为针灸走向世界做出了巨大的历史性贡献,被称之为"针灸圣经"。

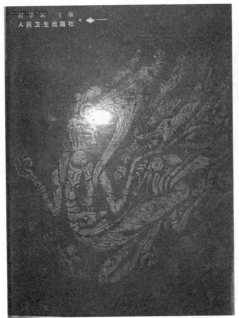
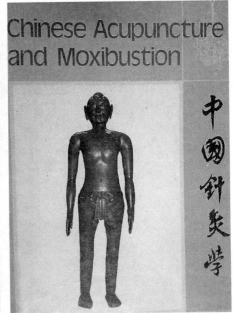

《中国针灸学》第三版及英译本

3.3 中国国家标准《经穴部位》制定者之一

1989年,李鼎教授与陕西陈克勤、安徽高忻洙三人前往北京,受国家中医药管理局委托承担"经穴部位标准化"研究任务。1990年,由李鼎教授主笔的中华人民共和国国家标准《经穴部位》由中国标准出版社出版,于1991年正式实施。2006年WHO颁布的国际标准《针灸经穴定位》的361穴中,有359穴的定位与李鼎教授参与制定的国家标准相同,具体内

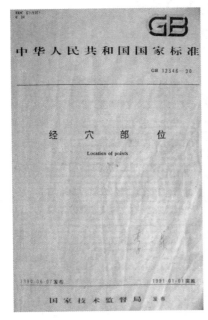
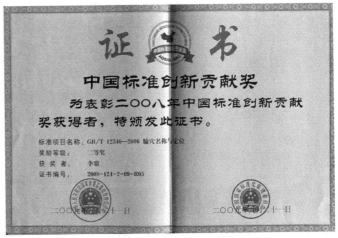

《经穴部位》国家标准　　　　　　　　中国标准创新贡献奖(2009年)

容请参见本书医道篇之"关于国家标准《经穴部位》的制定"。

　　《经穴部位》是继宋代王惟一的《铜人腧穴针灸图经》之后的第二部中国国家经穴标准。此标准的颁行,对于当代针灸教学、科研、临床和国内外学术交流起到了极其重要的历史性作用。《经穴部位》于 1992 年获国家中医药管理局科技进步奖一等奖。2009 年,李鼎教授的后续相关工作再次获得"中国标准创新贡献奖"。

3.4　中国大学针灸专业系列教材的编著者之一

　　1974 年,裘沛然、李鼎、奚永江、吴绍德将《经络学说》《腧穴学》《刺灸法》和《针灸治疗学》4 本教材合编,由李鼎教授统稿,出版了《针灸学》,署名上海中医学院。此后,未经作者授权,此书被翻译成英文。

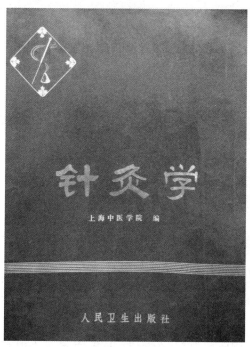

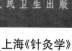

上海《针灸学》

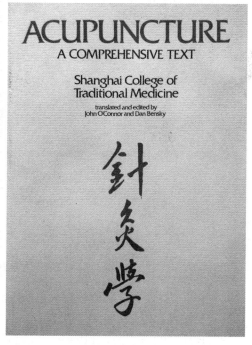

上海《针灸学》英文版

　　与李鼎教授担当审定的《中国针灸学》一样,上海《针灸学》在被翻译成英文之后,在海外的传播极为广泛,为中国针灸走向世界做出了历史性的杰出贡献。鉴于本书对针灸阐述的全面性,美国人在翻译时意译成了《针灸大全》。在欧美国家,各院校都以《中国针灸学》作为初学者的教材,而将上海《针灸学》作为唯一的补充与提高材料,无出其右。上海《针灸学》的英文版是最早的美国中医针灸学校教材之一,中英文版的《中国针灸学》和中英文版的上海《针灸学》在美 40 年来一直是雷打不动的考试指定教科书,而且是指定的两本考试中文教科书。亚马逊网站书评写道:"由中国最著名中医学府教师编写的上海《针灸学》是针灸业内最为权威的教科书和参考资料来源,自从 1981 年此书被翻译成英文之后,它已经成为全世界针灸学的一个标准范本。"网站书评还提道:"除了上海《针灸学》,没有一本书可以如此全面地概括现代中国针灸实践。"笔者在中国(上海)国际针灸培训中心长期从事对外针灸教学工

作,在与欧美同道交流中屡屡发现一个有趣的现象,欧美很多针灸师,尤其是针灸教师都以是否能够全面熟悉和临床运用上海《针灸学》里的治疗技术作为入行深浅的评判标准,由此可见上海《针灸学》对欧美针灸界广泛而深远的影响。

1974年,李鼎教授和赵善祥教授两人合编《针灸学》,其由李鼎教授统稿,作为上海市大学教材由上海人民出版社出版。此教材供原上海中医学院、原上海第一医学院和原上海第二医学院三家医学院校共同使用。

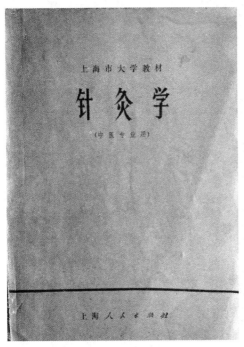
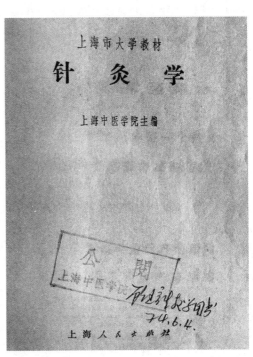

上海市大学教材《针灸学》

1977年李鼎教授和吴绍德教授合著的《经络十讲》出版,此书在1978年全国科学大会上获奖,日后又被翻译成日文在日本出版。

1982年和1992年,李鼎教授担任全国高等中医药教材《经络学》主编,此教材不但被翻译成日文在日本出版,而且被西方针灸著作广泛引用。

2008年,李鼎教授主编全国高等中医院校研究生规划教材《针灸甲乙经理论与实践》,由人民卫生出版社出版。2012年出版的卫生部"十二五"规划教材《经络腧穴学》,仍然由李鼎教授担任主审。

从1959年编写《针灸学概要》和国际针灸教材《中国针灸学》第一版开始,到之后编写中国大学针灸专业系列教材,再到2012年主审卫生部"十二五"规划教材《经络腧穴学》,李鼎教授在针灸教材编写领域辛勤耕耘了半个多世纪。无论是早期的纸质教材,还是后来的音像教材和多媒体教材,李鼎教授主编的教材都以他的大量一手文献考证为坚实依据,十分客观地反映了针灸学的原本面貌。李鼎教授通过对系列教材的编写,使中国针灸学学科日益完善和系统化,同时也奠定了其在中国针灸教育界宗师的学术地位。

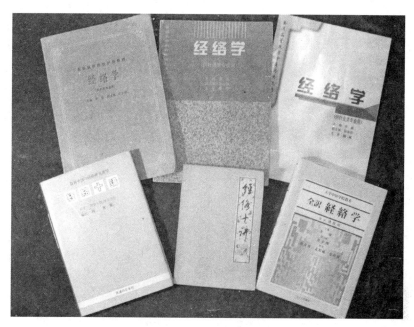

图《经络学》《经络十讲》及其日译本

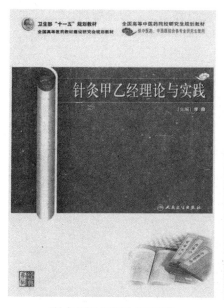

《针灸甲乙经理论与实践》

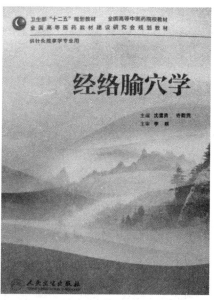

卫生部"十二五"规划教材《经络腧穴学》

3.5　针灸走向世界的使者

1991 年,国家中医药管理局成立中国国际针灸考试中心,李鼎教授担任国际针灸水平考试参考书《针灸学》主编,该书于 1995 年由人民卫生出版社出版。

1990 年,由李鼎教授担任副主编,策划编写了《中国针灸学》(*China Zhenjiuology*)教材,并录制了同名录像,并以中英双语由中华医学音像出版社出版。李鼎教授承担系列教材中《导论》的主编任务,后经评审《导论》获得中国科学技术协会"科蕾杯"二等奖。由于此套

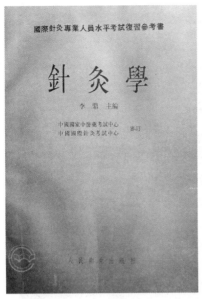
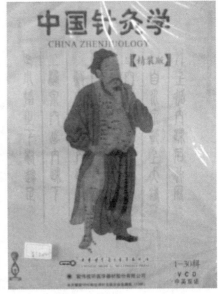

《针灸学》　　　　　　　　　　　《中国针灸学》音像教材——
　　　　　　　　　　　　　　　　　　　世界卫生组织金牌奖

教材为海外针灸教学的普及做出了巨大贡献,获得世界卫生组织金牌奖。

　　联同《中国针灸学》和上海《针灸学》两本教材一起,上述四部著作从不同角度充分体现
了李鼎教授在针灸学海外传播中的巨大历史贡献。

3.6　代表作《针灸学释难》——当代《难经》

李鼎教授的代表作为《针灸学释难》。

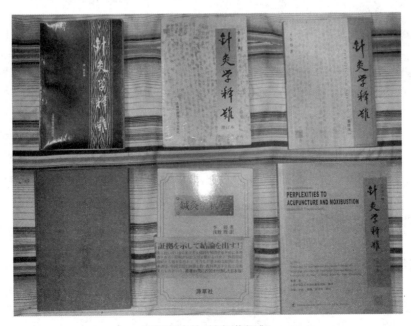

不同版本的《针灸学释难》

《针灸学释难》第一次出版于 1986 年,由原上海中医药大学出版社出版,之后增订和重修一共有 6 个版本先后出版,并被翻译成英文版和日文版。

在此书出版之前,针灸界很少有说理之书,学习针灸往往是强调背诵原文,而不过于求理解。在中国古代,有很多针灸歌赋可以帮助学生记忆针灸知识,而现代的学生连歌赋也以荒废,只知道死记硬背,按模型和图册学习针灸知识。《针灸学释难》的出版打破了这一现象,对针灸学中的很多问题进行了系统分析和讨论,阐明了其间的医学理论,其所有的理论分析均建立在李鼎教授长期的文献研究基础之上,言之有据。

作为高层次针灸学教学参考书,中国的研究生赞之为针灸学中的"奇葩",而针灸界的老专家们则喻之为当代的《难经》。国医大师裘沛然也盛赞此书。

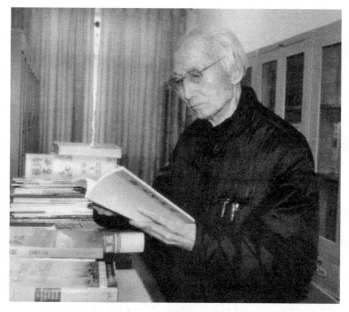

国医大师裘沛然教授在阅读李鼎教授代表作《针灸学释难》

3.7 著作等身——笔耕不辍

从 1952 年到 2018 年的半个多世纪以来,李鼎教授笔耕不辍,发表论文 200 余篇(论文清单见附录三),出版学术著作 37 本(详见表 59)。李老对每一本著作都亲力亲为,此外还应邀担当了大量的统稿、修订和审定工作,沥尽心血,为中国针灸学术发展做出了卓越的不可替代的历史贡献,被公认为当代中国针灸教育的宗师。

表 59 李鼎教授著作清单(1959—2018)

	著 作 名 称	出 版 社	承 担 任 务
1	《针灸学概要》	1959 年 人民卫生出版社	和裘沛然合著
2	《针灸学讲义》	1960 年 上海科学技术出版社	主笔
3	《针灸学·经络学说》(上海中医学院针灸专业教材)	1962 年 人民卫生出版社	全书撰写

	著 作 名 称	出 版 社	承 担 任 务
4	《针灸学·腧穴学》	1962 年　人民卫生出版社	全书撰写
5	《针灸学·刺灸法》	1963 年　人民卫生出版社	主要编写人
6	《针灸学·治疗学》	1965 年　人民卫生出版社	共同编写人
7	《中国针灸学概要》(中国国际针灸培训中心教材)	1964 年　人民卫生出版社(1979 年修订第二版)	合编,全书统稿
8	《针灸学》	1974 年　人民卫生出版社	合编,全书统稿
9	《针灸学》(上海市大学教材)	1974 年　上海人民出版社	和赵善祥合著
10	《经络十讲》	1977 年　上海人民出版社	和吴绍德合著
11	《经络学》(全国高等中医药院校教材)	1984 年　上海科学技术出版社	主编
12	《中国针灸学》(中国国际针灸培训中心教材)	1987 年　人民卫生出版社	全书统稿、审定
13	《针灸学释难》	1986 年、1998 年、2008 年原上海中医药大学出版社(3 次重版)	专著
14	《西方子明堂灸经》《灸膏肓俞穴法》校注	1987 年　原上海中医药大学出版社	校注
15	《针灸学辞典》	1987 年　上海科学技术出版社	合编,全书统稿
16	《奇经八脉考》校注	1990 年　上海科学技术出版社	校注
17	《经穴部位》	1990 年　中国标准出版社	主笔
18	《经穴部位文献考与解剖》	1990 年　中国中医药出版社	主笔
19	《中国针灸学》(音像教材)	1990 年　中华医学音像出版社	副主编
20	《新编中国针灸学》	1992 年　上海科学技术出版社	主笔,全书统稿
21	《中医名言辞典》	1992 年　湖南科学技术出版社	特邀统稿
22	《中国经络文献通鉴》	1993 年　青岛出版社	全书统稿,审定
23	《针灸学》(国际针灸专业水平考试参考书)	1995 年　人民卫生出版社	主编
24	《针灸玉龙经神应经合注》	1995 年　上海科学技术出版社	评注
25	《经络学》(全国高等中医药院校教材)	1995 年　上海科学技术出版社	主编
26	《医家三字经》	1996 年　原上海中医药大学出版社	李鼎文,金梓君注
27	《子午流注针经针经指南合注》	1998 年　上海科学技术出版社	评注
28	《藏府经穴指掌图十四经合参评注》	2007 年　上海科学技术出版社	评注
29	《针灸二赋(针经标幽赋、通玄指要赋)》中英日韩对照	2008 年　原上海中医药大学出版社	主编
30	《杏苑诗葩》	2008 年　原上海中医药大学出版社	编著
31	《中医针灸基础论丛》	2008 年　人民卫生出版社	专著
32	《针灸甲乙经理论与实践》(卫生部"十一五"规划教材)	2011 年　人民卫生出版社	主编

续　表

	著作名称	出版社	承担任务
33	《针灸医籍选读》(卫生部"十二五"规划教材)	2012 年　人民卫生出版社	徐平主编,李鼎主审
34	《循经考穴五十年》	2013 年　上海浦江教育出版社	主编
35	《海上传针六十年》	2018 年　人民卫生出版社(出版中)	主编
36	《神农本草经校释》	2018 年　华夏出版社(出版中)	校释
37	《针灸医道传承》	2018 年　中国中医药出版社(出版中)	李恒编著,李鼎审定

3.8　主要科研成果

1958 年,经李鼎教授布经定穴,由上海医学模型厂创制而成的人体经络经穴玻璃人模型,获得 1963 年原卫生部全国工业产品成果二等奖,开创了针灸形象化教学的新篇章。

1987 年,李鼎教授担当合编和统稿任务的《针灸学辞典》由上海科学技术出版社出版,1988 年获华东地区优秀图书一等奖,1990 年获全国优秀科技图书二等奖。

1989 年,由李鼎教授主要负责的经穴部位标准化研究工作,《经穴部位》于 1992 年获国家中医药管理局科技进步奖一等奖。

1990 年,李鼎教授作为系列音像教材《中国针灸学》副主编,承担系列教材中《导论》《经络》《针刺手法》的主编任务,其中的《导论》后经评审获得中国科学技术协会"科蕾杯"二等奖,《中国针灸学》系列音像教材获得世界卫生组织金牌奖。

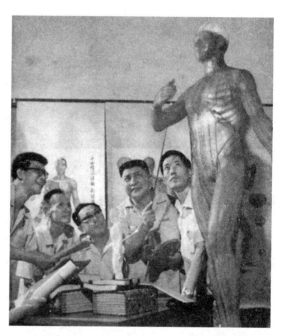

人体经络经穴玻璃人模型(右一为李鼎教授)

3.9　传承带教,提携后学

李鼎教授 1956 年自参与上海中医学院筹建,至 1999 年退休,40 多年来,为培养针灸学人才竭尽心力。自1982 年开始,我国恢复研究生培养工作,李鼎教授即任研究生导师,至 2006年最后一位研究生毕业,20 年来,共计培养硕士研究生 18 名,培养博士研

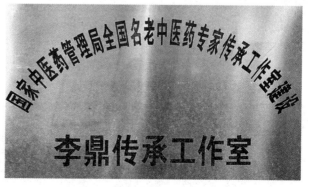

李鼎传承工作室铭牌

究生 15 名。近半个世纪以来,李鼎教授教过的本科生更是多达 500 余人,很多学生早已成长为国内外的一代名医和名师。2005 年,上海中医药大学成立李鼎名师工作室。2011 年,李鼎教授被评为上海市名中医,成立上海市名中医工作室(负责人为上海中医药大学徐平教授)。自 2014 年起李鼎教授担任国家中医药管理局全国名老中医药专家传承工作室导师。

现将李鼎教授家学、国学和国医传承谱汇总如下。

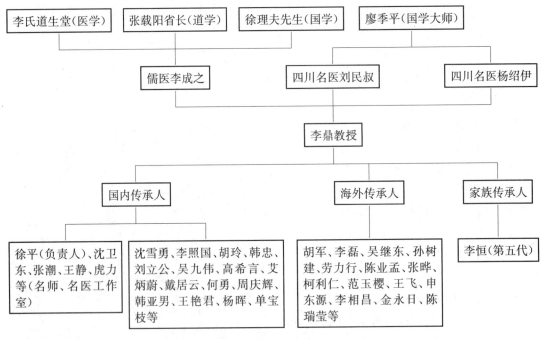

李鼎教授家学、国学和国医传承总谱

2016 年,中国针灸学会为李鼎教授颁发"中医针灸传承贡献奖"。

4. 临床耕耘六十载——调气治神

李鼎教授在长期的临床实践中,强调"调气治神"是针灸临床治疗的总则,如能很好地把握,在临床上往往可获奇效,相关内容请参见本书针灸篇中的专题:临床治疗总则——"调气治神"。

4.1 私人挂牌开业(1950—1954)

1950 年李鼎教授在上海嵩山路和金陵中路交汇的西南路口明善书局旁正式私人挂牌中医开业,紧邻中医眼科大家范新孚的门诊,与同在八仙桥地区开业的针灸大家陆瘦燕、杨永璇门诊隔街相望。

1952 年至 1954 年,李鼎教授在私人开业的同时,先

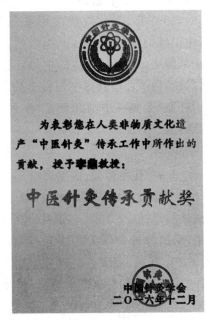

中医针灸传承贡献奖

后参加上海市卫生工作者协会医学进修班、嵩山区中医学会进修班和上海市卫生局医学进修班学习,系统学习了西医知识。

4.2 中医门诊所(1954—1956)

1954年李鼎教授结束私人开业,参加上海市人民政府卫生局中医门诊所(岳阳医院前身)针灸科工作,这是当时唯一的公立中医机构,并协助陆瘦燕等针灸家教授部分课程。1955年,中医门诊所改名为第五门诊部。

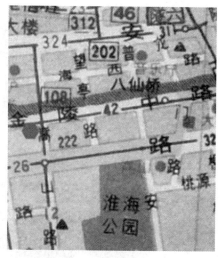

明善书局与李鼎教授私人门诊地址

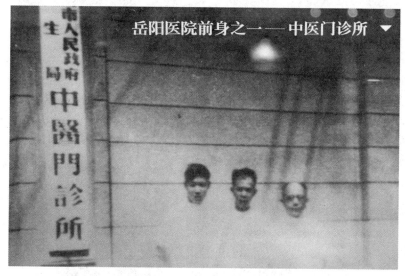

上海第一家公立中医机构——中医门诊所(左一为李鼎教授)

4.3 上海中医学院夜门诊(1956—1959)

1956年上海中医学院建校之后,李鼎教授白天在和平大楼内授课,课余则和沈仲理老师在学院保健科上门诊。1958年零陵路新校开张,李鼎教授和陈耀堂老师在零陵路东安路路口的护士学校内坚持针灸临床工作。

4.4 龙华医院(1959—1979)

1959年,上海中医学院针灸教研室并入龙华医院,李鼎教授从此开始了长达20年的龙华医院针灸科临床工作,直至1979年。临床工作包括针灸门诊和针灸病房两部分(当时的龙华医院是上海市唯一拥有针灸病房的医院,针灸病房位于医院的二病区)。在此期间李鼎教授多次参加下乡医疗队工作,常常形成针灸门诊、病房、下乡医疗轮转的工作模式。

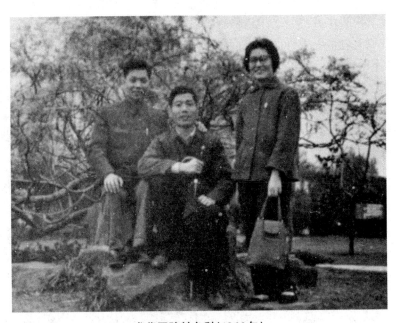

龙华医院针灸科(1966 年)

左起：程子成、李鼎、严华

4.5　上海市针灸研究所(1980—1990)

　　1980 年,李鼎教授在上海中医学院教学的同时,进入上海市针灸研究所从事针灸临床工作,平日里每周临床工作几天,寒暑假则全部投入到针灸临床医疗的第一线。

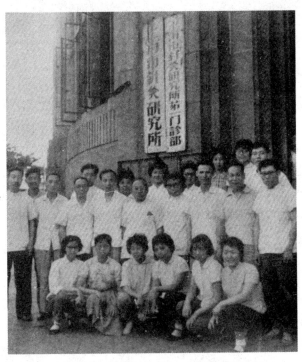

上海市针灸研究所(三排右一为李鼎教授)

4.6 华东医院市府大厦门诊部(1990—2013)

1990年,李鼎教授应邀参加上海市府大厦门诊部针灸临床工作,2003年上海市府大厦门诊部更名为华东医院市府大厦门诊部,李鼎教授带教李恒博士继续临床于此,每周二、周四两个半天,风雨无阻。

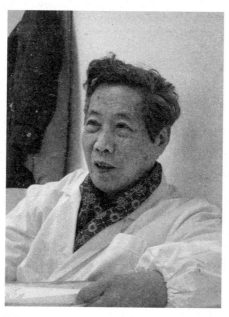

李鼎教授在市府大厦门诊问诊病患(2007年2月)

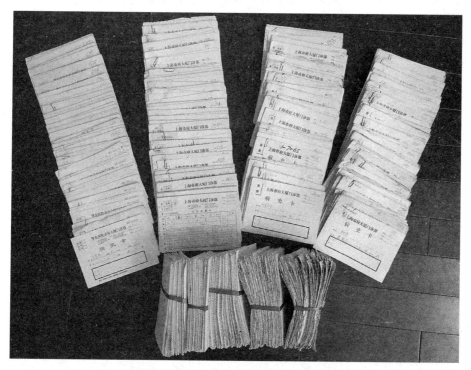

李鼎教授在市府大厦门诊部分患者病史卡

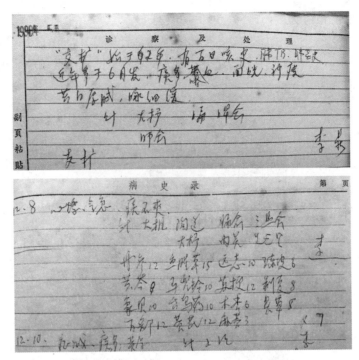

李鼎教授在市府大厦门诊临证病历手迹（1998年）

4.7　曙光医院（2005—2013）

2005年,李鼎教授应邀参加上海中医药大学附属曙光医院东院针灸科特需门诊工作,并逐渐将上海市府大厦门诊部的临床工作交由李恒博士单独承担,不定期前往指导李恒博士的临床治疗。

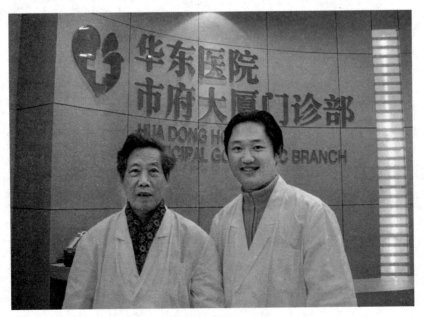

李恒博士和李鼎教授临诊于上海市府大厦门诊部（1998—2014）

5. 主要学术贡献

5.1　重新考证医学经典

古代医学经典的考证工作是针灸学科发展的基石。在中华人民共和国成立之前,中国针灸的文献研究都是向日本针灸界学习。经过李鼎教授半个多世纪的努力,随着他的专著在日本的陆续出版,影响面的逐渐扩大,针灸文献研究的主导权又回到了它的故土,李鼎教授也因此几度受邀前往日本讲学。

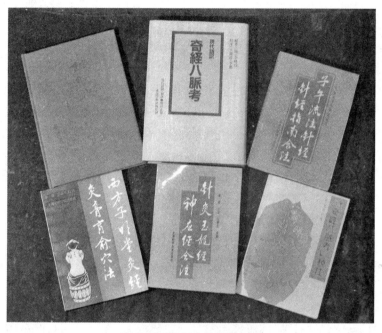

李鼎教授针灸文献研究专著

李鼎教授治学的一个重要特点是喜欢追本求源,弄清古人古书的原始意义,对前人的注释仅做参考,不随意附和。李鼎教授讲十二经脉不是以元代滑伯仁的《十四经发挥》为准,讲奇经八脉也不是以明代李时珍《奇经八脉考》为准,而是直接根据《黄帝内经》《难经》和《针灸甲乙经》等经典原著综合分析,做出合乎实际的解释,对一些关键性字句则做出了正本清源式的辨正。这是充分发扬清代考据家所提倡的"实事求是"学风,在中医针灸研究方面独树一帜,有的地方还达到了清代考据家所未能达到的深度。

例如古人对脏腑部位的认识,李鼎教授抓住《黄帝内经》两处原文,劈开前人的注解,只加上几字的注文就能完全明白经典原意了。

《素问·刺禁论》:"鬲(膈)肓之上,中有父(心)母(肺)⋯⋯"

《灵枢·九针论》:"六腑,膈下三脏(肝、脾、肾)应中州(腹中)。"

以上表明膈膜之上的胸中有心、肺二脏;膈膜之下的腹中有肝、脾、肾三脏以及胆、胃、肠等六腑。其所说部位是具体、明确的,而不是抽象的方位。通过"鬲""肓"等字的考释,李鼎教授纠正了张景岳等注家用五行之气解释五脏方位之谬,也纠正了将肓膜之"肓"误释为"上

下空隙之处",进一步还考明春秋时期"病入膏肓"的故事,那"膏"字其实是"鬲"字的传误。好在《黄帝内经》中的"鬲肓"二字没有跟着一起错,经李教授的多方考证,才理清了这一沿误2 000多年的疑案。这里所说"经典"已超出医学经典,而是关于儒家的《春秋左传》经典的传误了。

李鼎教授对《黄帝内经》的研究,发扬先师国学大师廖季平先生"《灵枢》是经,《素问》是论"的观点:《灵枢》在先,是"经";《素问》在后,是"论"。从篇名来看,《灵枢》很少以"论"为名,而《素问》中多数以"论"为名,称"大论"者则更为后出,《素问》是对《灵枢》的发挥。在此基础之上,李鼎教授依据各篇的引用文字进一步辨明各篇之间的先后关系,甚则同一篇中先写和后写部分的关系,从而理清了中医学术发展的脉络,这是李鼎教授"溯源导流"文献考证方法的具体体现。

5.2 系统阐发经络学说

研究经络,近人从调查经络现象着手,从而肯定经络现象的存在,进而用现代科学方法研究其本质,可惜的是至今仍未取得实质性进展。李鼎教授为了阐明经络理论,对古代文献进行了广泛而深入的考察,从《黄帝内经》扩大到《黄帝内经》之前的近年汉墓出土的《脉书》,以及《黄帝内经》之外的经、史、子、佛经、道书等包罗万象的古代书籍,上下几千年纵横比较,通过大量学术文章和其代表作《针灸学释难》从不同角度全面阐明了经络理论,从而使针灸理论逐步完善并系统化,同时也摆脱了知其然而不知所以然的学科现状。

中医书上所说的"经络"原是"经脉""络脉"的合称,是"脉"的分化,并不是"脉"之外又有所谓"经络"。《灵枢·经脉》是《黄帝内经》中最集中论述人体十二经脉和十五络脉的经典文献,李教授对此进行了逐字逐句的考释,从而跳出了滑伯仁等医家旧注的束缚,引经据典,让人们看清古代经络学说的全貌。

《灵枢·经脉》一开头就指出:人体在"皮""肉""筋""骨"之间有"脉道"通行,内属"脏腑",外络"肢节",这就是运行血气而营周全身的经脉系统。论其功能,说是能"起死(回)生,处(理)百病,调(整)虚实",这么大的作用,自然是不能排除循环系统和神经系统在外的。运行血气的经脉和络脉,当是将几方面的功能都综合和概括起来了。

十二经脉各条文都分四小段,内容环环相扣。

A. 命名"脏腑—手足—阴阳—之脉"(如肺手太阴之脉、胃足阳明之脉等),下接叙本经脉循行部位。

B. "是动则病……"本经脉变动则出现病证……

C. "是主×所生病者……"本经主治某方面所生病证……

D. "为此诸病……"治疗这些病证的原则:实证则泻,虚证则补……

上述各段文字前后呼应,结构严谨:A指正常情况下的身体各部位联系;B指异常情况下的病证联系(经脉所通,病证所在);C指本经各穴的主治病证联系(经脉所通,主治所及);D指施治总则(各经相同)。

李鼎教授1959年发表的《关于"是动""所生病"的探讨》和《内经中营气、卫气说的探讨》等文,最初表达了这方面的深刻见解,此后的《经络学》教材等专著更对古代经络学说做出了全面系统的阐述,为近代研究指明了方向。

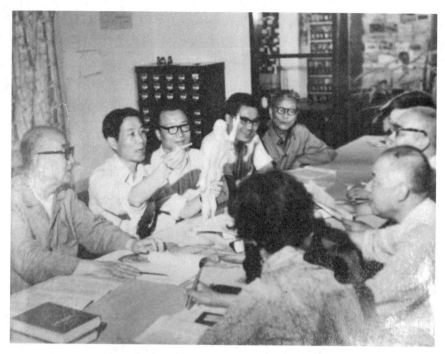

早期针灸教学研讨(手持模型者为李鼎教授)

5.3 率先深入剖析经穴部位

1959年,李鼎教授与上海中医学院解剖教研室的姜凯采等老师合作,在国内首次对十二经各穴进行了解剖,并在《上海中医学院学报》创刊号上作为针灸教研组唯一参与成员发

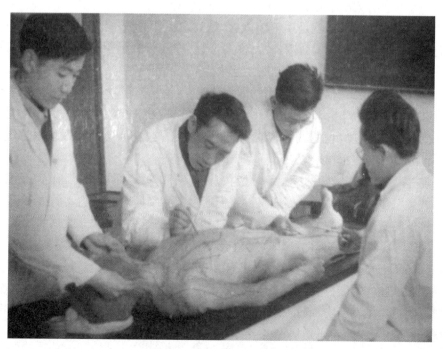

中国早期经穴解剖(左一为李鼎教授)

表署名文章《十二经脉循行部位及其穴位与人体结构关系的解剖观察》,后来与上海第一医学院郑思竞教授等合作,再次做经穴的全面解剖,从此,中国有了自己的经穴解剖资料,为日后教材和专著的编写建立了基础。在此之前,针灸著作中的经穴解剖都是沿用日本的资料,经李鼎教授和他的同事们重新解剖之后,纠正了一些日本资料中的错误,比如日本相关资料认为手太阴肺经的天府、尺泽、鱼际穴下是正中神经分布,可见其将手太阴经与手厥阴经的定位相互混淆。通过我国的重新解剖,经穴部位更为明确,从体表定位到深部结构才有了完整的位置概念。

1990年,李鼎教授主笔的中华人民共和国国家标准《经穴部位》由中国标准出版社出版,1991年起正式实施,相关内容请参见本书医道篇之"关于国家标准《经穴部位》的制定"。

针灸施治的位置单称作"穴",早期在《明堂孔穴》专书中则称"孔穴",宋代时国家颁布的《铜人腧穴针灸图经》中才专称"腧穴",这时将先期通用的"俞"或"输"字规定为专用的"腧"字。李教授总是引导我们从这些字的演变探究其命名的原含义。

穴　　　　　　　　俞

如上图所示,"穴"这一字形,按《说文解字》的解释,意指"土室",那就是现在中国北方农村仍有用作住房的窑洞。这种于土山的深厚土层旁边挖掘而成的住人洞穴,在古代"穴居野处"时期是一大创造,这也突破了人们只居住在天然岩穴、山洞的局限。用"穴"来称说人身上的针灸用穴,是否也包含有这种创造意义呢?

"穴"的字义应有大小之分。称"孔穴"是小概念,解释为"土室"或"窑洞"是"穴"的大概念。针灸用穴之称"孔穴"自然是属于小概念,是就穴位部的微小凹陷而言,将穴位说成"陷者中""宛宛中"即是此意。《黄帝内经》又称穴位为"气穴",意指"脉气所发"穴,这才有理论意义——将"穴"进一步与"气"和"脉"联系起来。

称穴为"俞",这是出于对腧穴功用的深入认识。《说文解字》解释"俞"字,说是挖空整段树木成为独木舟("空中木为舟也")。如上图,"俞"字下半部分的左边为"舟",右边为水,如果将此字向右旋转90度,我们就不难看出它的含义了,它表示"舟"漂浮在水波上,向前行进,这是行船的形象,表示输送、运行。

俞字加"车"旁,就成运输的"输"字,既有"舟",又有"车",水陆运输都有了;后分化为"月(肉)"旁的"腧",作为人体腧穴的专用字。我们通过"腧"字可以解释腧穴的很多道理。其中最具代表性的是背部的五脏俞穴,《灵枢·背腧》最先记载这些穴是"五脏之腧出于背者",即五脏病证反应于背部的腧穴,针灸这些穴能主治有关的病证。其所用"俞"字就有输通、反应的意义,内部病证反应于外,外部针灸治法作用于内,内外相应,成为针灸经穴施治的基本原理。

李鼎教授从腧穴的名称、类别、经络关系和主病效用等逐项考释,几乎可以将全身经穴的发展过程写成一本发展史,或排成一张经穴谱系图。这种源流先后关系并不是单纯依据文献记载的早晚,不少问题还是从穴名字义的分析而做判定的。

一般认为,《灵枢》第一、二篇所载的五脏原穴和十二经五输穴属于最初的经穴。但情况

并不完全如此,例如足少阳胆经的五输穴有(足)窍阴和(足)临泣,早见于《灵枢》第二篇;而足少阳胆经在头部也有"临泣""窍阴"同名穴,始载于《灵枢》之后的《明堂孔穴》中,似乎是后出穴。李教授从"临泣""窍阴"穴名字义来考证,两者都是以靠近眼目部位来命名,所以认为必然是头部二穴在先,而足部二穴的出现在后。他在《为什么有同名穴? 相互之间有何联系?》一文中有过全面深入的论证。李鼎教授在这方面的创见都是道前人所未道的。

在文献考证、人体点穴、临证应用的基础上,李鼎教授他们还实施多次的人体经穴解剖观察,从而对古人所述的位于皮、肉、筋、骨之间的"脉气所发"穴能有个合乎实际的理解,正确认识到为什么称之为"穴"而不是"点"。穴位是一个立体三维概念,如同洞穴,而不是点的概念,因此严格来说,穴位的英文翻译 Acupoint 是不够准确的,容易误导外国学生将穴位的概念简单化,我们在对外教学中应当给予适当的说明。

5.4 总结经络腧穴理论的基本要义

5.4.1 内外相应 内脏的病痛可以反应到外面来,在经络的某一部位出现异常或症状。如心肌梗死、心绞痛时,可出现心前区及左上臂尺侧痛感;患胆囊炎、胆结石时,可出现右肩背部疼痛;患阑尾炎时,初期可出现脐周围或上腹部疼痛。这些病象,中国人看到了,外国人也看到了,中国人高明的地方是认识到了通过外部针灸等措施可以治疗体内的疾病。经络也好,腧穴也好,都反映了这个关系。手足十二经就是表明四肢与头身、脏腑之间内外相应关系:手三阴经与胸部(心、肺),足三阴经与腹部(肝、脾、肾),手三阳经与头面(五官),足三阳经与头身的前、侧、后各部等。简括说来,五脏六腑,分经分部;内外输应,病有所主。内病应于外,外治通于内,这是最基本的道理,由此还可以分化出前后、左右、上下、远近等多种对应关系。

5.4.2 前后相类 人体身前身后与内部脏器之间有就近对应的关系,五脏六腑的背俞穴和募穴就是根据人病痛反应部位而确定取穴。脏腑病痛反应于背部的称背俞,反应于胸腹部的称募穴。俞募穴之于脏腑病痛有相类似的治疗作用。背俞穴又是背部各穴的代表。背俞属背第一侧线,其第二侧线及正中线穴与相平的背俞也有相似作用,各穴的命名即含有此意。募穴则是胸腹部各穴的代表,邻近各穴对相关脏腑也有类似作用。前后相类,表明背腰部穴和胸腹部穴与脏腑之间具有内外相应的横向联系,我们不能只看到经脉循行上下所表示的纵向联系。其实背俞的"俞"字已表达了"按其处,应在中而痛解(懈)"的"横通"意义。只有将"经"和"穴"两者结合起来,才能全面说明这种一纵一横的联系。

5.4.3 左右相对 经络穴位除了位于正中线的任督二脉外,其余都是成对出现的,左右对称。这是因为人体外形的四肢、五官等部是讲究左右对称,人体各部之间联系的经络穴位自然也应是左右对称排列,左右相配合,相协同,有利于加强治疗作用。如心病取双侧内关、心俞,胃痛取双侧足三里、胃俞等,心、脾、肝、胆等脏器虽然偏于一侧,临床选穴多数双侧同取,以增强其协同作用;病在经络出现面瘫、偏瘫、偏头痛等,也可并用左右不同腧穴配合施治,如左侧面瘫取左侧颊车、地仓,配右侧合谷,又如左偏头痛取左侧曲鬓,配右侧侠溪等,这是于病侧和健侧交叉配穴以起左右呼应作用。

5.4.4 表里相合 表里相合指阴经和阳经相合,即两者有分又有合。其以脏腑、经脉的阴阳表里配合关系作为依据。某一脏腑经脉有病,取其表、里经腧穴组成处方。特定穴中的原络配穴法,也属本法的具体运用。

手足三阳经分布肢体外侧,主治各部的外证和相关腑证;手足三阴经分布肢体内侧,主治各部的内证和脏证。这说的是阳经主表证,阴经主里证。此外,经脉通过其经别和络脉的联系,阳经与阴经表里相合,主治病证有所扩展,主要是各经的络穴有表里两经同治的作用。如手太阴肺经络穴列缺用于咳嗽、咽痛、颈项不利等见症,配以手阳明大肠经原穴合谷,就是出于原络配穴。这里的表里相合注重在外经部相络而不在脏腑相合,合谷、列缺,同用于咽喉、颈项各症。

5.4.5　上下相通　人体内部脏腑通过经络与肢体外部相联系,主要表现为"胸脏"应于上肢(手三阴),"腹脏"应于下肢(足三阴)。六腑同居腹部,主要应于足三阳(下合),在手三阳中初期是以"外经"病为主,而无腑病记载,后来《明堂孔穴》才从手足同名经上下相通的关系扩展了主病范围。手足同名经,还有一些上下同名穴就反映这种上下相通现象。如足阳明胃经有足三里、上巨虚、下巨虚三穴,表明与胃肠各有关系,后来于手阳明经上也增出手三里、上廉、下廉三穴,这些同名穴,同是出于对上下肢对应关系的扩充认识。

5.4.6　远近相引　针灸临床取穴,一般分远取和近取,以四肢部穴为远取,头身部穴为近取,用穴宜先远后近,远近结合,以起远近互为影响的作用。但古代认识穴位的先后,总是先认识局部,即近部取穴,随后是远道,即远部取穴。这种远近相引的关系,从一些同名穴中可以领会出来。比如治疗眼睛的疾病,足少阳胆经在头上面有头临泣、头窍阴二穴。"临泣"的意思是居高临下在眼的上方,相对于眼的下方,另有"承泣"一穴。"窍阴"的意思是其位置在耳目孔窍的后面(属阴),所以头窍阴和临泣一样可以治疗头部五官病证。这表明头上的这些穴名是先出现的。而远在足部的足临泣和足窍阴两穴,是因其与头部同名穴相类似的作用而得名,这就说明了近治和远治间腧穴的联系。

5.5　总结和运用针灸临床治疗总则——调气治神

李鼎教授在长期的临床实践中,强调"调气治神"是针灸临床治疗的总则,如能很好把握,在临床上往往可获奇效,相关内容请参见本书针灸篇中的专题:临床治疗总则——"调气治神"。

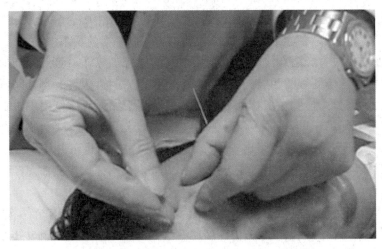

李鼎教授临床针刺手法(上海市府大厦门诊部)

5.6 诗词和书法写作

中医药与中国传统文化密不可分，它是中国传统自然科学与人文科学的高度结晶。古代中医大家无不精通诗书，李鼎教授亦是如此。他自小跟随笔者的祖父李成之先生研习中国传统文化，饱读诗书，勤练书法，写作文笔尤佳，半个世纪以来创作古诗词上百首，书法作品更是无数，在上海中医药大学校园内，到处都可以欣赏到李鼎教授的书法和诗词作品。

2009 年李鼎教授所著的《杏苑诗葩》由原上海中医药大学出版社出版。

《杏苑诗葩》记载了李鼎教授和众多当代名医所著诗词 282 首，其中不但有李鼎教授与笔者祖父李成之先生之间的唱和，更有李鼎教授和当代名医之间的诗词对答，这些诗词和书法作品充分反映了老一辈中医大家之间的深厚友谊。

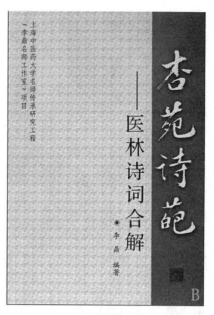

《杏苑诗葩》

金缕曲：李鼎赋，程莘农书

针灸医道传承

金缕曲：李鼎赋，张灿玾和　　　　　　　程莘农教授对老友李鼎教授"念奴娇"的和韵

20 世纪 90 年代，国医大师裘沛然教授曾为李鼎教授写了一首"赠李鼎老弟"的七言律诗，见下。

> 零陵四十载交期，
> 老至都怜笔墨疲。
> 夜半论文谁与可，
> 兴来作句子多奇。
> 是君能解灵枢意，
> 惟我犹存石室疑。
> 如此人天藏秘奥，
> 晚年何敢侈言医。

2009 年，李鼎教授答步韵诗一首，见下。

> 零陵五纪旧交期，

214

老去词章兴未疲。
岁月壶中原可久，
乾坤笔下始生奇。
双篇散墨存真理，
一剑清风解众疑。
小弟虚随过八秩，
愿闻天道再谈医。

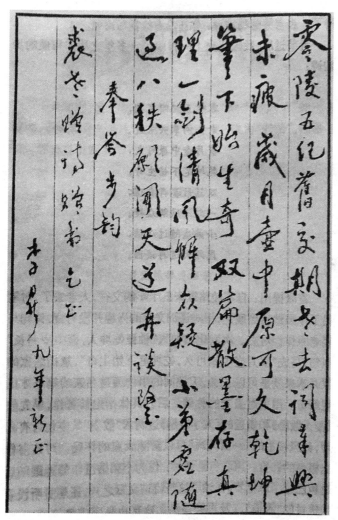

李鼎教授答裘沛然教授"赠李鼎老弟"步韵诗

　　2009年底，适逢李鼎教授八十华诞，上海中医药大学举办了李鼎教授学术思想研讨会，来自全国各地的针灸家代表参加了会议，并为李鼎教授祝寿。

　　李鼎教授几十年的同事和老友，时年93岁的国医大师裘沛然教授亦不顾高龄与会祝贺。会上，李鼎教授将近年来的专著赠予裘老分享。

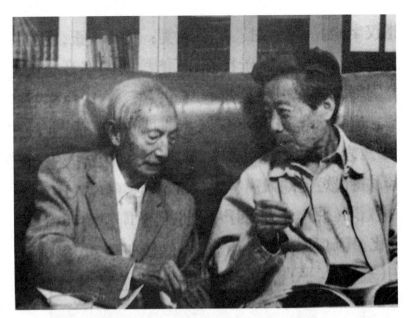

裘沛然教授和李鼎教授"夜半论文谁与可"

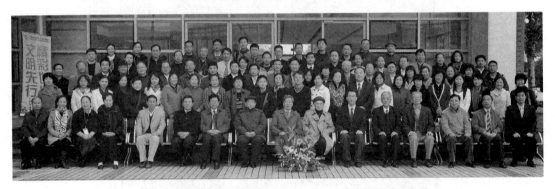

李鼎教授学术思想研讨会（2009 年 11 月摄于上海）

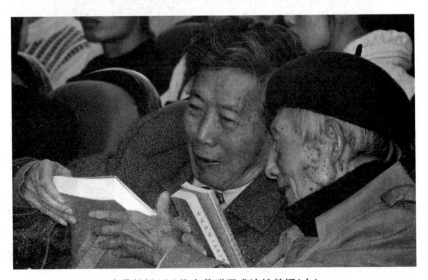

李鼎教授（左）将专著赠予裘沛然教授（右）

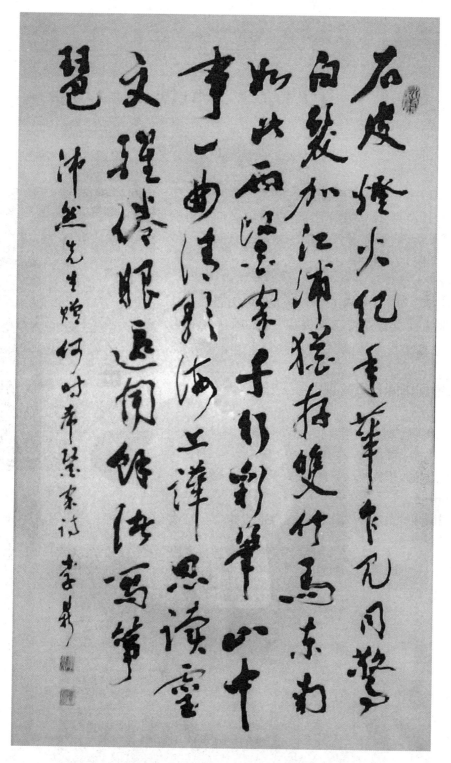

李鼎教授诗词书法作品之十一

国医大师裘沛然先生赠友人诗。

第四章　李恒博士

李恒博士——李氏中医第五代。

李恒，1973年12月生于上海，之后随父母在新疆乌鲁木齐长大，1992年考入新疆中医学院（现新疆医科大学中医学院）中医医疗专业，1997年本科毕业后考入上海中医药大学针灸推拿学院针灸专业硕士研究生，师从李鼎教授和徐平教授，2008年上海中医药大学针灸推拿学院针灸专业博士研究生毕业，师从沈雪勇教授。

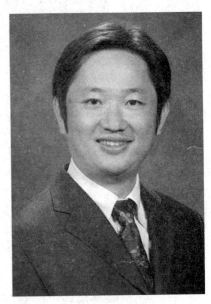

李恒博士

1. 中国国际针灸培训中心工作

2000年硕士研究生毕业后，笔者应聘于上海中医药大学国际教育学院任教。上海中医药大学国际教育学院设有世界卫生组织传统医学合作中心及中国（上海）国际针灸培训中心。

中国国际针灸培训中心下设北京、上海、南京三个分

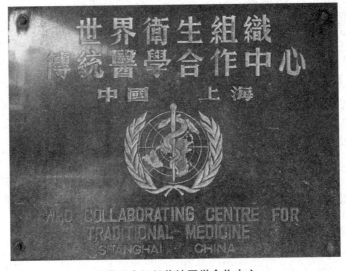

世界卫生组织传统医学合作中心

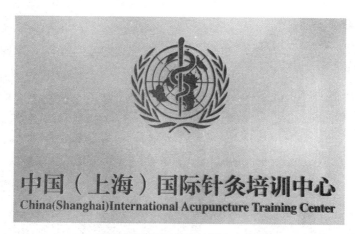

中国(上海)国际针灸培训中心铭牌

中心,在周总理的亲自关怀下成立于 1975 年,是唯一由国家中医药管理局指定的对外针灸培训权威机构,被誉为中国对外针灸教学的"国家队"和"桥头堡"。作为世界卫生组织传统医学合作中心的一部分,中国国际针灸培训中心与 WHO 有着良好的合作关系,为世界卫生组织"人人享有卫生保健"的战略目标做出了应有的历史贡献。其北京中心隶属于中国中医科学院针灸研究所,上海中心隶属于上海中医药大学,南京中心隶属于南京中医药大学。40 多年来,中国国际针灸培训中心一直以向世界医务界普及传授中医理论和针灸临床技能为宗旨,为世界上 100 多个国家和地区的学员提供了针灸、中医等方面的培训。中国国际针灸培训中心与世界卫生组织保持密切的关系,出色地完成了世界卫生组织传统医学合作中心有关"完成针灸培训方法,为外国学员提供培训机会"的专项工作。

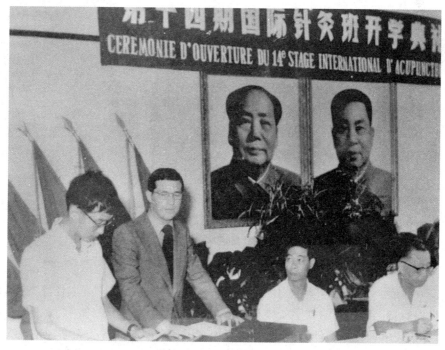

中国(上海)国际针灸培训中心第十四期国际针灸班开学典礼(1979 年 8 月)

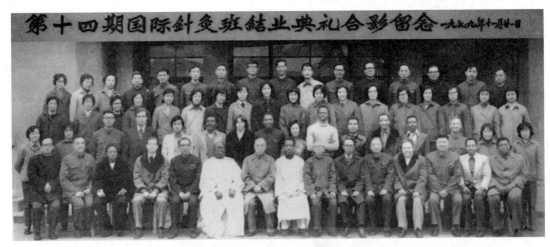

中国(上海)国际针灸培训中心第十四期国际针灸班结业典礼(1979 年 11 月)

　　李鼎教授审订的《中国针灸学》便是为了配合中国国际针灸培训中心的教学而编写的教材,历史机缘,笔者接过李鼎教授的接力棒,继续奋战在对外中医针灸教学的第一线。

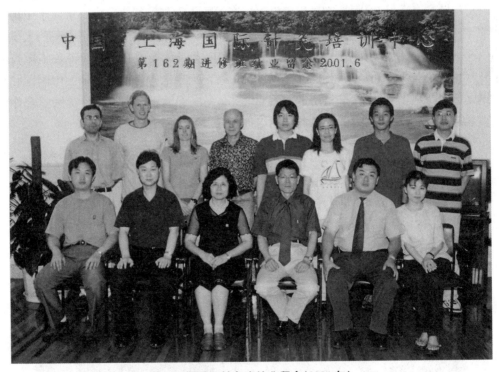

第 162 期国际针灸班结业留念(2001 年)

前排左起：李恒、何江、朱丽丽、谢建群、尚力,后排右一钮桂祥

　　从 2000 年起至 2014 年,笔者担任中国(上海)国际针灸培训中心主任沈雪勇教授的助理一职,全面负责上海中心的教学安排和教学改革工作。

　　笔者在担任培训中心主任助理期间,组织编写了培训中心的各类教学规范性文件,包括教学大纲、实习大纲、教学知识点等,国际针灸培训完成了从无到有的系列教学标

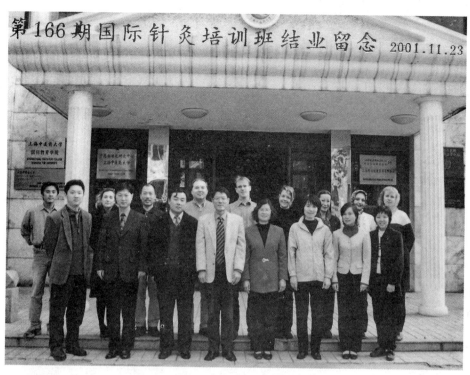

第 166 期国际针灸班结业留念(2001 年)

前排左起：李恒、何江、尚力、谢建群、朱丽丽、刘敏炯、徐瑶

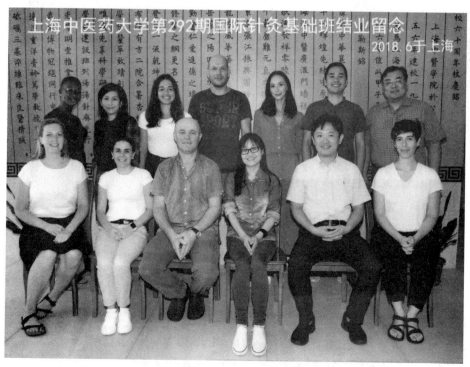

第 292 期国际针灸班结业留念(2018 年)

前排左四韩丑萍、左五李恒，后排右一张炜

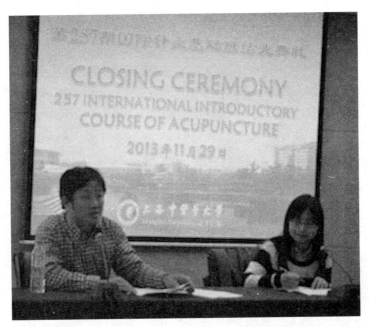

笔者在第257期国际针灸班结业典礼上做总结报告(2013年)

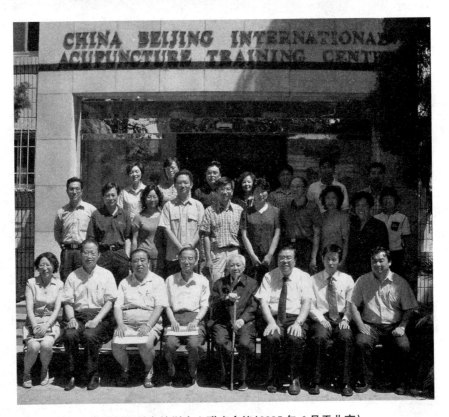

中国国际针灸培训中心联席会议(2005年6月于北京)

前排左三邓良月、左五程莘农、右三沈志祥、右一尚力
第二排左一王敏、左三乔静华、左四李恒、右四查炜、右五衣素梅
后排左二刘朝晖、右二郑林赟

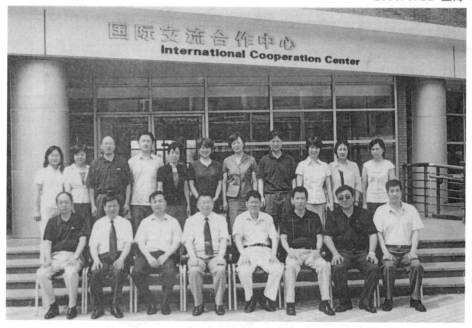

中国国际针灸培训中心联席会议(2006 年于上海)

前排左一赵榕、左二胡金生、左五谢建群、右一沈雪勇,右二尚力、右三朱海东
后排左三查炜、左四李恒、左五应丽君、左七刘朝晖、右一徐瑶、右二张碧英、右三刘敏炯、右四何江

准化工作,由笔者撰写的论文《引入 ISO 质量管理体系,提高对外针灸教学水平》的论文获得上海市第十届教育科学研究成果三等奖,实现了上海中医药大学国际教育学院教育科研奖项零的突破。

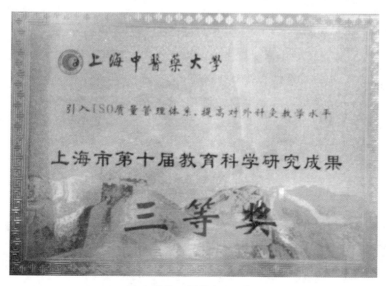

论文荣获三等奖(2010 年)

2. 一线对外中医教学工作

2000 年,笔者率先使用英语在中国国际针灸培训中心进行对外中医针灸的教学工作,虽然英文直接授课比传统翻译模式的授课效率大幅提高,但同时对教师也提出了更高的要求和挑战,下面的这篇短文很好地描述了笔者当初踏上这一征程的心态。

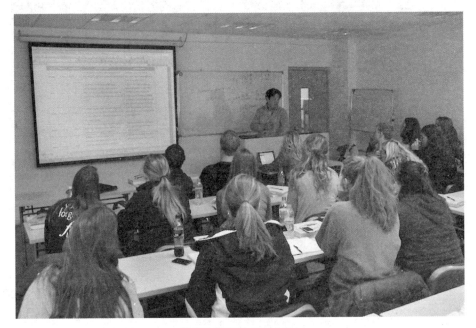

笔者在授课中(2014 年)

2000 年深秋的一天,刚研究生毕业的我脚步轻快地走进了上海中医药大学国际教育学院的一间教室,从此正式踏上了对外中医教学的历程。我清晰地记得,在那个偌大的教室里,孤单单地坐着一个洋老头,美国人卡尔,在静静等待老师的到来。我当时有点不敢相信,难道这老头停掉门诊,告别亲人,飞跃重洋,交了不菲的学费就是为了来学习中医?我心中对中医的自豪感油然而生。但几周的课上下来之后,我已无暇自豪,取而代之的是困惑。困惑之一,这老头的脑袋怎么是方的,不会转弯,竟然有那么多的问题!比如为什么阴阳学说认为左为阳,右为阴?又如为什么经络学中要把厥阴经放在太阴经和少阴经的当中?对于第一个问题,国人会简单将此归咎于"男左女右",既然已经约定俗成,那它根本就不是一个问题。对于第二个问题,我在读书之时根本没有质疑过,难道老祖宗说了几千年的东西会有错吗?困惑之二,这美国老头根本不会背中药汤头歌诀,怎么能把这么多中药处方里的成分倒背如流?更有甚者,他竟然还能用中文拼音写出所有中药的名称!自从卡尔回国之后,随着中医热的进一步升温,我在国内外教授的外国学生越来越多,所遇到的奇葩问题也层出不穷,这让我进入教室的脚步再也不像以前那般轻快了,每次上课之前都忐忑不安,每每备课至深夜。经过洋学生的不断折磨和拷问之后,我顿然发现自己从一个什么都懂的老师变成了一个什么都不懂的老师。

随着时光的流逝,多年之后我还是悟出了一些道理:对于上述我的困惑之一,表面上看是由于中西方文化差异而产生,但其实质在于中西教育方式的不同,基于逻辑的批判性思维在西方教育中举足轻重,学生普遍善于逻辑思考并质疑。因此,我再也不敢简单地用"这是中医和中国文化传统""这是祖宗的千年经验"之类的托词来搪塞学生的问题了,而是一切从逻辑出发,多角度对中医理论进行推敲,帮助学生更好地在逻辑层面真正理解和接受中医知识,并结合现代医学研究成果,将中医理论融会贯通地应用到中医临床实践中。随着这一改变,课堂气氛也从单一沉闷的灌输型逐渐转换到充满逻辑思辨的互动型。

近20年来,笔者用英文授课学员总数超过2 000人,授课内容涵盖了中医基础理论、中医诊断学、经络腧穴学、刺法灸法学、针灸治疗学、中药学、方剂学、推拿学、中医养生学以及气功、太极等学科,现将相关工作简述如下。

2.1　国内教学工作

国内教学工作分为课堂教学工作和临床带教工作,授课对象包括中国国际针灸培训中心国际针灸基础班和进修班的学员及各种短期培训班学员。笔者2004年曾经给一个德国医学院学生中医进修班英文连续全天授课长达1个月,如此高强度的外文授课记录,至今仍然无人能够打破。

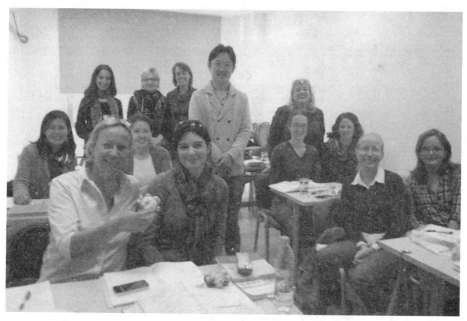

笔者和德国医生中医进修班学员合影(2012年)

2.2　海外教学工作

海外教学工作分长期海外教学工作和各种短期海外讲学,分述如下。

2.2.1　泰国卫生部针灸培训班(3个月)　2006年,笔者应邀担任泰国卫生部全国针灸培训班主讲教师一职,在3个月的任职期间,全面讲授了包括针灸临床在内的中医针灸各门

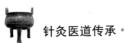

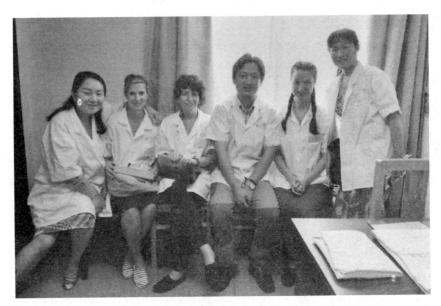

笔者和美国中医进修学生合影（2012 年）

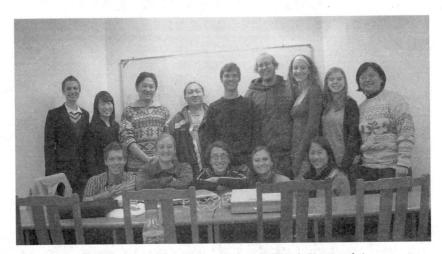

笔者和美国 Calvin College 中医进修班学员合影（2009 年）

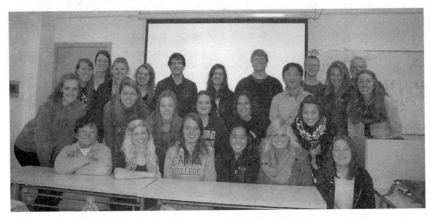

笔者和美国 Calvin College 中医进修班学员合影（2014 年）

课程,并带领学生前往泰国不同的州府进行巡回义诊。在之前 6 年的对外教学基础之上,笔者最终形成了以临床实用为基准,以逻辑为准绳,以幽默为佐料的独特 Happy TCM 教学风格,受到泰国卫生部官员和来自泰国各地 55 名医生学员的广泛好评,在毕业典礼上,学生代表赠送给笔者右边这幅创意画作为留念。

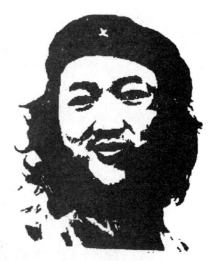

笔者肖像画: **Happy A Coup Puncture**

在教学期间,正值泰国军事政变,学生将革命者格瓦拉的肖像换成了笔者的肖像,并题名:Happy A Coup Puncture。此题名设计巧妙,一语双关:表面上看可翻译成"快乐的政变打击"(泰国很多民众当时非常欢迎此次政变),但 A Coup Puncture 连读与 Acupuncture(针灸)谐音,这题名又可译成"快乐针灸"了。的确,在那 3 个月的授课期间,教室里总是充满了欢声笑语与有趣的思辨问答,这充分说明了学员对笔者教学风格的喜爱。同时,学员们也充分感受到了中医针灸给他们的西医思维模式带来的巨大冲击,对他们而言,这似乎也是一场医学思维模式上的革命。

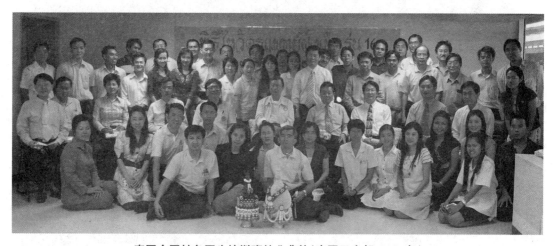

泰国全国针灸医生培训班结业典礼(泰国卫生部,2006 年)

第二排居中为泰国卫生部副部长,第二排右二为笔者,第二排右四为程子成

2.2.2 美国圣马丁大学护理学院中医课程(3 个月) 2013 年,笔者应邀前往美国西雅图圣马丁大学护理学院讲授中医课程,护理工作的内涵和中医的整体观念不谋而合,笔者和美国当地执业护师和针灸师 Fujio McPherson 一起完成了这一将中医整合进美国护理学院教育的有益尝试。

2.2.3 美国奥古斯塔大学健康科学学院研究生中医针灸证书课程(3 年) 2014 年,美国佐治亚州奥古斯塔大学与上海中医药大学合作成立的美洲第一家中医孔子学院正式开始招生,笔者有幸成为首任中医教师赴任。在孔子学院的建院早期,笔者克服生活和工作上的重重困难,根据美国学生的特点及自己 14 年的对外教学经验,设计并随后全程主讲了全美第一个理疗博士研究生中医针灸证书系列课程。

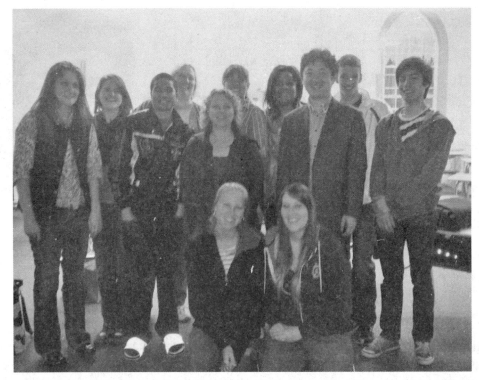

笔者和美国圣马丁大学护理专业中医班学员合影留念(2013 年西雅图)

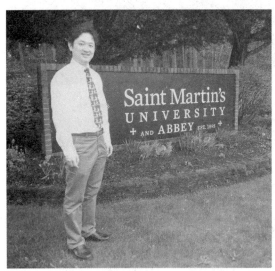

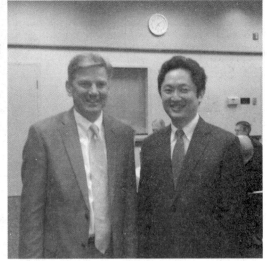

笔者与圣马丁大学校长 Roy Heynderickx 在欢送会上(2013 年 4 月)

　　2014 年 12 月,当第一门课 CTCM4000/7000 中医学导论上到最后一节课时,正逢笔者生日,大家为笔者准备了"快乐中医"的生日蛋糕,让笔者尤为感动。

　　经过 3 年的不懈努力,2017 年 5 月,5 名理疗系博士研究生最终完成所有学业要求,获得首批研究生中医针灸证书,被美国同行认为是中医针灸与美国理疗高等教育相结合的里程碑。

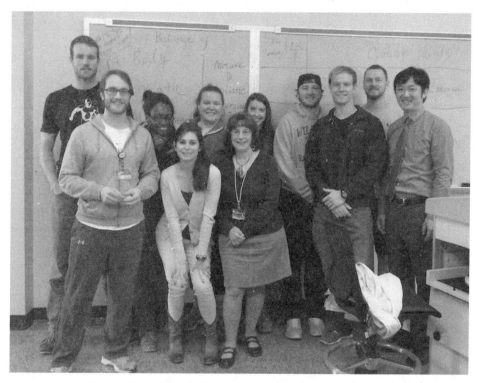

笔者和美国奥古斯塔大学研究生针灸证书课程学生(2014 年 12 月)

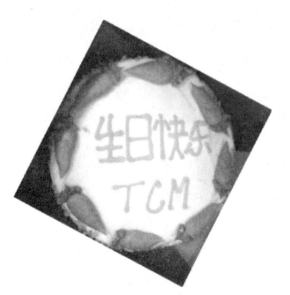

"快乐中医"生日蛋糕

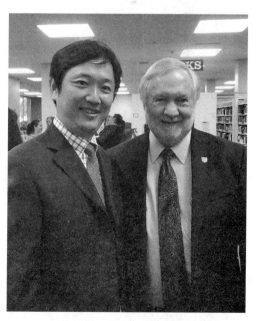

笔者与美国奥古斯塔大学校长
Dr. Brooks Keel(2016 年 9 月)

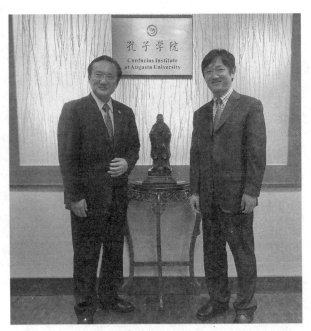

笔者与到访的上海中医药大学校长徐建光（2016 年 9 月）

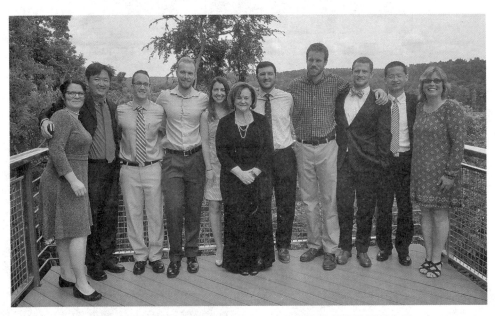

笔者与美国首批理疗博士中医针灸研究生证书获得者及团队合影

　　3 年里有超过 60 名博士研究生（包括佐治亚医学院的医学生）参加了由笔者主讲的系列课程学习，教学期间的校外第三方教学评估结果显示：学生对笔者所教授课程的教学总体评价远高于奥古斯塔大学（佐治亚医学院）所有课程的平均水平。

　　在美 3 年期间，笔者不但承担中医针灸教学工作，而且担当了中美文化交流的使者，多次主持大型的文化巡演活动。此外，笔者还应邀前往美国大学进行中医专题讲座。

　　2.2.4　各种短期海外讲学　自 2000 年起，笔者曾应邀前往英国、法国、澳大利亚、德

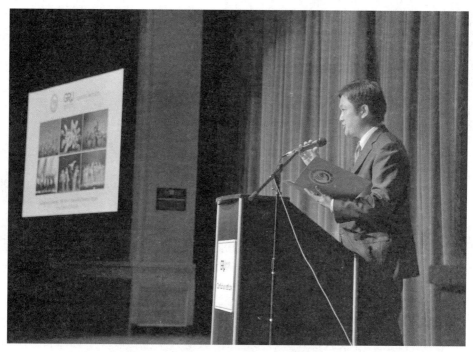

笔者在美国奥古斯塔市主持大型文艺演出"丝路之语"(2015 年 10 月)

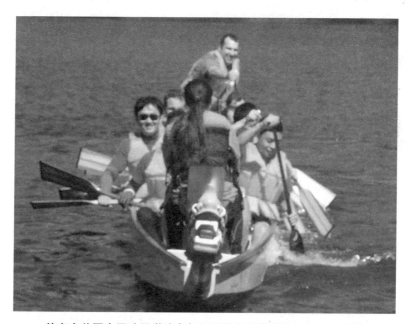

笔者在美国中医孔子学院参与组织的龙舟节活动(2017 年 5 月)

国、挪威、芬兰、荷兰、马来西亚、泰国等国家进行短期学术交流及传授中医学理论和临床知识,至今外国学员人数已累计超过 2000 人。

2.3 国际中医教学体会

学生的学和老师的教,如同阴阳学说中的阴和阳。相对而言,教为阳,学为阴,教学相

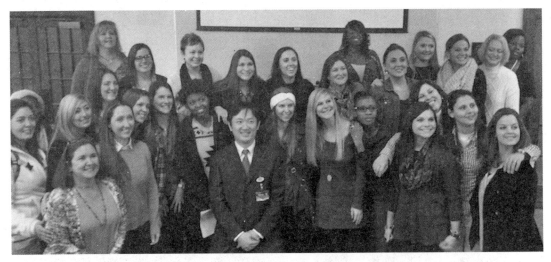

笔者应邀到宋庆龄的母校美国卫斯理安女子学院护理系讲座（2014年）

长，互根互用。在我们谈如何学之前，让我们先来看看如何教。目前，对外中医教学方式主要有如下三种：一是用中文教授具有一定中文水平的外国学生，教学效果主要取决于外国学生的中文水平；二是用中文授课，辅以外语翻译，教学效果主要取决于教师和翻译的水平及其之间的默契程度；三是按照学生的思维模式，直接用外语讲授中医课程，这一教学方式一方面大大提高了教学效率，另一方面在很大程度上解决了教学过程中产生的跨文化交流障碍。

笔者长期在国内外用英文讲授中医基础理论、中医诊断学、针灸学、推拿学、中药学和方剂学等各门课程，回顾总结多年来对外中医教学经验，发现这一教学方式有着自身鲜明的特点和规律。

中医学认为"善求阴者，必阳中求阴"，希望读者能从笔者的部分教学体会中能看到作为一个外国学生应该如何学好中医学。

中医学是中华民族长期同疾病做斗争的经验总结，是通过数千年的医疗实践，逐步形成并发展起来的一种独特医学理论体系，是中华民族优秀文化的一个重要组成部分。众所周知，中西方文化存在众多差异，这便给外国学生学习中医这一与中国文化密切相关的学科带来了许多理解方面的问题。为此，笔者对与中医教学相关联的中西方文化差异做出初步分析，并将其运用到教学实践中。

2.3.1 中西方思维模式的不同与对外中医教学

2.3.1.1 中国螺旋式的思维模式对西方直线式的思维模式

两点之间直线最近的简单几何原理赋予了追求效率的西方人直线思维模式，而中国式的思维模式大为不同，在两点之间，便是一种曲线的、螺旋式的连接，如同阴阳图，抑或从起点分出许多支路，曲折反复，但最终殊途同归，所谓条条大路通罗马。中国象形文字和西方的线性字母排列文字也从另一个角度体现了这一思维模式的差异。

鉴于此，笔者在对外中医教学中，特别是在病案分析中，采用开放式课堂讨论方式，鼓励外国学生暂时放弃简单的直线思维模式，全面应用已经学习的中医学知识对案例中复杂的临床表现进行多角度、多方位的分析，最终用一题多解的方式来进行辨证论治，以达到融会

贯通的教学效果。

2.3.1.2 中国的中庸思维模式对西方非此即彼的思维模式

在中医学中,处处体现了追求中庸、阴平阳秘、过犹不及的思想,而西方人习惯了非此即彼、不是即非的思维方式,这往往导致较为极端的结果。这一差异也影响到外国学生对一些中医概念的理解,如对"半表半里"的理解,在给学生讲授到相关章节时,应予以指明。

2.3.2 中西方推理方式的不同与对外中医教学

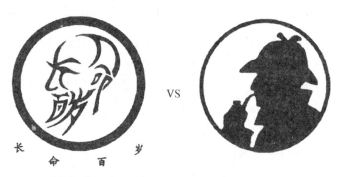

中国取象比类的推理方式对西方逻辑推理示意图

取象比类,是运用形象思维,根据被研究对象与已知对象在某些方面的相似或相同,从而认为两者在其他方面也有可能相似或类同,并由此推导出被研究对象某些方面性状的逻辑方法。这是中国古人寻求知识的一个重要方法,在中医学中被大量使用,如中医基础理论中的五行学说,在中药治疗中用血肉有情之品来填补体内精血,在食疗中用形状酷似人类大脑的核桃来补脑,又如用于治疗因肺失宣肃而小便不利的"提壶揭盖"法,再如用于治疗因肠液枯竭、精血不足所致之便秘的"增水行舟"法等,此类例子在中医学中举不胜举。而西方的推理方式则为典型的三段式逻辑推理。两种推理方法各有所长,各有所短,中国的取象比类具有高度的比喻性和形象性,但不易量化,容易得出似是而非的结论;而西方的逻辑推理精确而易量化,但平铺直叙、呆板而缺乏灵活性和拓展性。

鉴于此,在对外中医教学中,应明确告诉学生,中医学中取象比类的应用虽然也有其糟粕,但大多数基于此的理论和疗效已经被上千年的临床实践所证实,而实践是检验真理的唯一标准,虽然这种古老的中国式"想当然"的推理方法有时听似荒谬,但很多推理结果也不无道理,只不过是现代科学无法全面解释而已。对已能用现代科学解释的部分,尤其针对学生中的外国医生,课堂上应酌情引用现代研究进展加以佐证,以增强其可信性。这里需要说明的是,在鼓励外国学生使用取象比类的方法,发挥想象力的同时,对其进行适当的指导也是必要的,比如鼓励学生尽可能多地收集比类双方的相关资料,扩大比较范围等,以避免对这一推理方法的滥用。

2.3.3 中西方世界观的不同与对外中医教学

中国古代哲学处处体现了顺应自然的世界观,主张修身养性,法从自然,相对比较保守;而西方世界观正相反,它主张积极进取,征服和改造自然。

基于世界观的不同,中西方医学也各有所侧重:中医学讲究天人合一的至高境界,它侧

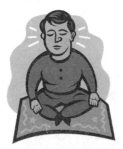 VS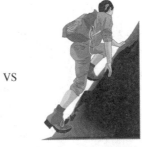

中国维持原状、顺应自然的世界观对西方改造世界、征服自然的世界观示意图

重强调人和自然界是一个有机的整体,人类应该通过各种途径来调整自身的生理功能以适应自然界的变化,并从内培养人体正气以预防各种疾病的发生,因此中医学认为任何介入性治疗都会损伤元气,不利于人体健康。而西方医学则侧重于运用外在的技术和设备纠正已经发生的疾病,如大量介入疗法的运用便是一例。

由此看出,中医养生和治未病的理念在中医学中占有举足轻重的地位,它始终贯穿于中医各个学科的教学中,因此有必要将此世界观的不同在中医学导论中讲明,以便学生日后更好地体会。

2.3.4 中西方认识论的不同与对外中医教学

中国认识论基于整体观念,具有宏观性,而西方认识论基于细节变化,具有微观性。

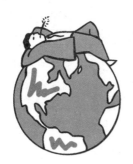 VS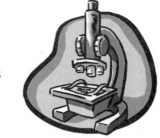

中西方认识论的不同示意图

中医学认为人体是一个有机的整体,由若干脏器和组织器官所组成,它们都有各自不同的功能,但这些不同的功能又是整体活动的一个组成部分,因而它们在生理上相互联系、相互协调,在病理上则相互影响。机体统一性的形成是以五脏为中心,配以六腑,通过经络系统的作用而实现的。例如在临床上中医通过清肝以治疗目赤肿痛,清心泻小肠火以治疗口舌糜烂等,这使得中医治疗方法具有极大的灵活性。相比较而言,西方医学则更侧重于对病变部位的局部治疗,头痛医头,脚痛医脚。

由于认识的侧重点不同,中医和西医的诊断方法也不同:西医诊断多是在实验室借助于仪器设备发现局部组织细胞的微观变化,从而解释人体疾病的原因,这是一种打开人体,由内而外的司内揣外的方法。中医诊断则是基于藏象学说,其如同现代控制论的"黑箱"理论,即通过机体的外在表现来推断人体内部生理病理变化,具有宏观不介入的特点。再如中医学讲究辨证论治,而西医大多辨病论治,而证的概念要比病的概念大许多,这一点也从另一个侧面反映了中西医学在认识论上的不同。

在了解了中西方文化差异之后,外国学生就能够学习好中医了吗? 这当然不够,学习好中医还要有正确的学习方法,笔者为外国学生总结了 3 个字:"学""问"和"悟"。

在英语中,学问被翻译成 knowledge,只有一个词,而在中文里是两个词"学"和"问"。"学"代表学习,包括向老师学习和自学,其中自学又包括预习和复习。"问"代表提问,包括问老师和问自己。在学习中医的过程中,如果只有"学"而没有"问",最终是得不到真正的学问的。因此,在课堂上,笔者要求外国学生在充分预习和复习的基础上必须提出问题,并且刨根问底,如果向老师提不出问题也一定要向自己提问,多问几个"为什么"并最终解决问题。与此相应,对于已经具有一定中医基础的高级学员,笔者完全采用 PBL(Problem-Based Learning)教学法,取得了良好的教学效果。

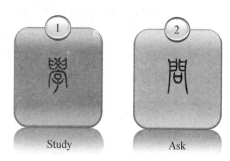

Study　　　　Ask

Studying + Asking =Knowledge

学问

有了"学"和"问",在学习中医的过程中,大多数问题都可以解决,但如果还不能解决我们该怎么办呢? 这里笔者还要加上一个字,那就是"悟"。什么是"悟"呢? 这里的悟是指顿悟,原系佛教用语,是指通过长期对一些难题的苦思冥想,突然于某日茅塞顿开,迅速理解其中之关键,解开谜团。"悟"与西方人常说的灵感有些相似,但是这一顿悟可不是凭空而来,而是要有一定基础的。首先让我们来分析一下"悟"的字体。其右半部上为"五",主要起到示音作用,表示"五"和"悟"的发音相似,笔者个人将其理解成在学习过程中我们要五官并用,尽可能多地收集信息。其左边为"心"字旁,笔者将其总结为:对收集所得的信息,我们要用大脑去分析,用心去体会,用灵魂去感受。其右下半部为口,是指我们最终要将顿悟所得说出来,与人探讨,与人分享。如遵循上法,对任何难题,我们都会有顿悟的一天。

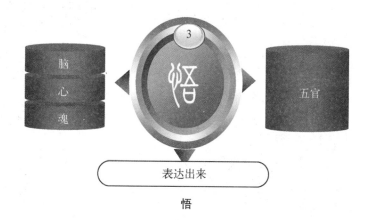

悟

在了解掌握了中西文化差异与上述三字的内涵之后,最终我们还需要有一个快乐的学习心态,尤其是在学习一些较为枯燥的中医学内容时,快乐幽默的教学方法显得尤为重要,外国学生自己也要学会在学习中寻找快乐,否则将无法完成长期而艰巨的中医学习任务。在多年的对外中医教学实践中,笔者一直秉持着"授之以鱼,不如授之以渔"这一原则,将上

述理念融入日常教学之中,让学生在一个轻松快乐的学习环境中逐步获得自我分析问题和解决问题的能力,最终成为一个"快乐的渔夫"。

18 年来,从大量调查问卷反馈来看,本教学方法得到了外国学生的广泛好评,并取得了良好的教学效果。如在 2006 年,受泰国卫生部正式邀请,笔者前往曼谷对 55 名来自泰国各地的西医医生进行为期 3 个月的中医针灸培训,在卫生部举办的结业典礼上,笔者收到了题为"Happy A Coup Puncture"的肖像画礼物,因教学期间正逢泰国政变,此语一语双关,说明笔者的快乐教学法还是行之有效的。

本书上篇医道篇和中篇针灸篇设计并挑选了八十一个问题,这是由于笔者希望用九九八十一这个数字来穷尽中医针灸学里的难题,当然这是不现实也是不可能的。因此笔者更寄希望于对中医学习方法的传授,希望上述方法对于已经学习过中医和即将步入中医殿堂的外国友人起到一定的启迪作用,这也是笔者出版此书的初衷。

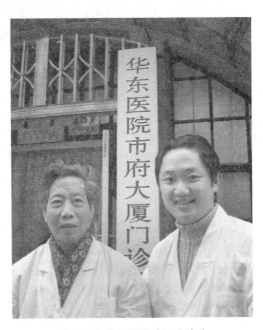

笔者和李鼎教授临诊于上海市
府大厦门诊部(1998—2014)

3. 针灸临床工作

教学工作离不开临床实践,从 1998 年起,笔者随诊李鼎教授于上海市府大厦门诊部针灸科。

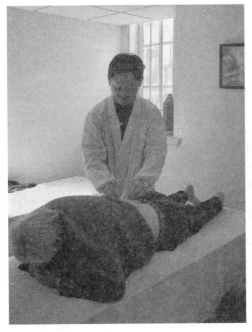
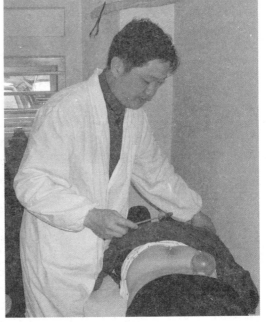

笔者在上海市府大厦门诊部的临床工作(2004 年)

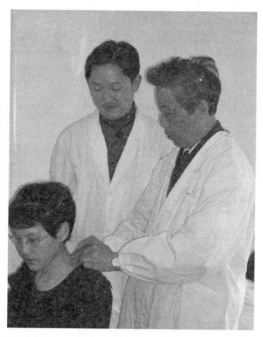

李鼎教授带教笔者于上海市府大厦门诊部(2004 年)

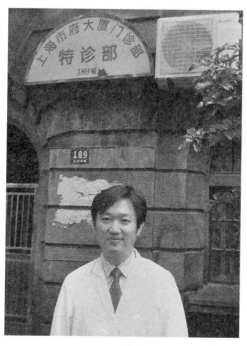

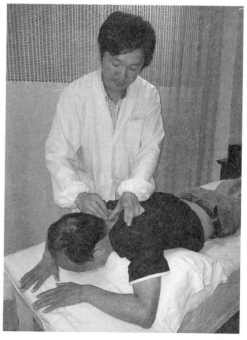

笔者临诊于上海市府大厦门诊部特诊部(2014 年)

　　2005 年,李鼎教授应邀参加上海中医药大学附属曙光医院东院的针灸科特需门诊工作,并逐渐将市府大厦门诊部的临床工作交由笔者单独承担,不定期前往指导笔者的临床治疗,前后共计诊疗病患超过 3 万人次。之后笔者独立临诊于上海市府大厦门诊部特诊部,擅长治疗各类痛症、失眠以及慢性疲劳综合征等疾患。

4. 科研工作

笔者自1998年起先后参加"针灸学网络超媒体教学研究""不同证型乳腺增生病患者腧穴红外辐射研究""引入ISO质量管理体系,提高对外针灸教学水平"等8项国家级和上海市级科研课题。笔者在国内外发表论著共计27篇,其中主要论文有 *Patients with Clinical Radiological Hyperplasia of Mammary Glands Show Pathological Persistence of Temperature of Skin Points*(*Anticancer Research*,2009),《针方导引两相通——李鼎教授针法调气的临床运用》(《上海针灸杂志》,2011);著作有本书的英文版 *The Li Lineage of Acupuncture and Traditional Chinese Medicine* (Scientific Research Publishing,USA,2016),以及副主编英文版国家对外教材《中医养生学》(*Health Cultivation in Chinese Medicine*,人民卫生出版社,2019年即将出版)。

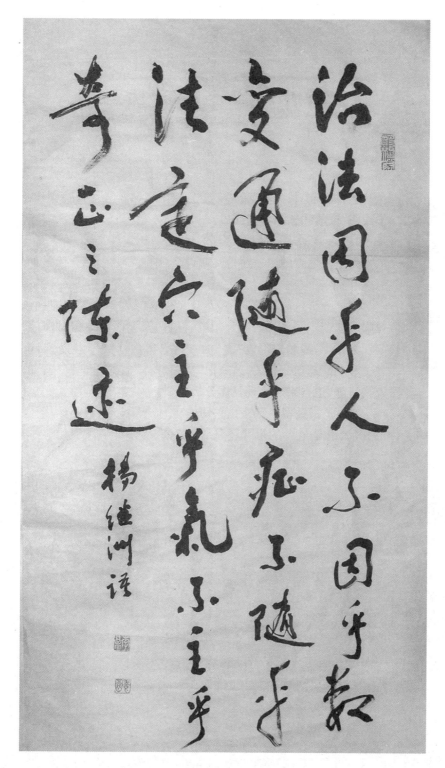

李鼎教授诗词书法作品之十二

此作品内容引自杨继洲语。

第五章　李氏家风

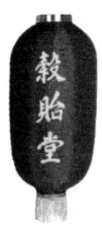

"穀贻堂"灯笼

笔者祖宅"穀贻堂"始建于清光绪末年（1908），由高祖李聚平公三个儿子振明、振藩和振品合造而成。

"穀贻堂"李氏不但有厚道仁心的千年家族历史，而且有着独特的家风。无论是笔者的祖辈还是父辈，都遵循着"穀贻堂"李氏家训——勤、谨、清、静四字。

仔细分析这简单的四字，其含义极其深刻。首先，这四个字的汉语读音除了音调不同，十分相似。其次，这四个字两两结构对称，勤和谨，都以"堇"为一半，清和静都以"青"为一半。再次，"勤"和"谨"与儒家相关，而"清"和"静"与道家相关，道家把"清"和"静"看作是把握"道"的根本，如果万物清静，道自来居。现具体分析如下。

勤，是指勤奋。勤奋是一切成功的基石。勤，包括勤用体和勤用脑两部分，无论是笔者的祖辈还是父辈，在生活中、工作中和学习中都极其勤

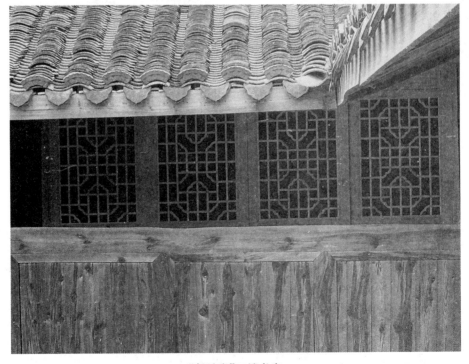

"穀贻堂"二楼书房

240

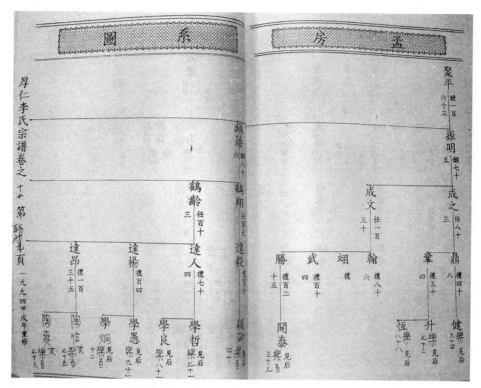

"穀贻堂"聚平公后代家族树

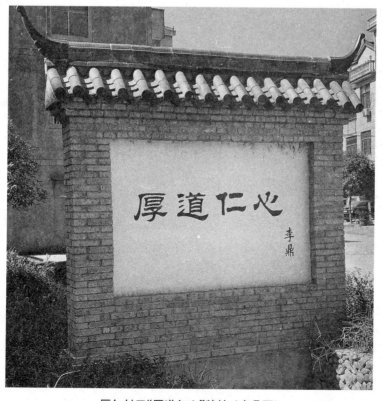

厚仁村口"厚道仁心"牌坊（李鼎题）

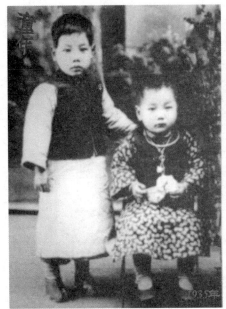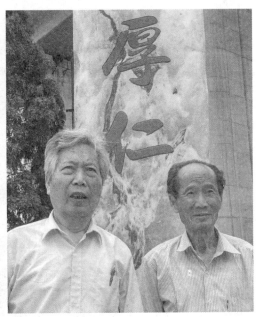

伯父李鼎(左)和父亲李巩(右)(1935 年和 2015 年)

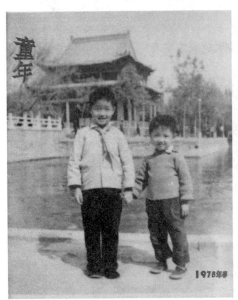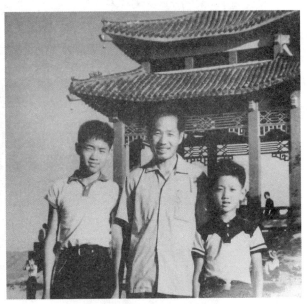

童年的笔者(右)、兄(左)　　　　　　　　童年的笔者(右)、兄(左)和父亲(中)

奋。笔者的父亲李巩先生,3 岁时便失去了母亲,长大后由于各种历史原因,身无分文、无依无靠的他在 1958 年带着一床破旧的被褥只身前往遥远的边疆谋生。只有小学文化、不善言辞的父亲从一个建筑工人做起,依靠勤奋和实干,自学成才,不但考取了经济师职称,还成为边疆一家房地产公司的总经理,参与施工了许多高楼大厦,为建设边疆贡献出了自己的一份力量。

2018 年,年逾 87 岁的父亲李巩先生依然为家乡祖宅的修缮工作天天忙碌着,他一方面收集整理祖宅相关历史内容,一方面利用自己的建筑专业特长,亲自参与施工。在他多年的

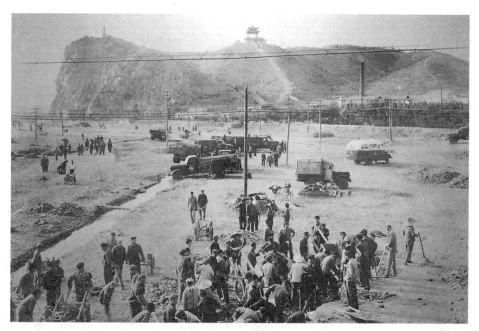

父亲参加劳动清理河滩淤泥（1959 年）

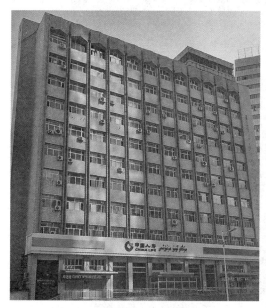

父亲参与建造的楼宇

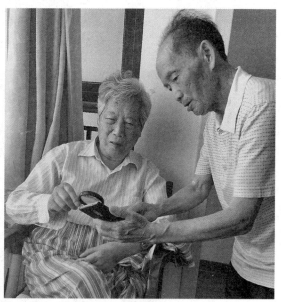

伯父李鼎和父亲李巩讨论祖宅修复方案

亲力亲为下，"穀贻堂"终于得到了抢救性的修复，他起草的《关于明代建筑厚仁后宅厅内部文物修复布置计划与厅堂命名方案报告》也被永康市政府采纳并予以实施，和长兄李鼎教授一起为家乡的文化传承工作做出了不可替代的贡献。

　　笔者的母亲周静贞（1935—2015）出生于湖南一个大地主家庭，1950 年参军入疆，在边疆艰苦的环境里，勤勤恳恳地做了 30 多年的护理工作，一生辛劳，照顾病患无微不至，笔者记得小时候家里经常会有曾经被母亲护理过的病患多年后回访和致谢。

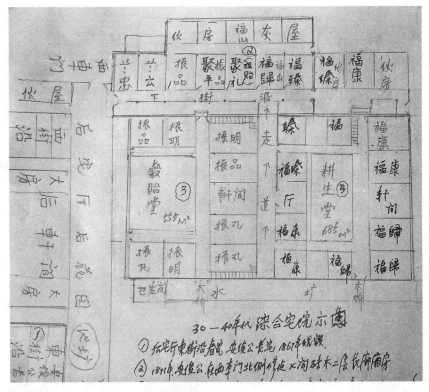

父亲李巩先生手绘综合宅院示意草图

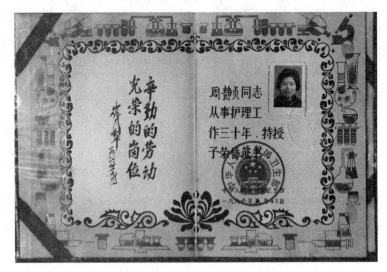

母亲周静贞的护理工作荣誉证书

　　笔者父母常常引用孟子的话教育儿时的笔者:"故天将降大任于是人也,必先苦其心志,劳其筋骨,饿其体肤,空乏其身,行拂乱其所为,所以动心忍性,曾益其所不能。"这也是父母对家训中"勤"字最好的解释。

　　谨,是指谨慎,包括做人的谦逊和做学问的严谨两方面。在做人方面,李氏家训要求后人无论取得了多大的成就,都应"一日三省吾身",谦逊地对待任何人,正所谓"三人行,必有

我师焉"。在做学问方面,应该极其严谨,绝不吹嘘和造假。

　　李鼎教授对当今的学术腐败深恶痛绝,他自己以身作则,在理论研究方面,经常为了一个很小的学术问题,反复研究和考证数年,从不妄下结论;在临床工作中,身为全国名老中医药专家和上海市名中医,李鼎教授始终抱着科学的态度,实事求是,从不吹嘘和夸大针灸疗效,这和当今很多针灸医生为了名和利,肆意吹嘘和神话针灸疗效形成了鲜明的对比;在学术专著编写方面,李鼎教授对所有的著作都亲力亲为,内容均出自他的原创研究成果,从不到处挂名,至今80多岁的李鼎教授还日日笔耕不辍。

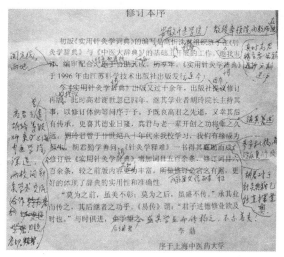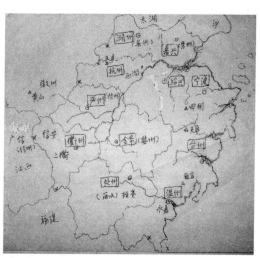

李鼎教授手稿及手绘古代浙江地图

　　清,是指清净和纯粹,如同"清"字的左半边是"水",寓意如水般纯净,笔者的祖父字"纯"亦取此意。李氏家训告诫后人无论外界环境如何,都要像莲花一样"出污泥而不染",保持内心的纯净。此外,"清"还有简单的含义,老子认为只有通过"复归于朴",也就是返朴归

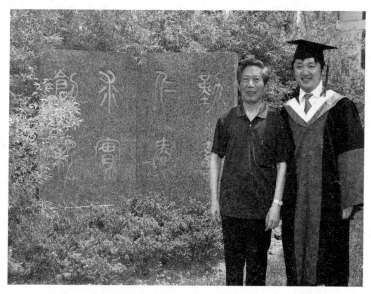

笔者和李鼎教授在上海中医药大学校训前留影(2008 年)

真,才能达到天人和谐的最高境界,"朴"便是简单、朴素的意思。

笔者1997年在报考上海中医药大学研究生时,曾问李鼎教授能否单独辅导一下最后一门专业课,被李鼎教授断然拒绝。在入学之后,李鼎教授严格保密笔者和他的伯侄关系,对笔者从严要求。研究生毕业之时,李鼎教授也没有给任何校领导写推荐信,而是让笔者自己一家家去面试。直至笔者工作多年以后的一个偶然机会,李鼎教授的同事们才发现这一秘密。李鼎教授恪守家训,以身作则,如莲花一般纯净,让笔者感受到了什么才是真正的师道尊严。

静,是指内心的平静。李氏家训告诫后人要清心寡欲,在生活上要知足,但在学问上要知不足;要心如止水,看轻世间功名利禄,不为名利而烦扰;如同一碗水很容易波动,而大海则波澜不惊的简单道理,只有通过不断修炼,将心胸无限扩大,使之成为心海,才能真正做到荣辱不惊,从而到达最高的境界。李鼎教授学生众多,许多学生的学生都已经成了专家教授,但李鼎教授在上海市府大厦门诊部长期的临床工作中,坚持按最低的住院医生标准收取诊疗费用,这一事情在病患中传为美谈,同时也让我们这些李老师的徒子徒孙们颇感汗颜。

"清""静"二字体现了道家的出世无为哲学,正如笔者祖先"让皇帝"唐宁王李宪,能将至高无上的皇帝之位让与他人;又如笔者祖父,中华人民共和国成立后从上海返回乡间务农,自称"永康老农";再如笔者伯父李鼎教授,虽然被公认为当代中国针灸界学术泰斗,但并无任何官职与虚名;当李鼎教授在得知自己主笔的书籍未经授权被翻译成外文在海外出版,得知被外国学员誉为"针灸圣经"的国际教材《中国针灸学》英文版几十年来都将自己名字写错时,都极其平静,说:"只要这些书籍能够为针灸走向世界做出应有的贡献,足矣。"

上述四字家训反映了李氏先辈对后代的期望,其在当今这个物欲横流和虚假盛行的浮躁社会里弥足珍贵。

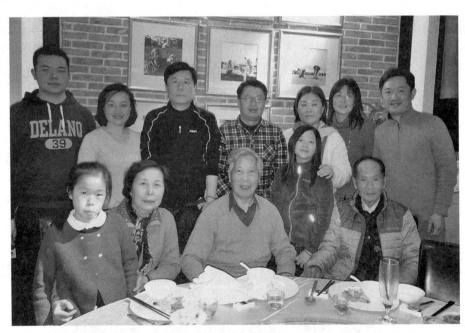

全家福(2018年春节)

前排左起李佳乐、王罗珍研究员、李鼎教授、李雨晴、李巩先生
后排左起李思睿、马晓怡、李健、李升、闵伟华、傅晓敏、李恒

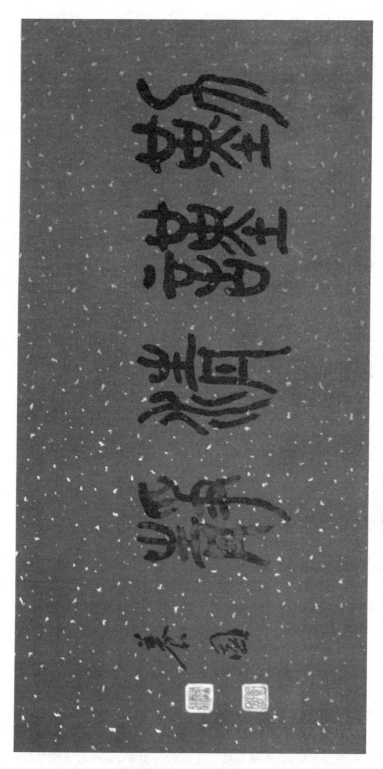

李鼎教授诗词书法作品之十三

李氏家训：勤、谨、清、静。

附　录

附录一：针灸师必须掌握的 50 个穴位

人体共有 361 个经穴,加上近 40 个常用经外奇穴,共有约 400 个穴位。笔者在担任中国(上海)国际针灸培训中心主任助理期间,出于教学标准化的需求,要求国际针灸培训班教授 160 个穴位,但在临床实际中,绝大多数针灸师都用不到那么多穴位,因此笔者结合大多数临床医生的实际情况,总结出 50 个腧穴,具体清单如下。

1. 列缺　2. 合谷　3. 手三里　4. 曲池　5. 肩髃　6. 迎香　7. 地仓　8. 颊车　9. 下关　10. 天枢　11. 犊鼻　12. 足三里　13. 丰隆　14. 三阴交　15. 阴陵泉　16. 血海　17. 神门　18. 臑俞　19. 听宫　20. 攒竹　21. 肺俞　22. 心俞　23. 肝俞　24. 脾俞　25. 肾俞　26. 大肠俞　27. 委中　28. 秩边　29. 太溪　30. 内关　31. 外关　32. 肩髎　33. 翳风　34. 耳门　35. 听会　36. 阳白　37. 风池　38. 环跳　39. 阳陵泉　40. 太冲　41. 关元　42. 气海　43. 中脘　44. 大椎　45. 百会　46. 印堂　47. 太阳　48. 夹脊　49. 腰眼　50. 膝眼

笔者现将对上述 50 个穴位从以下几个方面进行逐一论述。

穴名释义　有助于帮助外国学生更深层次了解穴位的本意。

定位　穴位定位描述参考最新 WHO 西太平洋地区事务处颁布的《世界卫生组织标准针灸经穴定位》(WHO STANDARD ACUPUNCTURE POINT LOCATIONS IN THE WESTERN PACIFIC REGION)并做修正;示意图以李鼎教授主审的国际教材《中国针灸学》插图为蓝本,进行适当修正。

局部解剖　从肌肉、神经、血管三方面进行描述。

效能　提纲挈领,有助于学生对繁杂的主治部分有个整体认识,以便在临床上灵活使用。

主治　分为古代记述和近人报道,覆盖范围较为宽泛,供学生临床参考。

配伍　以临床常用配伍为主,并不完全代表李氏配穴法。

刺法　出于安全考虑,所注明的针刺深度均较为保守,临床可灵活掌握。

感应　针刺感应因人而异,并与刺法和针刺深度密切相关。

最后需要说明的是:在针灸临床实际中,每个医生使用的穴位和配穴均有所不同,50 个穴位远远不能涵盖,如有需要,今后可以进行进一步的扩充。

1. 列缺,Lieque（LU 7）

【穴名释义】 中国古代称闪电为列缺,称雷为丰隆,之后两个名字被列缺和丰隆两个络穴所借用。列,指裂开;缺,指缺口、空隙。

【定位】 在前臂桡侧,腕掌侧横纹上 1.5 寸,拇短伸肌腱与拇长展肌腱之间,拇长展肌腱沟的凹陷中。

【局部解剖】

肌肉:拇短伸肌腱与拇长展肌腱之间。

神经:前臂外侧皮神经和桡神经浅支的混合支。

血管:头静脉及桡侧动、静脉分支。

【类别】 络穴;八脉交会穴之一,通任脉。

【效能】 宣肺平喘,利水调肠。

【主治】

古代记述:咳嗽多痰,咳唾脓血,气喘,胸膈闭痛,食噎不下,心腹痛,腹胀,腹泻,便秘,小儿脱肛,痔痛痔血,发热无汗,痰饮,水肿,消渴,尿血,遗尿,癃闭,偏正头痛,鼻渊,牙痛,头项强痛,半身不遂,四肢厥逆,手腕无力,乳痈肿痛,产后腰痛。

近人报道:糖尿病,血尿,蛋白尿,感冒,鼻炎,喉炎,神经性头痛,三叉神经痛,荨麻疹,落枕,桡骨茎突部狭窄性腱鞘炎,腕部软组织损伤。

【配伍】 配阳溪、压痛点治疗狭窄性腱鞘炎。

【刺法】 向肘或腕方向斜刺或平刺 0.3～0.5 寸,不用直接灸。

【感应】 局部酸胀,可向肘关节扩散。

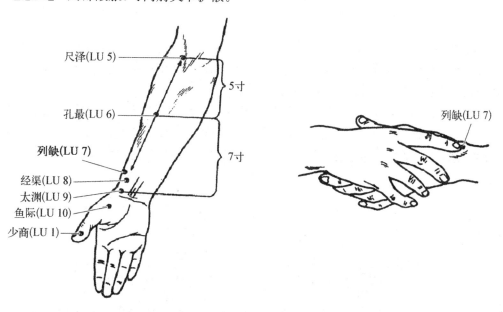

2. 合谷,Hegu（LI 4）

【穴名释义】 "合"为合拢之意,古代称"肉之大会"为谷,当拇指与食指合拢时,此处肌肉隆起如"谷",故名。

【定位】 在手背,第二掌骨桡侧的中点处。

【局部解剖】

肌肉:第一骨间背侧肌,深层为拇收肌横头。

神经:桡神经浅支的手背支,深层为正中神经的指掌侧固有神经。

血管:皮下组织内有手背静脉网的桡侧部(头静脉起始部),在第二掌骨桡侧缘有第一掌背动脉。中层靠近第一、二掌骨底的分歧处,有桡动脉从手背穿向手掌深部。拇主要动脉由桡动脉发出,在第一骨间背侧肌和拇收肌间行走。

【类别】 原穴。

【效能】 疏风,解表,镇痛,通络。

【主治】

古代记述:中风口噤,口眼歪斜,热病汗不出,多汗,经闭,头痛,目翳,目痛,雀目,鼻衄,耳聋,牙痛,面浮,喉痹,指挛,臂痛,寒热,疟疾,风疹,心痛,下死胎,堕胎,便秘,痢疾,中暑,痄腮,各种痛症。

近人报道:感冒、流行性感冒,面神经麻痹,面肌痉挛,三叉神经痛,咽炎,扁桃体炎,神经衰弱,前臂神经痛,支气管炎,哮喘,颞颌关节功能紊乱,鼻炎,痛经,闭经,滞产,单纯性甲状腺肿,小儿消化不良,急性胰腺炎,产后缺乳,结膜炎,癔症,电光性眼炎,关节痛。

针刺麻醉常用穴,据测痛试验,针刺一侧合谷,可使全身皮肤痛阈有不同程度的升高。针刺期间痛阈逐渐升高,40~50分钟时达到最高点,停针后痛阈呈指数曲线下降,约每16分钟下降一半,30分钟后大致回复到针前水平。

【配伍】 配风池,治疗感冒;配内关,可做各种手术麻醉。

【刺法】 针刺时,患者手呈半握拳状,直刺0.5~1寸,或向掌骨下小指侧深透(劳宫、后溪)。针刺时应注意防止刺伤动脉,深透时更须防止刺及掌深动脉弓而引起出血。如刺破背侧浅筋膜内的头静脉属支,仅在浅筋膜内形成血肿。若损伤桡动脉或拇主要动脉,可引起第一背侧骨间肌或拇内收肌挛缩而致畸形。

本穴不宜进行穴位注射,尤其是刺激较强的药液,即使剂量不大,也能引起化学性炎性反应,局部渗出、出血,导致局限性肌内压力增高,肌纤维坏死,肌纤维化,形成挛缩。

【感应】 局部酸胀,有时酸胀感可以向食指或肘部、肩部扩散。深刺时酸胀感可向手掌扩散。

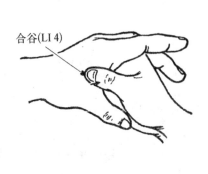

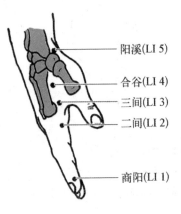

3. 手三里,Shousanli (LI 10)

【穴名释义】　手,指上肢。三里,指此穴与肘部距离长度为"三里"(3 寸)。此穴与下肢足阳明之足三里上下相应而得名。另有一说法认为手三里、足三里都通于"三焦之里",这是缺乏依据的。从穴位的发展来看,先有下肢的足三里,后推论上肢应该有相应穴位,手三里因此产生,虽同样命名为"三里",但手三里实际离开肘部只有 2 寸,这是由于前臂比小腿短的缘故。

【定位】　在前臂后外侧,肘横纹下 2 寸,曲池(LI 11)与阳溪(LI 5)的连线上。

【局部解剖】

肌肉:伸腕长、短肌,深层为旋后肌。

神经:前臂背侧皮神经,深筋膜下有桡神经深支(在皮下 1.2～2.4 厘米)。

血管:桡返动脉分支。

【效能】　和胃利肠。

【主治】

古代记述:牙痛,颊肿,肩膊痛,肘挛不伸,手臂顽麻,中风口歪,半身不遂,泄泻,霍乱,遗矢,瘰疬,腰背痛,五劳虚乏,四肢羸瘦,失音。

近人报道:中风偏瘫,肘臂痛,面神经麻痹,消化性溃疡,胃炎,睾丸炎。

【配伍】　配中脘、足三里治疗溃疡病。

【刺法】　向桡骨掌侧直刺 1～1.5 寸。

【感应】　局部酸胀,可以扩散至前臂。

4. 曲池,Quchi (LI 11)

【穴名释义】　曲,弯曲。池,水之停聚处。穴在肘臂屈曲时肘横纹端凹陷如池之处也,故名。

【定位】　在肘外侧,尺泽穴(LU5)与肱骨外上髁连线的中点处。注:极度屈肘时,肘横纹桡侧端凹陷中。

【局部解剖】

肌肉:桡侧伸腕长肌起始部,肱桡肌的桡侧。

神经:浅层为前臂背侧皮神经;内侧深层为桡神经本干(约在皮下 1.3～3.3 厘米);如向肘内侧深刺时可及正中神经。

血管:桡返动、静脉分支。

【类别】　合(土)穴。

【效能】　疏邪热、利关节、祛风湿、调气血。

【主治】

古代记述:伤寒余热不退,目赤痛,齿痛,喉痹,手臂肿痛,肘中痛难屈伸,半身不遂,月经不通,瘰疬,瘾疹,胸中烦满,癫狂,头痛,颈肿,腕急。

近人报道:流行性感冒,肺炎,中风偏瘫,扁桃体炎,肘

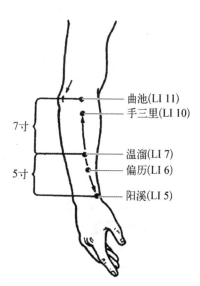

曲池(LI 11)
手三里(LI 10)

7寸

温溜(LI 7)
偏历(LI 6)

5寸

阳溪(LI 5)

臂神经痛,肩胛神经痛,高血压,发热,荨麻疹,肱骨外上髁炎。

【配伍】 配大椎、合谷、印堂、少商治疗荨麻疹;配大椎、十宣治疗高热。

【刺法】 直刺1～1.5寸,或透向肘内侧(少海)1～2寸。

【感应】 局部酸胀,有时可有触电感上至肩部,下至手指。

5. 肩髃,Jianyu (LI 15)

【穴名释义】 髃指肩胛骨肩峰部,穴在其前下方,故名。

【定位】 在肩带部,肩峰外侧缘前端与肱骨大结节两骨间凹陷中。注:屈臂外展,肩峰外侧缘前后端呈现两个凹陷,前一较深凹陷即本穴,后一凹陷为肩髎。

【局部解剖】

肌肉:三角肌,三角肌下囊,深层有冈上肌腱。

神经:皮肤及皮下组织有臂外侧上皮神经及锁骨上神经双重分布。

【类别】 交会穴:手阳明、阳跷脉之会。

【效能】 疏散经络风湿,清泄阳明气火,通利关节,祛邪解热。

【主治】

古代记述:肩中热,肩冷,臂痛,半身不遂,瘾疹,臂细无力,筋骨酸疼,风湿搏于两肩,四肢热。

近人报道:中风偏瘫,高血压,肩关节周围炎,荨麻疹。

【配伍】 配肩髎、曲池治疗肩关节疾病。

【刺法】 垂臂肘,向三角肌部斜刺1～1.5寸;或手上臂外展位时沿肱骨头前内侧向腋窝(极泉)方向深刺1～2寸。

【感应】 局部酸胀,有时可向前臂扩散。

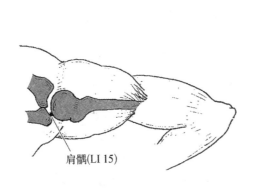

肩髃(LI 15)

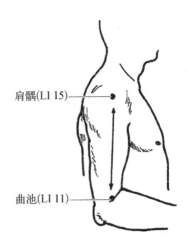

肩髃(LI 15)

曲池(LI 11)

6. 迎香,Yingxiang (LI 20)

【穴名释义】 迎,迎接。香,芳香。肺开窍于鼻,与大肠为表里,此穴主治鼻塞不通,不闻香臭,故名。

【定位】 在面部,鼻翼外缘中点旁,鼻唇沟中。备注:替代定位:在面部,鼻唇沟中,横

平鼻翼下缘。

【局部解剖】

肌肉：上层方肌。

神经：眶下神经与面神经的吻合丛。

血管：面动、静脉及眶下动、静脉分支。

【类别】　手足阳明之会。

【效能】　通鼻窍，散风邪，清气火。

【主治】

古代记述：鼻衄，鼻息肉，鼻塞，多涕，不闻香臭，面痒浮肿，眼热而红，口眼歪斜，虫积腹痛。

近人报道：鼻窦炎，鼻炎，面神经麻痹，便秘，胆道蛔虫症，痛经，面肌痉挛，酒糟鼻，三叉神经痛。

【配伍】　配上星、印堂、曲池、合谷治疗各种鼻病。

【刺法】　直刺 0.2～0.3 寸；沿鼻根向内上方平刺 0.3～0.5 寸；或沿皮向四白方向透刺，禁直接灸。

【感应】　局部胀痛，平刺时感应可扩散到鼻部，使人流泪。

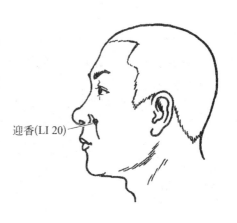

迎香(LI 20)

7. 地仓，Dicang（ST 4）

【穴名释义】　穴位位于面下部，因称"地"，"仓"指仓库，将口腔比喻成存放水谷的仓库，故名。

【定位】　在面部，口角旁开 0.4 寸（指寸）。注：口角旁，当鼻唇沟或鼻唇沟延长线上。

【局部解剖】

肌肉：口轮匝肌，颊肌。

神经：下颌神经颊神经，面神经颊支。

血管：面动、静脉。

【类别】　手足阳明、阳蹻之会。

【效能】　祛风邪，利口颊。

【主治】

古代记述：口眼歪斜，言语不能，音哑，流涎，手足痿不能行，癫狂，小儿便秘，目不得闭。

近人报道：面神经麻痹，三叉神经痛，新生儿吮吸不能，鹅口疮。

【配伍】　配鱼腰、四白治疗三叉神经痛；配颊车、迎香、合谷治疗面瘫；配承浆、合谷治疗流涎。

【刺法】　捏起口角部肌肉，向颊车沿皮透刺 1～1.5 寸。

【感应】　局部或半侧面部酸、胀痛。

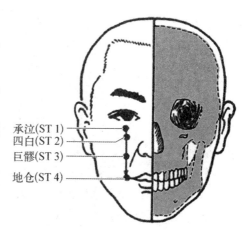

承泣(ST 1)
四白(ST 2)
巨髎(ST 3)
地仓(ST 4)

8. 颊车,Jiache (ST 6)

【穴名释义】 颊,面颊,此处指上颌骨。车,车轮,此处指下颌骨。颊车,即下颌关节可以转动之处,故名。

【定位】 在面部,下颌角前上方一横指(中指)。注:沿下颌角角平分线一横指,闭口咬紧牙时咬肌隆起,放松时按之有凹陷处。

【局部解剖】

肌肉:咬肌。

神经:下颌神经咬肌神经,面神经下颌缘支,耳大神经。

血管:咬肌动、静脉。

【效能】 利牙关,祛口颊风邪。

【主治】

古代记述:口眼歪斜,牙关紧闭,失音不语,牙痛不可嚼物,颊肿痛,颈项强痛不得回顾,恶风寒。

近人报道:三叉神经痛,面神经麻痹,急性腮腺炎,牙髓炎,急性牙周炎,颞颌关节炎,咬肌痉挛。

【配伍】 配下关、合谷、内庭治疗牙痛;配翳风、合谷治疗急性腮腺炎。

【刺法】 直刺 0.3～0.5 寸,或沿皮向前(地仓)透刺 1～2 寸。

【感应】 局部酸胀,可向周围扩散。

9. 下关,Xiaguan (ST 7)

【穴名释义】 下,上之对。关,机关,关节。穴在下颌关节颧弓下方,与上关互相对峙,故名。

【定位】 在面部,颧弓下缘中央与下颌切迹之间凹陷中。注:闭口,上关(GB 3)直下,颧弓下缘凹陷中。

【局部解剖】

肌肉:皮下有腮腺,为咬肌起始部。

神经:面神经颧支,下颌神经耳颞神经支,最深层为下颌神经。

血管:面横动、静脉,最深层为上颌动、静脉。

【类别】 交会穴:足阳明、少阳之会。

【效能】 祛风,聪耳,利牙关。

【主治】

古代记述:耳鸣,耳痛,牙痛,牙关脱臼,眩晕,口眼歪斜,耳中有脓,耳聋,耳鸣,颈肿,不可嚼。

近人报道:三叉神经痛,面神经麻痹,中耳炎,颞颌关节炎。

【配伍】 配合谷治疗下颌关节炎;配颊车、翳风治疗咬肌痉挛;配耳门、翳风、中渚治疗耳疾。

【刺法】 直刺或向耳侧斜刺 0.5～1.5 寸。

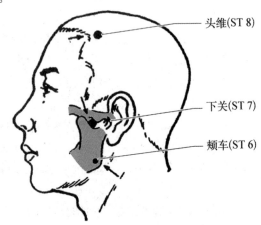

头维(ST 8)

下关(ST 7)

颊车(ST 6)

【感应】 局部酸胀,有时麻电感放散到下齿槽。

10. 天枢,Tianshu (ST 25)

【穴名释义】 天,天地,此指人之上下半身而言。枢,枢机,枢纽。喻此穴居人身上下枢要之处也,可以运转中、下焦气机,故名。

【定位】 在上腹部,脐中旁开 2 寸。

【局部解剖】

肌肉:腹直肌。

神经:第十肋间神经分支。

血管:第十肋间动、静脉及腹壁下动、静脉。

【类别】 大肠募穴。

【效能】 疏调大肠,扶土化湿,和营调经,理气消滞。

【主治】

古代记述:呕吐,下利,腹痛,便秘,肠鸣腹胀,水肿,赤白带下,月经不调,淋浊,不孕,疟疾振寒,热甚狂言,疝气痛,呕逆,面肿,奔豚,食不化,身肿,女子胞中痛,吐血,霍乱,虚劳,小便不利,久泻。

近人报道:急慢性胃炎,急慢性肠炎,菌痢,肠麻痹,阑尾炎,腹膜炎,肠道蛔虫症,子宫内膜炎,急性肠梗阻。

【配伍】 配上巨虚治疗痢疾;配气海、足三里、大肠俞治疗肠梗阻。

【刺法】 直刺或斜刺 1～1.5 寸。

【感应】 局部酸胀,并可扩散到同侧腹部。

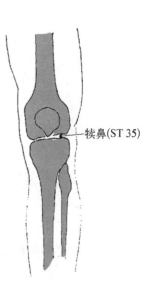

梁门(ST 21) —— 8寸

天枢(ST 25) ——
外陵(ST 26) ——
归来(ST 29) —— 5寸

11. 犊鼻,Dubi (ST 35)

【穴名释义】 犊,小牛。膝部髌韧带两旁凹陷,宛如牛犊鼻孔,穴在其中,故名。

【定位】 在膝前侧,髌韧带外侧凹陷中。注:屈膝,髌骨外下方的凹陷中。

【局部解剖】

肌肉:内侧为髌韧带。

神经:腓肠肌外侧皮神经及腓总神经关节支。

血管:膝关节动,静脉网。

犊鼻(ST 35)

【效能】 祛风湿,利膝关。

【主治】

古代记述:膝痛,脚气,下肢麻痹,犊鼻肿。

近人报道：膝关节及周围软组织病。

【配伍】 配内膝眼、阳陵泉治疗膝关节炎。

【刺法】 直刺1～1.5寸。

【感应】 局部发胀,有时向下扩散。

12. 足三里,Zusanli (ST 36)

【穴名释义】 足,指下肢。此穴位于膝下3寸,故称"三里"。

【定位】 在小腿前侧,犊鼻(ST 35)下3寸,犊鼻与解溪(ST 41)的连线上。注:在胫骨前肌上取穴。

【局部解剖】

肌肉:胫骨前肌,外侧为趾长伸肌。

神经:腓肠外侧皮神经及隐神经的皮支,深层为腓深神经。

血管:胫前动、静脉。

【类别】 合(土)穴。

【效能】 理脾胃,调气血,补虚弱。

【主治】

古代记述:脘痛胀满,呕吐,嗳气,肠鸣,便秘或腹泻,霍乱,瘫痪,口歪,目疾,发热,膝及下肢酸痛,脚气,脚肿,腰痛,癫痫,头重额痛,烦闷,遗溺,小便不利,少腹肿痛,胸胁支满,乳痛,四肢肿满,五老羸瘦,七伤虚乏,近视,心悸。

近人报道:急、慢性胃炎,溃疡病,急、慢性肠炎,菌痢,急性胰腺炎,阑尾炎,胃肠运动功能失常,反流性食管炎,幽门痉挛,肠梗阻,小儿消化不良,肝炎,休克,虚弱,贫血,高血压,过敏性疾病,黄疸,癫痫,哮喘,泌尿生殖系统疾病,神经衰弱,下肢瘫痪,高脂血症,白细胞减少症。

【配伍】 配合谷、天枢、中脘治疗肠胃疾病。

【刺法】 直刺1～2寸。

【感应】 酸胀感可向下扩散至足背,有时可向上扩散到膝关节。

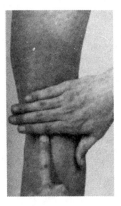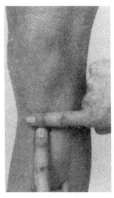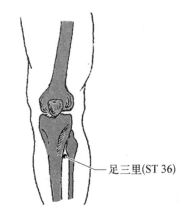

足三里(ST 36)

13. 丰隆,Fenglong (ST 40)

【穴名释义】 中国古代称雷为丰隆,此穴名借用雷名,与原指闪电的手太阴络穴列缺上

下呼应。丰隆亦指丰满隆起,此穴在小腿前方肌肉丰满高大之处,故名。

【定位】 在小腿前外侧,外踝尖上 8 寸,胫骨前肌的外缘。注:条口(ST 38)外侧一横指(中指)处。

【局部解剖】

肌肉:趾长伸肌和腓骨短肌。

神经:腓浅神经。

血管:胫前动脉。

【类别】 络穴。

【效能】 和胃气,化痰湿,清神志。

【主治】

古代记述:气逆,喉痹,实则癫狂,虚则足不收,胫枯,胸腹痛,呕吐,便秘,脚气,头痛,眩晕,烦心,面浮肿,四肢肿,身重,诸痰为病,头风喘嗽,大小便涩难。

近人报道:癔症,支气管哮喘,慢性气管炎,高血压,高脂血症。

【配伍】 配肺俞治疗咳嗽痰多。

【刺法】 直刺 1～2 寸。

【感应】 局部酸胀可向下扩散到足背。

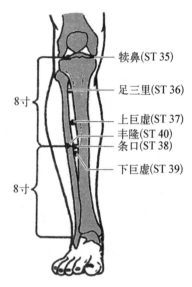

右侧图标注(自上而下):
8寸
犊鼻(ST 35)
足三里(ST 36)
上巨虚(ST 37)
丰隆(ST 40)
条口(ST 38)
下巨虚(ST 39)
8寸

14. 三阴交,Sanyinjiao (SP 6)

【穴名释义】 三阴,指足之三阴经而言。交,指交会与交接。此穴为足太阴、少阴、厥阴三条阴经之交会处,故名。

【定位】 在小腿内侧,内踝尖上 3 寸,胫骨内侧缘后际。注:交信(KI 8)上 1 寸。

【局部解剖】

肌肉:胫骨后缘与比目鱼肌之间,深层有趾长屈肌。

神经:小腿内侧皮神经(隐神经),深层后方有胫神经。

血管:大隐静脉,深层有胫后动、静脉。

【类别】 交会穴:足太阴、厥阴、少阴之会。

【效能】 健脾化湿,疏肝益肾。

【主治】

古代记述:脾胃虚弱,心腹胀满,肠鸣溏泄,痔疾,脾病身重,妇人癥瘕,月经不调,崩漏,带下,经闭,不孕,妊娠胎动,难产,胎衣不下,产后恶露不行,梦遗失精,阴茎痛,小便不利,遗尿,白浊,疝痛,足痿,足下热,痹痛,脚气,手足逆冷,湿痹不能行,膝内痛,胫痛不能久立,癫狂,喉痹,肺胀痰嗽不得卧。

近人报道:泌尿生殖系疾患,子宫出血,带下,睾丸炎,急、慢性肾炎,癃闭,淋病,疝痛,阳痿,遗精,遗尿,急、慢性肠炎,血栓闭塞性脉管炎,高血压,失眠,湿疹,荨麻疹,皮肤瘙痒,糖尿病,神经症,消化不良,滞产。

【配伍】 配阴陵泉、关元治疗小便不利、尿潴留。

【刺法】 直刺 0.5～1.5 寸,孕妇慎用。

【感应】 局部酸胀,有时可向足底或膝关节及股内侧放散。

15. 阴陵泉,Yinlingquan (SP 9)

【穴名释义】 阴,人体内侧为阴;陵,指高起之处;泉,水从窟穴而出。本穴在膝部内侧高大隆起处之下方,经气如泉水之外流,其与阳陵泉内外相互呼应,故名。

【定位】 在小腿内侧,胫骨内侧髁下缘与胫骨内侧缘之间的凹陷中。注:用手指沿胫骨内缘由下往上推至膝关节下,触摸到一个凹陷即是本穴,该凹陷由胫骨内侧髁下缘与胫骨后缘交角形成。

【局部解剖】

肌肉:比目鱼肌起点上方,胫骨后缘和腓肠肌之间。

神经:隐神经小腿内侧皮支本干,最深层有胫神经。

血管:前方有大隐静脉、膝最上动脉,最深层有胫后动、静脉。

【类别】 合(水)穴。

【效能】 运中焦,化湿滞,利水道。

【主治】

古代记述:腹中寒,腹中气胀,洞泄不化,不嗜食,肠中切痛,胁下满,水肿,腹坚,小便不利或失禁,寒热,阴痛,遗精,霍乱,足痹痛,腰腿膝痛,脚气水肿,疝气。

近人报道:肾炎,尿闭,腹水,肠炎,黄疸。

【配伍】 配三阴交、关元治疗小便不利、尿潴留。

【刺法】 直刺 0.5～1.5 寸。

【感应】 局部酸胀可向下扩散。

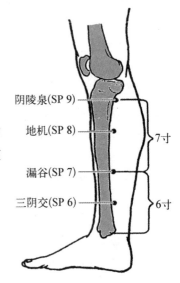

阴陵泉(SP 9)

地机(SP 8)

漏谷(SP 7)

三阴交(SP 6)

7寸

6寸

16. 血海,Xuehai (SP 10)

【穴名释义】 血,指气血。海,百川皆归之处。血海者,言其可以统血摄血也。太阴为多血少气之脏,与多血多气之阳明为表里,因此穴主治血证而得名。

【定位】 在股前内侧,髌底内侧端上 2 寸,股内侧肌隆起处。

【局部解剖】

肌肉:股内侧肌。

神经:股前皮神经及股神经肌支。

血管:股动、静脉肌支。

【效能】 调血清血,宣通下焦。

【主治】

古代记述:月经不调,经闭,崩漏,两腿内侧生疮痒痛或红肿,气逆腹胀,阴疮,五淋。

近人报道:子宫出血,荨麻疹,湿疹,皮肤瘙痒,贫血。

血海(SP 10)

【配伍】　配曲池、列缺、足三里、三阴交治疗荨麻疹。

【刺法】　直刺 0.5～1.5 寸。

【感应】　局部酸胀刺痛。

17. 神门, Shenmen（HT 7）

【穴名释义】　心藏"神",此穴为神气所出入之"门",故名。此外,中国古代道家称目为神门,如目无精采,则说明心神不足,可取此穴。

【定位】　在腕前内侧,腕掌侧横纹上,尺侧腕屈肌腱的桡侧缘。注:于豌豆骨近端桡侧凹陷中,当腕掌侧横纹上取穴。

【局部解剖】

肌肉:尺侧腕屈肌腱

神经:前臂内侧皮神经及尺神经掌支双重分布,深层为尺神经。

血管:尺动、静脉。

【类别】　输(土)穴,原穴。

【效能】　宁心安神,清心热,调气逆。

【主治】

古代记述:头痛,眩晕,痴呆,癫痫,健忘,怔忡,心烦,失眠,呕血,咳血,黄疸,胁痛,发热,脏躁,喉痹,鼻塞,遗溺,咽干不嗜食,失音,喘逆上气,手及臂挛。

近人报道:失眠,神经衰弱,癔症,精神分裂症,舌肌麻痹。

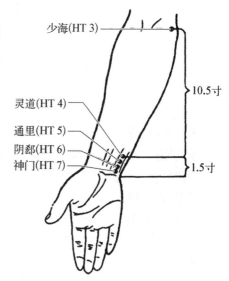

【配伍】　配心俞、内关、阳陵泉透阴陵泉治疗心律不齐。

【刺法】　直刺或在尺侧腕屈肌腱的尺侧缘刺入 0.3～0.5 寸(尺侧腕屈肌腱的尺侧靠近尺神经,而桡侧则靠近尺动脉,如要获得较强针感,可刺尺侧)。

【感应】　局部酸胀,可有麻电感向指端放散。

18. 臑俞, Naoshu（SI 10）

【穴名释义】　臑,指上臂部,俞,指穴位。其穴在上臂部,故名。

【定位】　在肩带部,腋后纹头直上,肩胛冈下缘凹陷中。

【局部解剖】

肌肉:三角肌,深层为冈下肌。

神经:浅层为锁骨上神经后支的分支及来自腋神经的臂外侧皮神经的分支,腋神经。深层为肩胛上神经。

血管:旋肱后动、静脉,深层为肩胛冈上动、静脉。

【类别】 交会穴：手太阳、阳维、蹻脉之会。

【主治】

古代记述：寒热，肩臂痛不可举，臂酸无力，肩肿引胛中痛，胫痛。

近人报道：上肢瘫痪，漏肩风。

【配伍】 配肩髃、肩贞治疗肩周炎。

【刺法】 直刺或稍偏向前下方斜刺1～2寸。如深透肱骨颈的内侧缘，可达腋神经及臂丛下部；如向前上方透刺，在肩胛切迹附近有肩胛上神经和肩胛上动、静脉；如向外方（当肱骨外侧）斜刺，有腋神经分支；如向下方（在肱骨内侧）斜刺，则可达桡神经附近。

【感应】 局部酸胀，可扩散到肩部。有时麻电感向前臂和手指放散。

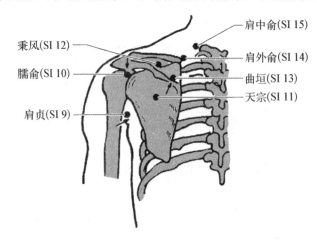

19. 听宫，Tinggong（SI 19）

【穴名释义】 听，指耳的功能。宫，王者之所居，居中。此穴在耳前中间，故名。

【定位】 在面部，耳屏正中前缘与下颌骨髁状突后缘之间的凹陷中。注：微张口，耳屏正中前缘凹陷中，在耳门（TE 21）与听会（GB 2）之间。

【局部解剖】

神经：面神经，耳颞神经。

血管：颞浅动、静脉分支。

【类别】 交会穴：手足少阳、手太阳之会。

【效能】 宣耳窍，宁神志。

【主治】

古代记述：癫狂，痫证，惊，耳聋，耳鸣，耳痒，聤耳，齿痛，心腹满，臂痛，瘛疭，眩仆，喑不能言。

近人报道：聋哑，眩晕（梅尼埃病），中耳炎，外耳道炎，面神经麻痹，下颌关节炎。

【配伍】 配翳风、合谷、听会治疗耳疾。

【刺法】 微张口使下颌小头前移，避开血管，直刺或稍向下方斜刺0.5～1寸。

【感应】 局部酸胀，可扩散至半侧面部，有时耳内有鼓胀的感觉。

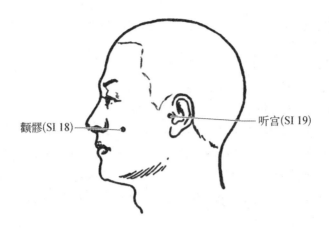

颧髎(SI 18)　　　　听宫(SI 19)

20. 攒竹，Cuanzhu（BL 2）

【穴名释义】　攒，指聚集。竹，竹叶。眉形有如竹叶，穴在眉头，故名。

【定位】　在头部，眉头陷中。注：沿睛明穴（BL 1）直上至眉头边缘可触及一凹陷，即额切迹处。

【局部解剖】

肌肉：额肌，皱眉肌。

神经：三叉神经之额神经内侧支。

血管：额动、静脉。

【效能】　祛风，泻热，明目。

【主治】

古代记述：头痛，眉棱骨痛，汗出寒热，恶风寒，面赤颊痛，眼睑颤动，目眩，目赤肿痛，流泪，目视不明，近视，鼻衄，心烦，癫狂，小儿惊痫，瘛疭，项强，痔疾。

近人报道：前额痛，结膜炎，角膜炎，泪囊炎，近视，视神经炎，视神经萎缩，面神经麻痹，玻璃体混浊，羞明，鼻塞，失眠。

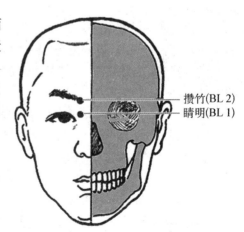

攒竹(BL 2)
睛明(BL 1)

【配伍】　配合谷、睛明、风池治疗眼疾。

【刺法】　向眉中或睛明方向斜刺 0.5～1 寸；或点刺出血；或以皮肤针叩刺。

【感应】　局部胀痛。

21. 肺俞，Feishu（BL 13）

【穴名释义】　脏腑的背俞穴都以脏腑为名，指穴与该脏腑内外相通，以下均同。

【定位】　在背部，第三胸椎棘突下缘，后正中线旁开 1.5 寸。

【局部解剖】

肌肉：斜方肌、菱形肌，深层为最长肌。

神经：第三或第四胸神经后支内侧皮支，深层为后支外侧支。

血管：第三肋间动、静脉背侧支的内侧支(胸腔内为肺脏)。

【类别】 肺脏背俞穴。

【效能】 调肺气,补虚,清热。

【主治】

古代记述：肺胀,肺痿,肺痨,骨蒸潮热,自汗,盗汗,吐血,胸满上气,哮喘,咳嗽,背脊强,胸胁支满,不嗜食,汗不出,癫痫,瘈疭,喉痹,虚烦口干,皮肤瘙痒,小儿龟背,痰盛,失音。

近人报道：肺结核,肺炎,支气管炎,胸膜炎,百日咳,肺脓疡,肋间神经痛,皮肤瘙痒症。

【配伍】 灸肺俞配大椎(灸)、膏肓(灸)治疗慢性支气管炎。

【刺法】 向下或脊旁斜刺 0.5～0.8 寸,不可过深,以免损伤肺脏。

【感应】 局部酸胀。

22. 心俞, Xinshu (BL 15)

【穴名释义】 穴与心相应,为心的背俞穴。

【定位】 在背部,第五胸椎棘突下缘,后正中线旁开 1.5 寸。

【局部解剖】

肌肉：斜方肌、菱形肌,深层为最长肌。

神经：第五或第六胸神经后支内侧皮支,深层为后支外侧支。

血管：第五肋间动、静脉背侧支的内侧支(胸腔内为肺脏)。

【类别】 心脏背俞穴。

【效能】 宁心,安神,泻五脏之热。

【主治】

古代记述：寒热,心痛,心胸烦闷,咳嗽,吐血,呕吐,疟疾,癫狂痫,盗汗,健忘,短气,腹胀满,食不消化,鼻衄,胁下痛,多涎,善噫,黄疸,心痛彻背,心虚惊悸,便血,目痛,遗精虚劳。

近人报道：心脏疾患,上消化道出血,神经衰弱,癫痫,精神分裂症,肋间神经痛、支气管炎,心律失常。

【配伍】 配神门、内关治疗心律不齐。

【刺法】 向下或脊旁斜刺 0.5～0.8 寸,不可过深,以免损伤肺脏。

【感应】 局部酸胀。

23. 肝俞, Ganshu (BL 18)

【穴名释义】 穴与肝相应,为肝的背俞穴。

【定位】 在背部,第九胸椎棘突下缘,后正中线旁开 1.5 寸。

【局部解剖】

肌肉：背阔肌、胸最长肌和胸髂肋肌之间。

神经：第九或第十胸神经后支内侧皮支,深层为后支外侧支。

血管：第九肋间动、静脉背侧支内侧支(胸腔内为肺脏)。

【类别】 肝脏背俞穴。

【效能】 疏肝利胁,清热除湿,养血明目。

【主治】

古代记述：肝胀，黄疸，胁痛，筋急而痛，眩晕，癫疾，肩项痛，惊狂，鼻衄，吐血，咳嗽，胸痛，腹胀，食不消化，目花不明，雀目，青盲，目翳，多泪，目内眦赤痛痒，痂疝，瘰疬。

近人报道：急、慢性肝炎，胆囊炎，胃病，眼病，肋间神经痛，神经衰弱，月经不调，肝硬化。

【配伍】 配气海、三阴交治疗闭经；配脾俞、期门、阳陵泉、三阴交、血海治疗肝病。

【刺法】 向下或脊旁斜刺 0.5～0.8 寸，不可过深，以免损伤肺脏。

【感应】 局部酸胀。

24. 脾俞，Pishu（BL 20）

【穴名释义】 穴与脾相应，为脾的背俞穴。

【定位】 在背部，第十一胸椎棘突下缘，后正中线旁开 1.5 寸。

【局部解剖】

肌肉：背阔肌、胸最长肌和胸髂肋肌之间。

神经：第十一胸神经后支内侧支，深层为后支外侧支。

血管：第十一肋间动、静脉背侧支。胸腔内当膈肋窦处，接近脾脏（左）或肝脏（右）。

【类别】 脾脏背俞穴。

【效能】 健脾助运，养血和营，化湿除满。

【主治】

古代记述：膈寒，胁痛，腹胀，胸脘暴痛，肩背寒痛，喉痹，嗜卧倦怠，黄疸，欲吐反胃，泻痢，食不消，疟疾，水肿，食积，虚劳，食多身瘦，吐血，鼻衄。

近人报道：胃炎，胃溃疡，胃下垂，神经性呕吐，消化不良，肝炎，肠炎，浮肿，贫血，肝脾大，慢性出血性疾病，子宫脱垂，荨麻疹，呃逆，慢性泄泻，白细胞减少症，糖尿病。

【配伍】 配足三里、大椎、三阴交（灸）治疗白细胞减少症。

【刺法】 向下或脊旁斜刺 0.5～0.8 寸，不可过深，以免误入胸腔或损伤肝脏、脾脏。

【感应】 局部酸胀，有时向腰部扩散。

25. 肾俞，Shenshu（BL 23）

【穴名释义】 穴与肾相应，为肾的背俞穴。

【定位】 在腰部，第二腰椎棘突下缘，后正中线旁开 1.5 寸。

【局部解剖】

肌肉：腰背筋膜、腰最长肌和腰髂肋肌之间。

神经：第一腰神经的后支内侧支，深层为后支外侧支、腰丛。

血管：第二腰动、静脉背侧支的内侧支。

【类别】 肾脏背俞穴。

【效能】 益肾气，利腰脊，聪耳目。

【主治】

古代记述：虚劳羸瘦，面目黄黑，腰痛，脚膝拘急，水肿，小便不利，尿血，足寒如冰，月经

不调,赤白带下,阴中痛,腹泻,消渴,久喘久咳,心痛,两胁引痛,小腹急痛,面赤热,小便浊,遗尿,遗精,耳鸣,精冷无子。

近人报道:肾炎,肾绞痛,蛋白尿,肾下垂,贫血,脊髓灰质炎后遗症,高血压,糖尿病,尿路感染。

【配伍】 配中极、三阴交、复溜治疗肾病;配膀胱俞、中极、三阴交治疗尿路感染;配委中治疗腰腿痛。

【刺法】 直刺或向脊斜刺1~2寸。

【感应】 局部酸胀,有时有麻电感向臀部或向大腿前面放散。

26. 大肠俞,Dachangshu (BL 25)

【穴名释义】 穴与大肠相应,为大肠的背俞穴。

【定位】 在腰部,第四腰椎棘突下缘,后正中线旁 开1.5 寸(约与髂嵴最高点相平)。

【局部解剖】

肌肉:腰背筋膜、腰最长肌和腰髂肋肌之间。

神经:第三腰神经的后支,深层为腰丛。

血管:第四腰动、静脉背侧支的内侧支。

【类别】 大肠背俞穴。

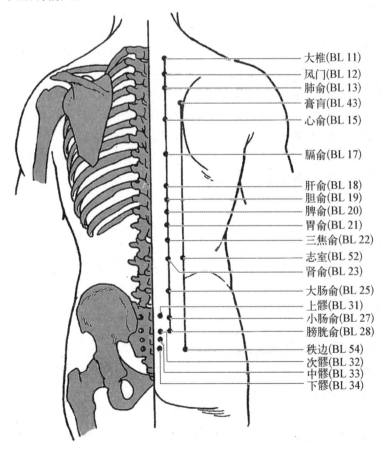

大椎(BL 11)
风门(BL 12)
肺俞(BL 13)
膏肓(BL 43)
心俞(BL 15)
膈俞(BL 17)
肝俞(BL 18)
胆俞(BL 19)
脾俞(BL 20)
胃俞(BL 21)
三焦俞(BL 22)
志室(BL 52)
肾俞(BL 23)
大肠俞(BL 25)
上髎(BL 31)
小肠俞(BL 27)
膀胱俞(BL 28)
秩边(BL 54)
次髎(BL 32)
中髎(BL 33)
下髎(BL 34)

【效能】　调肠腑,利腰腿。

【主治】

古代记述: 腹中雷鸣,腹泻,食不消化,小肠绞痛,腰脊强痛,便秘,小便不利,腹胀,脏毒便血,脱肛,痢疾,绕脐切痛。

近人报道: 肠炎,菌痢,肠梗阻,痛经,遗尿,骶髂关节炎,腰腿痛。

【配伍】　配肾俞、委中治疗腰腿痛。

【刺法】　直刺或向下斜刺1～2寸。

【感应】　局部酸胀。

27. 委中, Weizhong (BL 40)

【穴名释义】　委,指弯曲。中,指中间。穴当腘窝中央,故名。

【定位】　在膝后侧,腘横纹中央。

【局部解剖】

肌肉: 腘筋膜,脂肪性疏松组织。

神经: 股后皮神经,胫神经。

血管: 皮下有股腘静脉;深层内侧为腘静脉;最深层为腘动脉,并有淋巴结在腘动脉鞘附近。

【类别】　合(土)穴。

【效能】　泻热,舒筋,利腰腿。

【主治】

古代记述: 腰脊强痛,髀枢痛,风湿痹痛,小便不利,痔,遗尿,癫痫,瘰疬,头痛,半身不遂,脚弱无力,热病汗不出,腹痛,中暑,鼻衄,呕吐,泄泻,痢疾,转筋,疔疮,中风昏迷,牙关紧闭,咽喉疼痛。

近人报道: 急性腰扭伤,坐骨神经痛,急性胃肠炎,腓肠肌痉挛,湿疹,丹毒,疖,毛囊炎。

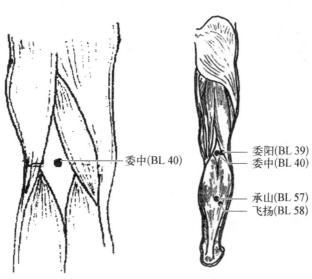

【配伍】 配腰部阿是穴治疗急性腰扭伤;配十宣、人中治疗中暑。

【刺法】 直刺0.3～1寸,或浅刺泻血,不宜刺及腘动脉。禁灸。

【感应】 局部酸胀刺痛,有时有麻电感向足底放散。

28. 秩边,Zhibian (BL 54)

【穴名释义】 秩,指次序;边,指边际。本穴排列在背部的最下边,故名。

【定位】 在臀部,横平第四骶后孔,骶正中嵴旁开3寸,当坐骨大孔中。注:骶管裂孔上端旁开3寸,横平白环俞(BL 30)。

【局部解剖】

肌肉:臀大肌、梨状肌下缘。

神经:深层为臀下神经及股后皮神经起点,外侧为坐骨神经。

血管:臀下动、静脉。

【效能】 健腰腿,利下焦。

【主治】

古代记述:腰痛不能俯仰,阴痛,大小便不利,小便赤涩,痔肿,遗精,带下。

近人报道:腰腿痛,坐骨神经痛,下肢瘫痪,盆腔疾患。

【配伍】 配殷门、阳陵泉治疗腰腿痛。

【刺法】 直刺2～3寸。

【感应】 局部酸胀,深刺时有麻电感向下肢放散。

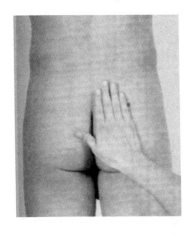
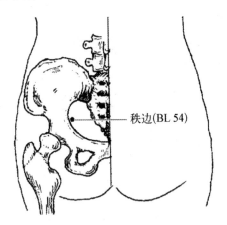

秩边(BL 54)

29. 太溪,Taixi (KI 3)

【穴名释义】 太,意指盛大。足少阴肾经脉气出于足底,通过然谷,汇成大溪,动脉相应,故名。

【定位】 在踝后内侧,内踝尖与跟腱之间的凹陷中。

【局部解剖】

肌肉:前方是胫骨后肌腱和趾长屈肌腱,后方是跟腱。

神经:小腿内侧皮神经,当胫神经经过处。

血管:胫后动、静脉。

【类别】　输(土)穴,原穴。

【效能】　益肾,清热。

【主治】

古代记述:默默嗜卧,溺黄,少腹热,腹胀,心痛,喘息,呕吐,咳逆,胸胁支满,咳血,消渴,霍乱,二便失禁,寒厥,足热,牙痛,耳鸣,遗精,尿有余沥,带下,月经不调,阴股内湿痒生疮,乳痈,咽肿,鼻衄,足肿,足底痛。

近人报道:慢性咽喉炎,足底痛,眩晕,尿路感染,失眠,神经衰弱,肾虚牙痛,中心性视网膜脉络膜炎。

【配伍】　配安眠、太冲治疗耳源性眩晕。

【刺法】　直刺 0.5~1 寸。

【感应】　局部酸胀,有时可麻向足底。

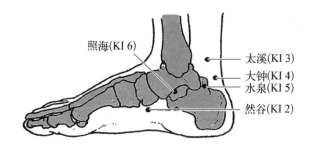

照海(KI 6)　太溪(KI 3)　大钟(KI 4)　水泉(KI 5)　然谷(KI 2)

30. 内关,Neiguan (PC 6)

【穴名释义】　内,指胸膈之内及前臂之内侧。关,关要。穴居前臂内侧的关要部位,通络少阳,并与外关相对,故名。

【定位】　在前臂前侧,腕掌侧横纹上 2 寸,掌长肌腱与桡侧腕屈肌腱之间。注 1:握拳,腕旋后,微屈肘时,显现两肌腱。内关在大陵(PC7)直上 2 寸,两肌腱之间,与外关(TE 5)相对。注 2:若两手的一侧或双侧摸不到掌长肌腱,则以桡侧腕屈肌腱尺侧定穴。

注释:WHO 标准采用西医解剖学姿势,两掌心向前,而中医传统解剖姿势为两手自然下垂,两掌心向内侧。故 WHO 所称前臂"前侧"是指传统姿势的前臂"内侧","后侧"则相应地指"外侧"。

【局部解剖】

肌肉:桡侧为桡侧腕屈肌腱,尺侧为掌长肌腱,浅层为屈指浅肌,深层为屈指深肌、旋前方肌、前臂骨间膜掌侧面。

神经:前臂内、外侧皮神经双重分布,正中神经掌皮支;深层为正中神经;最深层为前臂骨间掌侧神经。

血管:前臂正中静脉、正中动脉;深层为前臂掌侧骨间动、静脉。

【类别】　络穴;八脉交会穴之一,通阴维脉。

【效能】　宁心安神,和胃宽胸,降逆止呕。

【主治】

古代记述:胸痛,胸闷,心痛,胃痛,恶心呕吐,食难下膈,心悸,虚烦,癫狂,健忘,疟

疾,肠鸣泄泻,脱肛,胁肋痛,自汗,腹痛,腹胀,脾胃不和,目昏,目赤黄,腋肿,肘臂挛痛,善惊恐,心悲。

近人报道:冠心病,心绞痛,心肌梗死,心律失常,高血压,休克,头痛,脑动脉硬化,风湿性心脏病,心力衰竭,无脉症,神经衰弱,癔症,胃肠炎,肋间神经痛,失眠,晕车船,醉酒,妊娠恶阻。

【配伍】 配间使、足三里治疗心绞痛;配素髎治疗低血压;配涌泉、足三里治疗休克。

【刺法】 直刺0.5~1寸。

【感应】 局部酸胀,麻感可扩散到指端或肘部。

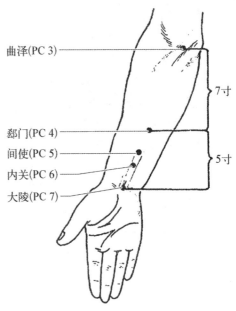

31. 外关,Waiguan（TE 5）

【穴名释义】 外,指前臂之外侧。关,关要。穴居前臂外侧的关要部位,别走手厥阴,并与内关相对,故名。

【定位】 在前臂后侧,腕背侧横纹上2寸,尺骨与桡骨间隙中点。注:阳池(TE 4)上2寸,两骨之间凹陷中,与内关(PC 6)相对。

【局部解剖】

肌肉:桡侧为指伸肌、拇长伸肌,尺侧为小指伸肌,下层为示指伸肌。

神经:前臂后皮神经,深层有前臂骨间前后神经。

血管:深层有前臂骨间前动脉及后动、静脉。

【类别】 络穴;八脉交会穴之一,通阳维脉。

【效能】 疏风,清热,利胁。

【主治】

古代记述:发热恶风,关节酸痛,胸满拘急,半身不遂,腰脚拘挛,偏正头风,手足顽麻,眼痛,瘰疬结核,耳鸣耳聋,臂痿不仁,胁肋疼痛,腹痛便秘。

近人报道:感冒,肺炎,腮腺炎,遗尿,急性结膜炎,中耳炎。

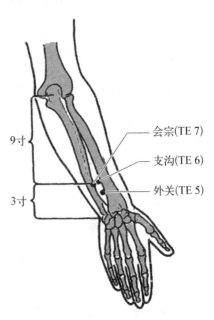

【配伍】 透内关,配养老治疗腕关节痛;配百会、合谷、列缺治疗感冒。

【刺法】 直刺或略向上、下斜刺0.5~1寸。

【感应】 局部酸胀,有时可扩散到指端或肘、肩。

32. 肩髎,Jianliao（TE 14）

【穴名释义】 肩,肩部。髎,窟穴也,指邻近骨的凹陷。举臂时此穴呈现凹陷,故名。

【定位】 在肩带部,肩峰角与肱骨大结节两骨间凹陷中。注:屈肘臂外展时,肩峰外侧

缘前后端呈现两个凹陷,前一较深凹陷为肩髃(LI 15),后一凹陷即本穴。

【局部解剖】

肌肉:肱三头肌,小圆肌,大圆肌,背阔肌腱。

神经:臂外侧上皮神经,锁骨上外侧神经,腋神经肌支。

血管:旋肱后动、静脉。

【主治】

古代记述:肩重不举,臂痛,中风偏瘫。

近人报道:肩关节周围炎(漏肩风)。

【配伍】　透极泉、配条口透承山治疗急性肩周炎。

【刺法】　向臂下方斜刺1～1.5寸;或臂外展,直刺1.5～2寸透向极泉。

【感应】　斜刺时局部酸胀,有时麻电感放散到手指。直刺透极泉时,酸胀感可扩散到整个关节腔。

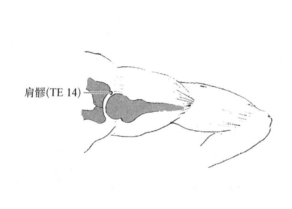

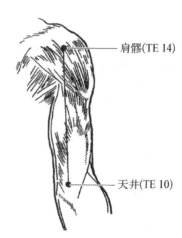

肩髎(TE 14)

天井(TE 10)

33. 翳风,Yifeng（TE 17）

【穴名释义】　翳,原指羽扇,用作遮掩。穴在耳垂之后,有如屏障,故名。

【定位】　在颈前部,耳垂后方,乳突下端前方凹陷中。

【局部解剖】

肌肉:后方由浅到深有胸锁乳突肌、头夹肌、头最长肌、二腹肌。

神经:耳大神经,深层当面神经干从颅骨穿出处。

血管:耳后动、静脉和颈外浅静脉。

【类别】　交会穴:手足少阳之会。

【效能】　利颊,聪耳,正口僻。

【主治】

古代记述:耳鸣,耳聋,口歪,口噤,颊肿,牙痛,瘰疬,暴喑,牙床急痛,耳中湿痒痛。

近人报道:面瘫,腮腺炎,聋哑,颞颌关节痛。

【配伍】　配颊车、合谷治疗腮腺炎;配下关治疗下颌关节炎;配地仓、迎香治疗面瘫;配听宫治疗耳鸣。

【刺法】 向同侧口角或对侧内眼角方向刺入1~1.5寸;如治聋可向上方刺入;治哑可向内下方刺入;治面瘫时还可向下颌骨前面的上下方透刺。

【感应】 局部酸胀,有时可向舌咽部扩散。

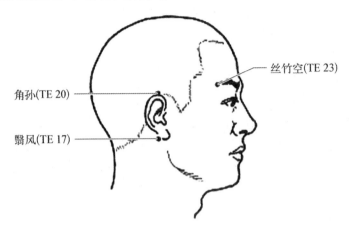

丝竹空(TE 23)

角孙(TE 20)

翳风(TE 17)

34. 耳门,Ermen (TE 21)

【穴名释义】 耳,耳部。门,门户。穴当耳前,犹如门户,故名。

【定位】 在面部,耳屏上切迹与下颌骨髁状突之间的凹陷中。注:微张口,耳屏上切迹前的凹陷中,听宫 (SI 19)直上。

【局部解剖】

神经:耳颞神经,面神经支。

血管:颞浅动、静脉耳前支。

【效能】 聪耳,利牙关。

【主治】

古代记述:耳鸣,耳聋,耳聤,眩晕,牙痛,口噤,头颔(指颞部)痛,腰痛。

近人报道:中耳炎,颞下颌关节功能紊乱症,梅尼埃病。

【配伍】 配合谷、翳风、中渚治疗耳疾。

【刺法】 张口时进针,略向下后方刺入0.8~1寸,注意避开耳前动脉。

【感应】 局部酸胀。

35. 听会,Tinghui (GB 2)

【穴名释义】 听,指听觉、听力。会,聚会。穴在耳前陷中,为耳部脉气之聚会,主治耳病,故名。因其当牙关之后,又名"后关"。

【定位】 在面部,耳屏间切迹与下颌骨髁状突之间的凹陷中。注:张口,耳屏间切迹前方的凹陷中。

【局部解剖】

神经:耳大神经,皮下为面神经。

血管:颞浅动脉耳前支,深部为颈外动脉及面后静脉。

【效能】 祛风邪,聪耳窍,利牙关。

【主治】

古代记述：耳鸣,耳聋,耳痛流脓,齿龋痛,流泪,下颌骨脱位,腮肿,口眼歪斜,眩仆,喑不能言,癫痫,寒热喘喝,牙关不利。

近人报道：聋哑,中耳炎,面神经麻痹,三叉神经痛,梅尼埃病。

【配伍】　配地仓、颊车治疗中风口眼歪斜。

【刺法】　微张口,直刺或向上斜刺0.5~1寸。

【感应】　局部酸胀。

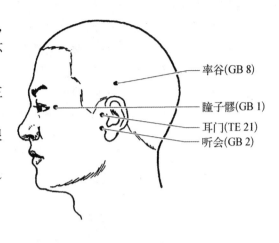

率谷(GB 8)
瞳子髎(GB 1)
耳门(TE 21)
听会(GB 2)

36. 阳白,Yangbai（GB 14）

【穴名释义】　阳,指阳光与头之阳部。白,白色,明亮。此穴可使病目见阳光而明亮,故名。此穴与四白穴(针刺可使目视四面皆明亮)上下呼应,功用类似。

【定位】　在头部,眉上1寸,瞳孔直上。

【局部解剖】

肌肉：额肌。

神经：额神经外侧支。

血管：额动、静脉外侧支。

【类别】　交会穴：手足阳明、少阳、阳维五脉之会。

【效能】　明目,祛风。

【主治】

古代记述：头痛,头风,目痛,眉目间痛,夜盲,项强急不可以顾,背寒不得温,远视。

近人报道：面瘫,三叉神经痛,眶上神经痛,眼睑下垂。

2/3
1/3
阳白(GB 14)

【配伍】　配攒竹、合谷、复溜治疗复视;配太阳、头维、风池治疗眼睑下垂;配四白、地仓治疗面神经麻痹。

【刺法】　向眉中或眉头、眉梢沿皮刺0.5~1寸,亦可沿额纹横刺。

【感应】　局部胀感。

37. 风池,Fengchi（GB 20）

【穴名释义】　穴在项侧凹陷如"池",为风邪易侵之处,也是治疗风证要穴,故名。

【定位】　在项部,枕骨之下,胸锁乳突肌上端与斜方肌上端之间的凹陷中。注：横平风府(GV 16)。

【局部解剖】

肌肉：胸锁乳突肌和斜方肌停止部之间,深层为头夹肌。

神经：枕小神经分支,内侧为枕大神经。

血管：枕动、静脉分支(深层为椎动脉、环枕后膜、蛛网膜下腔、脊髓上端和延髓下端)。

【类别】　交会穴：足少阳、阳维之会。

【效能】　祛风,解表,清头目,利五官七窍。

【主治】

古代记述：头痛,眩晕,热病,汗不出,疟,颈项痛,流泪,多眼屎,鼻衄,目内眦赤痛,痉挛不收,中风不语,瘿气。

近人报道：高血压,脑震荡,感冒,近视,电光性眼炎,视网膜动脉阻塞,荨麻疹,青光眼,急性结膜炎。

【配伍】　配大椎、合谷治疗感冒;配睛明、瞳子髎、攒竹治疗视神经萎缩;配曲池、足三里、太冲治疗高血压。

【刺法】　向鼻尖方向刺入0.5～1.5寸,不能向对侧耳屏或耳屏前缘方向深刺,以防止刺入颅腔。

【感应】　局部酸胀,可向头顶、颞部、前额或眼眶扩散。

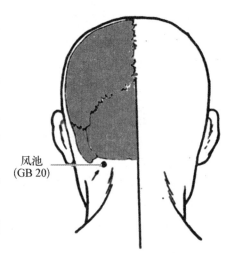

风池
(GB 20)

38. 环跳, Huantiao (GB 30)

【穴名释义】　环,弯曲。跳,跃起。人体必须弯身屈腿方可跳跃,而此穴为治腿病之要穴,故名。

【定位】　在臀部,股骨大转子最凸点与骶管裂孔连线的外1/3与内2/3交点处。注：侧卧,屈髋屈膝取穴。

【局部解剖】

肌肉：臀大肌、梨状肌下缘,股方肌。

神经：臀下皮神经、臀下神经,深部正当坐骨神经。

血管：内侧为臀下动、静脉。

【类别】　交会穴：足少阳、太阳二脉之会。

【效能】　利腰腿,祛风湿。

【主治】

古代记述：髀枢痛不可举,腰胁相引急痛,髀筋瘛,胫痛不可屈伸,风疹,半身不遂,腰胯痛不得转侧,冷风湿痹,股膝酸痛,足麻痹。

近人报道：坐骨神经痛、下肢瘫痪,臀部软组织疾病,下肢痉挛。

【配伍】　配阳陵泉、绝骨治疗下肢瘫痪。

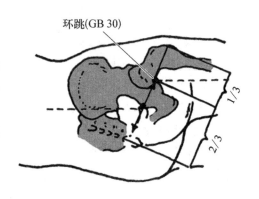

环跳(GB 30)

1/3

2/3

【刺法】　直刺 1.5～3.5 寸。

【感应】　局部酸胀,麻电感向下肢放散。

39. 阳陵泉,Yanglingquan（GB 34）

【穴名释义】　阳,人体外侧为阳;陵,指高起之处;泉,水从窟穴而出。本穴在小腿外侧隆起的腓骨小头之前下方,经气如泉水之外流,与内侧之阴陵泉对应,故名。

【定位】　在小腿外侧,腓骨头前下方凹陷中。

【局部解剖】

肌肉:腓骨长、短肌。

神经:当腓总神经分为腓浅神经及腓深神经处。

血管:膝下外侧动、静脉。

【类别】　合(土)穴,筋会。

【效能】　疏泄肝胆,清利湿热,舒筋健膝。

【主治】

古代记述:胆病,善太息,口苦,呕宿汁,胁下痛胀,吐逆,髀痹引膝股外侧痛及不仁,筋挛急,筋软,诸风,头面肿,头痛,眩晕,遗尿,膝肿麻木不得屈,冷痹,半身不遂。

近人报道:胆囊炎,胆石症,胆道蛔虫症,肝炎,高血压,习惯性便秘,带状疱疹,膝关节痛,踝关节扭伤,肩周炎,落枕,肋间神经痛,下肢瘫痪,足内翻,耳鸣,耳聋。

【配伍】　配支沟治疗胁痛。

【刺法】　直刺 1～2 寸。

【感应】　酸胀感向下扩散。

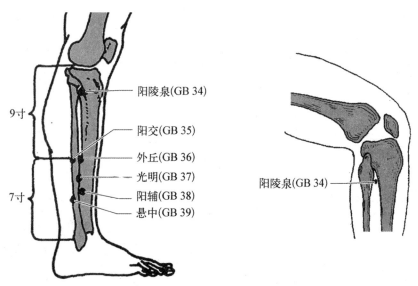

40. 太冲,Taichong（LR 3）

【穴名释义】　太,至也、极也,阴经原穴都名"太"。"冲"指要冲。此穴因其血气盛而名。

【定位】　在足背,第一、二跖骨间,跖骨底结合部前方凹陷中,足背动脉搏动处。注:从

第一、二跖骨间向后推移至底部的凹陷中取穴。

【局部解剖】

肌肉：拇长伸肌腱外缘，第一骨间背侧肌。

神经：腓深神经的跖背侧神经，深层为胫神经足底内侧神经。

血管：足背静脉网。

【类别】 输（土）穴，原穴。

【效能】 平肝息风，清热利胆，明目。

【主治】

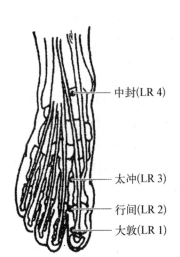

古代记述：头痛，眩晕，目昏，目赤痛，迎风流泪，唇歪，喉痛，胁痛，腹痛，疝痛，阴部痛，阴缩，癃闭，遗溺，淋病，惊痫，腹中雷鸣，呕逆不食，胁下支满，便秘，黄疸，腰痛，寒湿脚气痛，产后汗出不止，漏下，月水不通，乳痈。

近人报道：肝炎，高血压，神经衰弱，功能失调性子宫出血，滞产，月经不调，乳腺炎，肋间神经痛，近视，视力减退，青光眼，结膜炎，血小板减少症，面肌痉挛，手指震颤，乳腺增生，癔症。

【配伍】 配合谷、曲池、足三里治疗四肢酸痛。

【刺法】 直刺 0.5～1 寸；或透向涌泉。

【感应】 局部酸胀，有时有麻电感向足底放散。

41. 关元，Guanyuan (CV 4)

【穴名释义】 关，指关藏、关闭。元，指元气。意为下焦元阴元阳关藏出入之所，故名。

【定位】 在下腹部，脐中下 3 寸，前正中线上。

【局部解剖】

肌肉：腹白线中。

神经：第十二肋间神经前皮支内侧支。

血管：腹壁浅动、静脉分支，腹壁下动、静脉分支（深层为小肠）。

【类别】 小肠募穴。交会穴：足三阴、任脉之会。

【效能】 益肾气，利下焦，回阳救逆。

【主治】

古代记述：真阳不足，下焦虚寒，腹痛，泄泻，便秘、便血，小便不利，小便数，遗尿，遗精，阳痿，带下，月经不调，中风脱证，四肢厥逆、脉微细，虚劳，溺血，腰背脐痛引阴，水肿，消渴，少腹满，无子。

近人报道：休克早期，呃逆，反胃，菌痢，肠道蛔虫症，肾炎，尿路感染，尿潴留，乳糜尿，射精不能，脱肛，子宫脱垂，盆腔炎，功能失调性子宫出血。

【配伍】 配隐白、血海、足三里治疗功能失调性子宫出血；透曲骨，配足三里、三阴交治疗遗精、阳痿；配阴陵泉、三阴交治疗小便不利。

【刺法】　直刺或斜刺 0.5～1.5 寸。

【感应】　局部酸胀,有时可向外生殖器扩散。

42. 气海,Qihai (CV 6)

【穴名释义】　气,指人身的元气。海,是广大深远之意。穴处为生气之海,且能主一身之气疾,故名。

【定位】　在下腹部,脐中下 1.5 寸,前正中线上。

【局部解剖】

肌肉:腹白线中。

神经:第十一肋间神经前皮支内侧支。

血管:腹壁浅动、静脉分支,腹壁下动、静脉分支(深部为小肠)。

【效能】　理气益气。

【主治】

古代记述:遗尿,腹痛,腹胀,腹泻,便秘,痛经,崩漏,带下,善惊,癥瘕,小便赤,脏气虚惫,四肢厥冷,真气不足,中风脱证。

近人报道:功能失调性子宫出血,尿潴留,肠麻痹,胃下垂,呃逆,脱肛,子宫脱垂,不孕症。

【配伍】　配中极、三阴交治疗痛经。

【刺法】　直刺 1～1.5 寸。膀胱充盈时,不宜针刺过深。

【感应】　局部酸胀,有时可向外生殖器扩散。

43. 中脘,Zhongwan (CV 12)

【穴名释义】　中,指中部。脘,指胃部。此穴当胃体的中部,相对于上脘及下脘而言,故名。

【定位】　在上腹部,脐中上 4 寸,前正中线上。注:剑胸结合与脐中连线的中点处。

【局部解剖】

肌肉:腹白线中。

神经:第七、八肋间神经前皮支内侧支。

血管:腹壁上动、静脉分支(深层近胃幽门部)。

【类别】　胃募穴。腑会。交会穴:手太阳、手少阳、足阳明、任脉之会。

【效能】　调胃理气,化湿降逆。

【主治】

古代记述:胃胀,腹满,胃脘痛,食饮不化,呃逆,呕吐,便秘,赤白痢,伤暑,痞积,疟疾,痰饮,喘息,赤白带下,黄疸。

近人报道:消化性溃疡,急、慢性胃炎,胃下垂,肠梗阻,消化不良,胃肠运动功能性疾病,急性胰腺炎,神经衰弱,失眠,食管癌,荨麻疹,肝炎。

【配伍】　配足三里、天枢、内关、气海治疗肠梗阻;配内关、梁丘治疗胃痛。

【刺法】　直刺 1～1.5 寸。不宜过深,尤其是身体瘦弱或肝脾大者。

【感应】　上腹部闷胀沉重,有时胃部有收缩感。

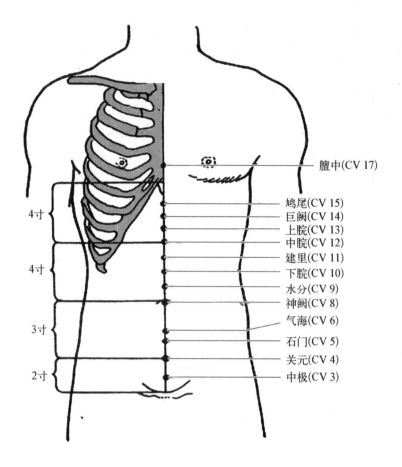

膻中(CV 17)

鸠尾(CV 15)
巨阙(CV 14)
上脘(CV 13)
中脘(CV 12)
建里(CV 11)
下脘(CV 10)
水分(CV 9)
神阙(CV 8)
气海(CV 6)
石门(CV 5)
关元(CV 4)
中极(CV 3)

4寸

4寸

3寸

2寸

44. 大椎,Dazhui (GV 14)

【穴名释义】　大,巨大。椎,原指一种捶击工具,后因形似而用来称呼脊椎骨。脊椎骨中以第七颈椎棘突隆起最高,所以称"大椎",穴在其下,故名。又名"百劳",意指其穴能补虚治劳。

【定位】　在颈后部,第七颈惟棘突下凹陷中,后正中线上。注1：坐姿,头部中间位,于颈后隆起最高者为第七颈椎棘突,低头时容易触到。注2：稍低头,第七颈椎可随头左右旋转而轻微旋转。

【局部解剖】

肌肉：腰背筋膜,棘上韧带,棘间韧带。

神经：第八颈神经后支内侧支,第一胸神经后支内侧支。椎管内为脊髓。

血管：棘突间皮下静脉丛。

【类别】　一说为骨会,"大椎为骨会,骨病者可灸之"。交会穴：手足三阳、督脉之会。

【效能】　升阳,益气,退热,补虚。

【主治】

古代记述：伤寒热盛,烦呕,头痛,喉痹,咳嗽、哮喘、胸中抑郁,鼻衄,吐血,五劳虚损,七伤乏力,疟疾,癫痫,身热,身痛,盗汗,骨蒸,泄泻,瘰疬,目眩,项强,百节酸痛,小儿惊风。

近人报道：发热,感冒,流行性感冒,百日咳,支气管炎,中暑,肺气肿,肺炎,肺结核,黄

疽,肝炎,低热,血液病,白细胞减少,丹毒,湿疹,荨麻疹,静脉炎,破伤风,神经衰弱,精神分裂症,颈椎病,肩背痛,瘫痪,脑炎,脑脊髓膜炎,急性乳腺炎,乳腺增生,扁桃体炎,咽炎,淋巴结核。

【配伍】　配风池、曲池治疗感冒;配肺俞治疗气管炎和哮喘;配曲池、足三里、脾俞、三阴交(灸)治疗白细胞减少症。

【刺法】　直刺,微向上刺 0.5~1 寸,不可深刺。如有强烈触电感向下放散,应该立即将针退出。或在棘突高处进针,向下方沿皮刺 1~2 寸。

【感应】　局部酸胀向下或向两肩部扩散。

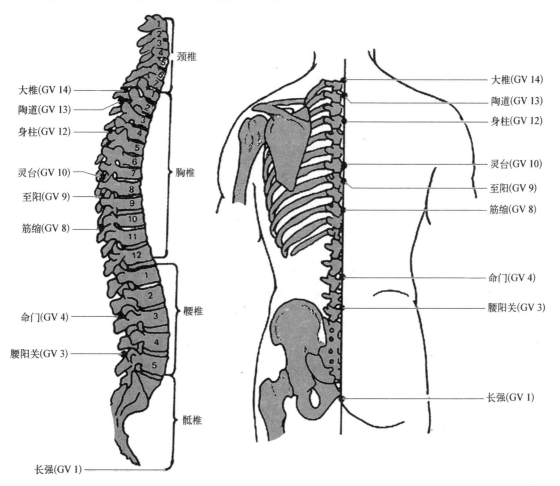

45. 百会,Baihui (GV 20)

【穴名释义】　百,百脉。会,朝会。穴在头顶,为百脉所会,故名。

【定位】　在头部,前发际正中直上 5 寸。注 1:当前、后发际正中连线的中点向前 1 寸凹陷中。注 2:折耳,两耳尖向上连线的中点。

【局部解剖】

肌肉:帽状腱膜。

神经:枕大神经及额神经分支。

血管：左右颞浅动、静脉及左右枕动、静脉吻合网,深层当有导血管。

内层：颅骨下当大脑皮层的运动区和旁中央小叶附加运动区。

【类别】 交会穴:督脉、手足三阳之会。

【效能】 平肝息风,安神,醒脑,开窍,明目,升提阳气。

【主治】

古代记述：头痛,顶上痛,眩晕,怔忡,失眠,健忘,中风,癫痫,泄泻,便秘,脱肛,角弓反张,耳鸣,耳聋,鼻塞不闻香臭,疟疾,头重、目如脱,头不可左右顾。

近人报道：高血压,低血压,休克,竞技综合征,抑郁症,神经衰弱,精神分裂症,遗尿,子宫脱垂,舞蹈病,鼻炎,鼻窦炎,偏瘫。

【配伍】 配内关、水沟治疗休克;配印堂、太阳、合谷治疗头痛;配长强、承山治疗脱肛;配气海、足三里治疗子宫脱垂。

【刺法】 向前、后或向颞侧沿皮刺 0.5～1 寸,出针后宜加按压,以免出血和引起血肿。

【感应】 局部胀痛。

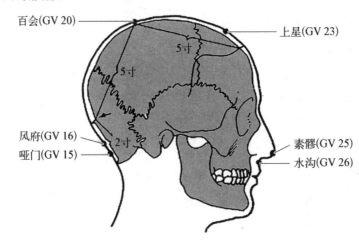

46. 印堂,Yintang (EX‑HN 3)

【定位】 两眉头连线中点。

【局部解剖】

肌肉：降眉间肌。

神经：三叉神经的滑车上神经。

血管：两侧有额内侧动、静脉分支。

【类别】 经外奇穴。

【效能】 祛风热,宁神志。

【主治】 前额痛,眩晕,鼻炎,鼻衄,感冒发热,高血压,低血压,失眠,呕吐,产后血晕不语,小儿惊风。

【配伍】 配迎香、合谷治疗鼻炎;配太阳、风池治疗头痛;配曲池、丰隆治疗高血压;配神门、三阴交治疗失眠。

【刺法】　平刺,从上向下,夹持刺入;或向左右透刺 0.5～1 寸;或三棱针点刺出血。

【感应】　局部酸胀,有时可扩散到鼻尖部。

47. 太阳,Taiyang（EX‐HN 5）

【定位】　在眉梢与外眼角中间,向后约 1 寸凹陷处。

【局部解剖】

肌肉:颞筋膜及颞肌。

神经:浅层有耳颞神经、面神经,深层有颧颞神经。

血管:颞筋膜间静脉丛,颞深动、静脉。

【类别】　经外奇穴(李鼎教授主笔之上海《针灸学》1962 年曾将此穴归于手太阳经)。

【效能】　疏解头风,清热明目。

【主治】　头痛,偏头痛,感冒,面神经麻痹,三叉神经痛,麦粒肿,目翳等眼疾。

【配伍】　配印堂、合谷治疗感冒头痛;配耳尖放血,治疗急性结膜炎;配翳风、合谷治疗牙痛。

【刺法】　直刺 0.5～1 寸。

【感应】　局部酸胀。

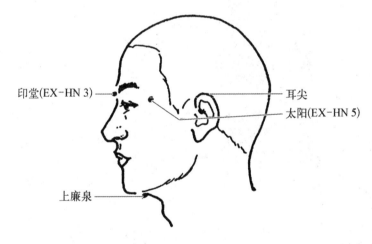

48. 夹脊,Jiaji（EX‐B 2）

【定位】　自第一胸椎至第五腰椎棘突旁 0.5 寸,每侧 17 穴。

【局部解剖】

肌肉:在横突间的韧带和肌肉中。因穴位位置不同,涉及的肌肉也不同。一般分为三层,浅层为斜方肌、背阔肌、菱形肌,中层有上、下锯肌,深层有骶棘肌和横突棘突间的短肌。

神经及血管:每穴都有相应椎骨下方发出的背神经后支及其伴行的动脉和静脉丛分布。

【类别】　经外奇穴。

【主治】　适应范围较广。其中上胸部的穴位治疗心肺、上肢疾病;下胸部的穴位治疗胃

肠疾病；腰部的穴位治疗腰、腹及下肢疾病。

【配伍】 配穴可根据经脉分布、神经根和节段分布以及穴位压痛等几方面灵活掌握。

【刺法】 稍偏向内侧，进针 0.5～1 寸(胸椎)或 1～2 寸(腰椎)；或向下平刺 2～3 寸，

【感应】 局部酸胀，有时有麻电感放散。

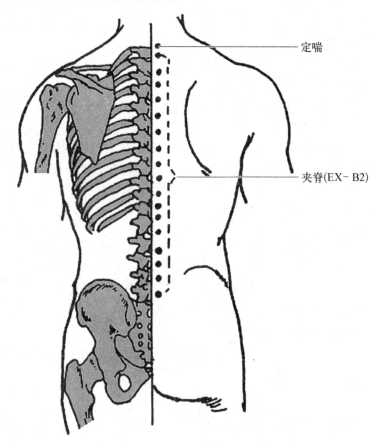

定喘

夹脊(EX－B2)

49. 腰眼 Yaoyan (EX－B 7)

【穴名释义】 腰，指腰部。眼，目也。两穴犹如腰部之眼，故名。

【定位】 腰上两旁微凹处。约当第四腰椎棘突下(阳关穴)旁开 3.5 寸处凹陷中。

【局部解剖】

肌肉：背阔肌、髂肋肌、腰方肌。

神经：第十二胸神经后支外侧支，第一腰神经外侧支。

血管：第二腰动、静脉背侧支。

【类别】 经外奇穴。

【主治】 虚弱羸瘦，肺结核，腰痛，妇科病，消渴，尿频。

【配伍】 配肾俞、委中治疗腰腿痛。

【刺法】 直刺或横刺 1.5～2.5 寸。

【感应】 局部酸胀，有时可向臀部放散。

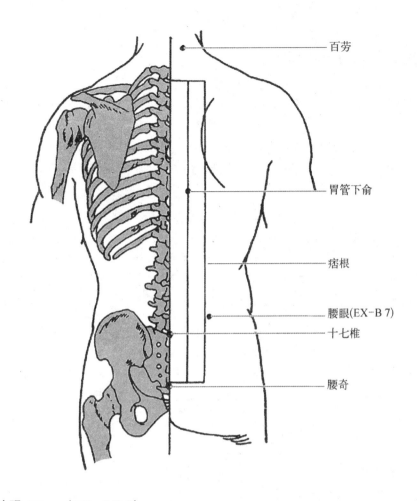

百劳

胃管下俞

痞根

腰眼(EX-B 7)

十七椎

腰奇

50. 膝眼，Xiyan（EX‐LE 5）

【穴名释义】　膝，指膝关节。眼，目也。两穴犹如膝关节之眼，故名。内侧名内膝眼；外侧名外膝眼，又称犊鼻。

【定位】　屈膝，于膝关节伸侧面，髌韧带两侧之凹陷中取之。

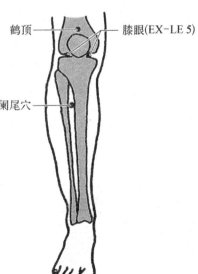

鹤顶

膝眼(EX-LE 5)

阑尾穴

【局部解剖】

肌肉：髌韧带。

神经：隐神经分支，股外侧皮神经分支，深层有胫腓总神经分支。

血管：膝关节动、静脉网。

【类别】　经外奇穴。

【主治】　膝关节及周围软组织疾病。

【配伍】　配阳陵泉治疗膝关节疾病。

【刺法】　直刺 0.5～1 寸，或透刺对侧膝眼。

【感应】　局部酸胀。

附录二：神经分布与穴位关系

了解和掌握神经分布与穴位关系对指导针灸临床,尤其是对神经系统疾病的治疗具有重要意义。

现将神经分布与穴位关系列表如下(表60,源自由李鼎教授统稿的上海《针灸学》,1974年人民卫生出版社出版),表中所列穴位已远远超出"针灸师必须掌握的50个穴位"范围,供读者临床选穴参考。

表60 神经分布与穴位关系

神　经	分　支		分　布	穴　位
三叉神经第一支眼神经	额神经	滑车上神经	额下部近中线的皮肤	睛明、印堂、攒竹
		额支	在眶上神经内侧,分布额部皮肤	攒竹、神庭、眉冲、曲差、五处、承光
		眶上神经	经眶上切迹,分布额部皮肤	鱼腰、阳白、临泣、目窗、正营、本神、头维、颌厌、丝竹空
	鼻睫状神经	筛前神经	鼻黏膜及鼻下部皮肤	内迎香、素髎
		滑车下神经	结膜、泪囊、鼻侧面及眼睑皮肤	睛明
	泪腺神经		沿外直肌上缘至泪腺及上睑	外明(眼眶外上角)
三叉神经第二支上颌神经	颧神经		出颧眶孔,分颧颞神经和颧面神经,分布颧颞区皮肤	太阳、颧髎
	眶下神经		出眶下孔,分布下眼睑、鼻外侧、上唇和颊部皮肤	四白、巨髎、迎香、禾髎、承泣
三叉神经第三支下颌神经(穴:下关)	耳颞神经		颞部、耳郭外面和腮部皮肤	听宫、耳门、曲鬓、率谷、角孙、太阳
	颊神经		颊区黏膜、皮肤,与面神经颊支交通	地仓
	舌神经		舌前2/3(痛、温、触觉)	金津、玉液
	下齿槽神经		终支为颏神经,出颏孔,分布颏部皮肤	夹承浆
	咀嚼肌支		颞肌、咬肌、翼内外肌	颊车、颌厌、悬颅、悬厘、曲鬓
面神经(颅外段)(穴:翳风、听会)	颞支		穴:听宫、禾髎、悬厘、悬颅、丝竹空	
	颧支		穴:下关、上关、承泣、太阳、瞳子髎	
	颊支		穴:颧髎、四白、巨髎、地仓、迎香、禾髎	
	下颌缘支		穴:颊车、大迎、夹承浆	
	颈支		穴:天容、人迎	

神　经	分　支		分　布	穴　位
迷走神经（颈段）	行于颈内动、静脉之间，下降于颈总动脉的后外侧（分出喉上神经和喉下神经），在交感干的前方入胸廓上口			旁廉泉、人迎、水突、气舍
副神经	内侧支		入迷走神经的结状神经节	
	外侧支		经颈内动、静脉之间，向下分布胸锁乳突肌及斜方肌	天容、天窗、天髎、肩外俞
颈神经后支	枕大神经（颈2）		项肌及枕部皮肤	天柱、玉枕、络却、通天、脑空、承灵、正营、浮白、天冲
	第三枕神经（颈3）		头半棘肌及项部皮肤	颈3夹脊
	颈4～8后支		项部肌肉及皮肤	颈夹脊
颈丛（颈1～4前支）	皮支	枕小神经（颈2）	枕外部、耳郭后面及乳突部皮肤	天窗、天牖、完骨、窍阴
		耳大神经（颈2～3）	耳郭、乳突及腮腺区皮肤	扶突、翳风、天容、颊车、听会
		颈皮神经（颈2～3）	颈前面皮肤	扶突、天鼎、人迎、水突
		锁骨上神经（颈3～4）	锁骨区、肩及上胸部皮肤	天鼎、缺盆、云门、气户、俞府、肩髃、巨骨、气舍
	肌支		略	
	膈神经（颈3～4）		运动纤维分布于膈，感觉纤维分布心包、膈、纵隔胸膜和肋胸膜一部分	天鼎
	至舌下神经、迷走神经交通支			人迎
臂丛（颈5～胸1前支）锁骨上分支	肩胛背神经（颈3～5）		菱形肌及肩胛提肌	肩中俞、肩外俞、附分、魄户
	胸长神经（颈5～7）		前锯肌	渊液、大包
	锁骨下神经（颈5～6）		锁骨下肌	俞府、气户（针向锁骨下外侧刺）
	肩胛上神经（颈5～6）		冈上肌、冈下肌	曲垣、秉风、天髎、天宗
	胸前神经（颈5～胸1）		胸大肌、胸小肌	云门、中府、周荣、气户、库房、屋翳、膺窗
	肩胛下神经（颈5～6）		肩胛下肌、大圆肌	膏肓等肩胛内缘穴（针向肩胛下刺），肩贞
	胸背神经（颈6～8）		背阔肌	肩胛以下背部穴

神　经	分　支		分　布	穴　位
臂丛（颈5～胸1前支）锁骨下分支	外侧束	肌皮神经（颈5～7）	肌支：分布上臂屈肌群 皮支：名前臂外侧皮神经（颈5～6）	云门、天府、侠白、尺泽、孔最、列缺、经渠、太渊、鱼际
		正中神经（颈6～胸1）	肌支：分布前臂屈肌群（部分） 皮支：分布手掌面桡侧三个半指皮肤	曲泽、郄门、间使、内关、大陵、劳宫、中冲、商阳、少商
	内侧束	臂内侧皮神经（颈8～胸1）	臂内侧面皮肤	青灵、天泉
		前臂内侧皮神经（颈8～胸1）	前臂前面和内侧面皮肤	青灵、少海、灵道、通里、阴郄、神门、曲泽、郄门、间使、内关、大陵
		尺神经（颈7～胸1）	肌支：分布前臂和手掌面尺侧肌肉 皮支：分布手掌面尺侧一个半和手背尺侧两个半指皮肤	极泉、青灵、灵道、通里、阴郄、神门、少府、少冲、养老、阳谷、腕骨、后溪、前谷、少泽、阳池、中渚、液门、关冲
	后束	桡神经（颈5～胸1）	肌支：臂和前臂背侧伸肌群	臑会、消泺、臂臑、手五里、肘髎、曲池、手三里
			皮支：名臂后皮神经（颈5～8）、前臂背侧皮神经（颈5～8），分布到手背桡侧两个半指皮肤	臂臑、臑会、消泺、清冷渊、天井、四渎、三阳络、会宗、支沟、外关、手三里、上廉、下廉、温溜、偏历、阳溪、合谷、三间、二间、外劳宫
		腋神经（颈5～6）	肌支：分布三角肌和小圆肌 皮支：名臂外侧皮神经，分布臂后外侧皮肤	臑俞、臑上、肩髎
胸神经（胸1～12）	后支		分内侧支和外侧支，分布背腰部肌肉及皮肤	背腰部穴（略）
	前支		名肋间神经（胸12为肋下神经） 肌支：分布于肋间肌，下六对还分布腹肌 皮支：分外侧皮支和前皮支，分布胸前面和外侧面皮肤（第二肋间神经外侧支名肋间臂神经，分布臂内侧皮肤）	胸腹部穴（略）
腰神经后支（腰1～5）	腰臀部肌肉及皮肤，其中腰1～3后支的外侧支名臀上皮神经			肾俞、志室、气海俞、大肠俞、关元俞、胞肓、居髎

神　经	分　支	分　布	穴　位
腰丛(胸 12～腰 4 前支)	髂腹下神经(胸 12～腰 1)	肌支：分布腹肌 皮支：分外侧皮支和前皮支,分布大腿上外侧面及耻骨联合附近皮肤	五枢、水道、气穴、中极
	髂腹股沟神经(腰 1)	肌支：分布腹肌 皮支：分布大腿面、外阴部皮肤	维道、府舍、气冲、急脉、横骨、大赫
	生殖股神经(腰 1～2)	肌支：为精索外神经,分布提睾肌及肉膜 皮支：名腰腹股沟神经,分布大腿前面、腹股沟韧带下方皮肤	气冲、阴廉、足五里
	股外侧皮神经(腰 2～3)	大腿外侧面皮肤	髀关、伏兔、阴市、风市、中渎、阳关
	股神经(腰 2～4)	肌支：分布大腿前肌群 皮支：名前皮支(腰 2～3),分布大腿前面皮肤	府舍、冲门、髀关、伏兔、箕门、血海、阴市、梁丘
	隐神经	属股神经皮支,分布小腿内侧面和足内侧缘皮肤	箕门、阴陵泉、地机、漏谷、三阴交、商丘、公孙、太白、阴包、曲泉、膝关、中都、蠡沟、中封、阴谷、筑宾、交信、复溜、照海、水泉、大钟、太溪、然谷
	闭孔神经(腰 2～4)	肌支：分布大腿内收肌群和闭孔外肌 皮支：分布大腿内侧面皮肤和髋关节	急脉、阴廉、足五里、阴包
骶神经后支(骶 1～5)	骶 1～3 后支的皮支名臀中皮神经		八髎
尾神经后支(尾 1)	出骶管裂孔,分布尾骨部皮肤		腰俞
骶(尾)丛(腰 4～5、骶 1～5、尾 1 前支)	肌支	分布梨状肌(骶 1～2)、闭孔内肌(腰 5～骶 1)、股方肌(腰 5～骶 1)	略
	臀上神经(腰 4～骶 1)	分布臀中肌、臀小肌、阔筋膜张肌	胞肓
	臀下神经(腰 5～骶 2)	分布臀大肌	秩边、环跳
	阴部神经(骶 1～4)	肌支：分布会阴肌 皮支：分布会阴和外生殖器皮肤	会阳、长强、会阴
	股后皮神经(骶 1～3)	分布大腿后面皮肤	承扶、殷门、浮郄、委中
	坐骨神经		

续 表

神 经	分 支	分 布	穴 位
坐骨神经(腰4～骶3)(穴：秩边、环跳、承扶、殷门)	胫神经(腰4～骶2)	肌支：分布小腿后肌群和足底肌 皮支：为腓肠内侧皮神经，与腓吻合神经吻合形成腓肠神经，分布小腿后面及足背外侧缘皮肤	胫神经本干、腓肠内侧皮神经及足底内侧神经：委中、合阳、承筋、承山、筑宾、复溜、太溪、大钟、水泉、照海、然谷、涌泉 足底外侧神经：金门、京骨、束骨 腓肠神经及足背外侧皮神经：附阳、昆仑、申脉、金门、京骨、束骨、通谷、至阴
	腓总神经(腰4～骶2)	肌支：分布小腿前面及外侧肌群 皮支：为腓肠外侧皮神经，分布小腿前面、外侧面皮肤及足背皮肤；另发一腓吻合神经，与腓肠内侧皮神经吻合成腓肠神经	腓总神经：浮郄、委阳、阳陵泉、犊鼻 腓浅神经、足背内侧和中间皮神经及趾背神经：陵后、阳交、外丘、光明、阳辅、悬钟、丘墟、临泣、地五会、侠溪、窍阴、解溪、冲阳、陷谷、内庭、厉兑、太冲、行间、大敦、太白、大都、隐白 腓深神经：足三里、上巨虚、条口、丰隆、解溪、冲阳、陷谷、内庭、厉兑、太冲、行间、大敦 腓肠外侧皮神经：委阳、承筋、承山、飞扬、阳交

附录三：李鼎教授论文一览

1952—2017 年(不完全统计)
中医针灸学术论文

1. 《本草经》药物产地表释. 医史杂志,1952 (12)：4

2. 孙星衍和医药书籍. 中华医史杂志,1954(1)：25

3. 考察本草的著述修订和改移. 中华医史杂志,1955 (2)：90

4. 关于《神农本草经》的几种本子. 上海中医药杂志,1957 (2)：8

5. 经络概论. 新中医药,1957 (2—3)：10

6. 谈经穴封闭. 新中医药,1957(5)：45

7. 论背俞. 中医杂志,1958 (3)：197

8. 关于经络涵义的讨论. 上海中医药杂志,1958(12)：6

9. 《灵枢·官针》篇浅释. 上海中医药杂志,1958(5)：4

10. 关于"是动、所生病"的探讨. 上海中医药杂志,1959 (5)：4

11. 《内经》中营气、卫气说的探讨. 上海中医药杂志,1959(1—2)：3

12. 经络学说基本概念的历史发展. 科研论文汇编,1959(2)：11

13. 十二经脉循行部位及其穴位与人体结构关系的解剖观察. 上海中医学院学报,1960(1)：16

14. 六经皮部、根结与关阖枢. 哈尔滨中医,1961(6)：59

15. 对针刺补泻概念的一些理解. 科研论文汇编,1962(5)：88

16. 《本草经》《神农本草》及《神农经》的异同. 上海中医药杂志,1963(1)：35

17. 陶弘景的生卒年份考. 上海中医药杂志,1963(4)：14

18. 略论输穴的类别及其与经络的联系. 上海中医药杂志,1963(9)：36

19. 子午流注针法的源流. 上海中医药杂志,1963(3)：35

20. 针刺补泻法与营卫说及补泻法的组合问题. 上海中医药杂志,1964(6)：30

21. 关于轻重刺激与补泻法. 中医杂志,1964(6)：36

22. 略谈穴位排列与经络循行的关系. 中医杂志,1964(10)：46

23. 陶弘景对本草学的贡献. 中医杂志,1965(9)：56

24. 从针麻取穴谈经络"本"、"标"与"海"的联系. 科研论文汇编,1966—1975,(10)：21

25. 论《内经》的成书年代和学术思想. 江苏医药,1976(1)：36

26. 从'腰痛穴'谈起——关于急性腰扭伤的远道取穴. 赤脚医生杂志,1977(1)：34

27. 从马王堆汉墓医书看早期的经络学说. 浙江中医学院学报,1978(2)：47

28. 《素问·脉解篇》新证. 上海中医药杂志,1979(1)：37

29. 叶天士对经络学说的运用和发挥. 上海中医药杂志,1979(5)：52

30. 《食物本草》的作者及其版本问题. 浙江中医杂志,1980(4)：148

31. 浙江历代针灸家及其著作评述. 浙江中医杂志,1981(9)：406

32. "肚腹三里留". 上海中医药杂志,1981(6)：25

33. 内关与公孙. 上海中医药杂志,1981(12)：38

34. 面口合谷收. 上海中医药杂志,1982(2)：23

35. 膏肓与膏肓俞. 上海中医药杂志,1982(5)：43

36. 略论各家"背俞"的异同. 上海针灸杂志,1982(1)：14

37. 关于一些穴名的读音问题. 中国针灸,1982(1)：18

38. 明代针灸家凌汉章著述略考. 上海针灸杂志,1982(4)：43

39. 《太素》缺卷覆刻本校读记. 中医杂志,1982(2)：143

40. 《内经》韵语初探. 山东中医学院学报,1982(4)：68

41. 十二经血气多少问题. 中医杂志,1983(10)：767

42. "膏肓"还是"膈肓"?. 上海中医药杂志,1983(4)：40

43. 《针灸甲乙经腧穴重辑》本评介. 上海针灸杂志,1983(3)：44

44. 头不多灸策. 上海针灸杂志,1984(1)：39

45. "乳余疾"与"乳痛有余". 上海针灸杂志,1984(2)：39

46. 《行针指要歌》浅解. 上海针灸杂志,1984(3)：43

47. "十二辰"及其他. 上海中医药杂志,1984(5)：44

48. "炅"与"热". 中医杂志,1984(6)：79

49. 略谈穴位排列与经络循行的关系. 中医杂志,1984(10)：766

50. 子午流注的研究和应用. 中医年鉴,1984：344

51. 陶弘景对本草学的贡献. 中医杂志,1985 (9)：696

52. 杨继洲的《卫生针灸玄机秘要》与《针灸大成》. 上海针灸杂志,1985 (2)：36

53. 何谓"惺惺"？. 上海针灸杂志,1986 (1)：41

54. "髎"与"窌". 上海针灸杂志,1986 (2)：43

55. "病"字的古音. 医古文知识,1986(2)：13

56. "害"通"阖". 医古文知识,1986(4)：17

57. "篡"还是"纂'？. 医古文知识,1986 (1)：26

58. 试析《肘后卒救方》与《肘后百一方》. 中医文献杂志,1987(1)：1

59. 评介《中国针灸处方学》. 中国针灸,1987(2)：39

60. 我国针灸文献研究的进展. 中医杂志,1988(6)：458

61. 对一些针灸经络文献的理解. 中医杂志,1989 (8)：506

62. 杨上善《黄帝内经明堂序》注释·医古文知识,1989(3)：40

63. 《子午流注针经》作者里籍略考. 上海针灸杂志,1990 (1)：32

64. 关于国家标准《经穴部位》的制订. 上海针灸杂志,1993(4)：179

65. 席弘学派及其针法. 上海中医药杂志,1993 (2)：1

66. 天星十一穴、十二穴的由来. 上海中医药杂志,1993 (3)：29

67. 窦汉卿的学术师承和用穴经验. 上海中医药杂志,1993 (4)：30

68. 王国瑞的《针灸玉龙经》评析. 上海中医药杂志,1993(5)：34

69. 手指补泻的由来和应用. 上海中医药杂志,1993 (7)：40

70. 凌汉章的用穴和针法. 上海中医药杂志,1993 (11)：39

71. 《针灸大成》论导引. 上海中医药杂志,1994 (3)：40

72. 杨继洲的针法理论与应用. 上海中医药杂志,1994(4)：37

73. 杨继洲临证用穴探析. 上海中医药杂志,1994 (5)：34

74. 《金针赋》的作者及其内容评析. 上海中医药杂志,1994 (7)：38

75. 金元时期针灸学术的进展. 上海中医药杂志,1995 (3)：36

76. 从"齿脉"到手阳明大肠经. 上海中医药杂志,1997(3)：10

77. 《脉书》臂五脉与手六经及其经穴主治关系的分析. 上海中医药大学学报,1997 (1)：34

78. 从清冷渊到青灵. 上海中医药杂志,1998(1)：44

79. 藏医"俞"、"膜"、"脉"之特点. 上海中医药杂志,1998(3)：32

80. 华佗取背俞法与夹脊穴的应用. 上海中医药杂志,1998(5)：26

81. 针刺补泻与"方""圆"的关系. 上海中医药杂志,1998(7)：42

82. 宋代解剖《存真图》的来龙去脉. 上海中医药杂志,1998(9)：38

83. 明代李玉的家传与《治病针法》. 上海中医药杂志,1998(11)：32

84. 四大、五行与四时主病关系的对比. 上海中医药大学学报,2001(1)：5

85. 从《十四经发挥》到《十四经合参》. 医古文杂志,2001(3)：19

86. 经络腧穴理论的形成与发展. 上海中医药大学学报,2011,25(1)：6-9

87. 李恒,李鼎. 针方导引两相通——李鼎教授针法调气的临床运用. 上海针灸杂志,2011(9)：584-585

88. 经络探踪六十年——与刘澄中先生关于经脉现象研究的讨论. 中医药文化,2012(2)：36-38

89. 肖元春,李鼎.《针灸集书》文献研究. 上海中医药大学学报,2013(4)：23-25

90. 刘师民叔抵当汤证医案. 医古文知识,2004(4)：34

91. 《相对穴及临床应用》评介. 中医药文化,2006(5)：38

92. 《经脉学说起源——演绎三千五百年探讨》序. 中医药文化,2011(1)：50-51

93. 奇经八脉与养生之道(一)——气功学理溯源. 中医药文化,2012(5)：32-35

94. 奇经八脉与养生之道(二)——气功学理溯源. 中医药文化,2012(6)：16-19

国学类论文

1. 莫把颓唐责古诗——关于古诗的写作. 医古文知识,1994(1)：40

2. 律令合时方帖妥——七律诗的写作. 医古文知识,1994(2)：37

3. 夜深灯火满楼台——七绝的韵律和写作. 医古文知识,1994(3)：36

4. 且看春意动,万马各腾骧——五音律诗的韵律和写作. 医古文知识,1994(4)：31

5. 汉宫春——登黄鹤楼. 医古文知识,1995(1)：24

6. 灯火微茫过莫愁——裘老《金陵怀古》诗浅析. 医古文知识,1995(1)：26

7. 滕王高阁又摩天——读裘老《登滕王阁》诗. 医古文知识,1995(2)：19

8. 满庭芳二首——游石林及重访滇池. 医古文知识,1995(2)：20

9. 水调歌头——游宜兴二洞. 医古文知识,1995(3)：23

10. 裘老《读陶诗后》七律二首. 医古文知识,1995(3)：26

11. 凤凰台上忆吹箫——与孟昭威教授唱和. 医古文知识,1995(4)：16

12. 湖波一碧万山苍——裘老《游杭州玉皇观》诗. 医古文知识,1995(4)：18

13. 春风吹泪梦生烟——裘老《八千述怀》诗二首. 医古文知识,1996(1)：25

14. 医高老更成——裘老《追怀程门雪先生》诗. 医古文知识,1996(2)：19

15. 念奴娇——与程莘农教授等唱和. 医古文知识,1996(2)：22

16. 八声甘州——游武夷九曲. 医古文知识,1996(3)：18

17. 零陵四十载交期——裘沛然教授赠诗. 医古文知识,1996(4)：16

18. 金缕曲沁园春——贺上海中医药大学校庆. 医古文知识,1997(1)：16

19. 焰续灵兰绛帐新——裘沛然教授"奉赠吕炳奎老"诗. 医古文知识,1997(1)：18

20. 木兰花慢——雨中游武陵源. 医古文知识,1997(2)：16

21. 石皮灯火纪年华——裘老赠何时希先生诗. 医古文知识,1997(3)：20

22. 港城何处不春风——裘老为香港回归赋诗. 医古文知识,1997(4)：12

23. 汉宫春——庆香港回归. 医古文知识,1998(1)：20

24. 故人久别近何如——裘沛然寄友人诗二首. 医古文知识,1998(2)：12

25. 水调歌头二首——登黄山莲花峰. 医古文知识,1998(3)：18

26. 千里浮梁一袋茶——裘老赠魏稼先生诗. 医古文知识,1998(4):16

27. 菩萨蛮词一首——赠傅维康教授. 医古文知识,1999(1):20

28. "临江仙""卜算子"各一首. 医古文知识,1999(2):11

29. 裘老谢友人赠书诗三首. 医古文知识,1999(3):12

30. 瑞鹤仙——余庆堂中药博物馆. 医古文知识,1999(4):13

31. "溺"与"尿". 医古文知识,1999(2):39

32. 乳燕飞——游绍兴、天台、雪窦诸胜. 医古文知识,2000(1):14

33. 八声甘州——冬游九寨沟、牟尼沟. 医古文知识,2000(3):12

34. 裘沛然先生读《论语》《孟子》后作诗两首. 医古文知识,2000(4):15

35. 张灿玾先生词五首评介. 医古文知识,2001(1):12

36. 吴侬和人称代词解析. 医古文知识,2001(1):36

37. 沛然先生《论养生》诗五首. 医古文知识,2001(2):13

38. 西子妆——秋游太湖西洞庭山. 医古文知识,2001(3):10

39. 从《十四经发挥》到《十四经合参》. 医古文知识,2001(3):19

40. 记苏州一次诗会. 医古文知识,2001(4):11

41. 水调歌头——游温州及雁荡山. 医古文知识,2002(3):18

42. 谒武侯祠及文天祥祠——裘沛然先生七律二首. 医古文知识,2002(3):19

43. 刘衡如先生《康城十咏》(一). 医古文知识,2003(2):12

44. 临江仙——朱汝功医师九十大寿. 医古文知识,2003(2):21

45. 刘衡如先生《康城十咏》(二). 医古文知识,2003(3):12

46. 忆吹箫·西湖——与张灿玾先生唱和. 医古文知识,2003(3):14

47. 刘衡如先生《康城十咏》(三). 医古文知识,2003(4):20

48. 国学大师与中医学——从章次公先生一篇手札谈起. 医古文知识,2003(4):4

49. 再谈"吴侬"和人称代词. 医古文知识,2004(1):28

50. 海运仓前路驰驱五十年——祝贺中国针灸博物馆建馆五十年. 医古文知识,2004(2):21

51. 刘衡如先生《康城十咏》(四). 医古文知识,2004(3):13

52. 新教材《经络腧穴学》编审后记. 医古文知识,2004(7):511

53. 杨绍伊先生《考次汤液经序》. 医古文知识,2005(1):38

54. 杨绍伊先生《考次汤液经序》(续). 医古文知识,2005(2):34

55. 刘民叔先生《汤液经》跋. 医古文知识,2005(4):37

56. "绿树成阴花满天"——"阴"还是"荫?". 中医药文化,2006(1):6

57. 满庭芳——游丽江大理古城. 中医药文化,2006(2):14

58. 南乡子——马来西亚国际针灸学术会. 中医药文化,2006(3):7

59. 重唱东风第一篇重修《针灸学释难》序. 中医药文化,2006(4):44

60. 文稿的校改和补正. 中医药文化,2006(6):45

61. 《针灸学释难·原序》解说. 中医药文化,2007(1):29-31

62. 繁简字的转换问题——《中医针灸基础论丛》校改后记. 中医药文化,2007(2):37

63. 吴歌曲中称人为"侬". 中医药文化,2007(3):40-42

64. 平韵声声慢——日本"中国研修之旅"会讲与张灿玾先生唱和. 中医药文化,2007(4):20-21

65. 减字木兰花——贺张灿玾教授八十华诞. 中医药文化,2007(5):14

66. 针道金陵五十年——记1957年南京《针灸学》出书前后. 中医药文化,2007(6):30-32

67. 梅花欢喜漫天雪. 中医药文化,2008(1):卷首语

68. 古医籍中几对形近致误字考辨——"胜"与"(月坒)"、"怒"与"恐"、"前"与"俞"、"膏"与"鬲"(膈). 中医药文化,2008(1):54-56

69. 何以"膏肓"一误再误?——"鬲(膈)贲""荒、肓""幕、膜"各字音义判析. 中医药文化,2008(2):50-53

70. 陶弘景东游"南霍"行踪考实——兼记与沈约的交往. 中医药文化,2008(3):38-41

71. 木兰花慢——重访南京、扬州并与张灿玾教授唱和. 中医药文化,2008(4):44-45

72. 高阳台吊汶川大地震. 中医药文化,2008(4):封三

73. 两山排闼送青来. 中医药文化,2008(6):卷首语

74. 陶弘景东游"南霍"再考——南霍、晋安霍山与霍童山. 中医药文化,2008(6):34-36

75. 乳燕飞——福州《针灸大成》《脉经》校释审定会. 中医药文化,2009(1):41

76. 摸鱼儿——浙西大明山纪游. 中医药文化,2009(2):47-48

77. 江神子——记柳溪漂流. 中医药文化,2009(3):41

78. "著作同门有大师"——程门雪院长感怀诗四首. 中医药文化,2009(4):35-36

79. "老去词章兴未疲"——奉答裘沛然先生赠诗赠书. 中医药文化,2009(5):40-41

80. 八声甘州——旅英游感. 中医药文化,2010(1):33

81. 红尘十丈自清流——读裘老赠傅维康先生诗(附步韵诗). 中医药文化,2010(3):29-31

82. 水调歌头——为《简明汉英黄帝内经词典》题词. 中医药文化,2010(4):39-40

83. 挽联悼裘老. 中医药文化,2010(5):6

84. 思求经旨,演其所知——《伤寒六经证治与经络》序. 中医药文化,2010(6):39-40

85. 《杏苑诗葩》外的新葩——路志正与朱良春先生的手札和贺岁词. 中医药文化,2011(2):37-39

86. 读裘老《即兴》《书怀》《咸阳怀古》诗书后. 中医药文化,2011(3):66-67

87. "少沐春风旧草堂"——裘沛然先生怀念施叔范老师诗. 中医药文化,2011(4):43-45

88. 锦堂春慢——与傅维康先生同访国医大师朱良春先生. 中医药文化,2011(5):28-29

89. 循经考穴五十年——《经穴针灸研究论丛》序. 中医药文化,2011(6):50-51

90. 《易经》的经传与三才之道——英译本《易经》后记. 中医药文化,2012(1):52-53

91. 西江月·满庭芳——贺岁迎春词二首暨张灿玾教授和词·中医药文化,2012(3):

34－36

92. 刊首语. 中医药文化,2013(1)：3

93. "源远流长"正误. 中医药文化,2013(1)：50

94. 凤凰台上忆吹箫——重访日本并忆旧游. 中医药文化,2013(3)：30－31

95. 王履《小易赋》原文评析(一). 中医药文化,2013(4)：32－35

96. 王履《小易赋》原文评析(二). 中医药文化,2013(6)：34－36

97. 王履《小易赋》原文评析(三)——背腰骶部异名考. 中医药文化,2014(1)：47－49

98. 王履《小易赋》原文评析(四)——脏腑经络概述. 中医药文化,2014(2)34－37

99. 山西孝义行口占四首——三皇庙,胜溪湖,晋徽源,向南看. 中医药文化,2015(3)：31－32

100. 张潮.中医文献部分汉字繁体正楷的回归——字形的改变与同音异体字的辨析. 中医药文化,2016(3)：1－5

101. 为上海中医药大学 60 周年校庆拟稿. 中医药文化,2016(3)：66

102.《方氏针灸临证精要》序. 中医药文化,2016(5)：73

103. 减字木兰花词二首——丁酉年春节与张灿玾教授唱和. 中医药文化,2017(3)：70－71

本书的出版由陕西省科技攻关项目基金支持（No.2010K14–03–12）

《肿瘤名医谢远明五十年临证录》
第二版
编 委 会

主 编 杨承祖

副主编 邱根全　史恒军　席 庸　翟伟胜　李安民

编 委 刘 昳　高少才　丁井永　党莉莉

刘 越　任月朗　邹文静　潘 婷

褚代芳　任娟莉　王 维　郭 军

谢燕华　刘长宝　李 纯　李娟子

贾 萍　董 露　张 飞　李朋娟

褚 亮　雍小彦